著者：原あいみ
監修：関口由紀

私の生理のしまい方

KADOKAWA

はじめに

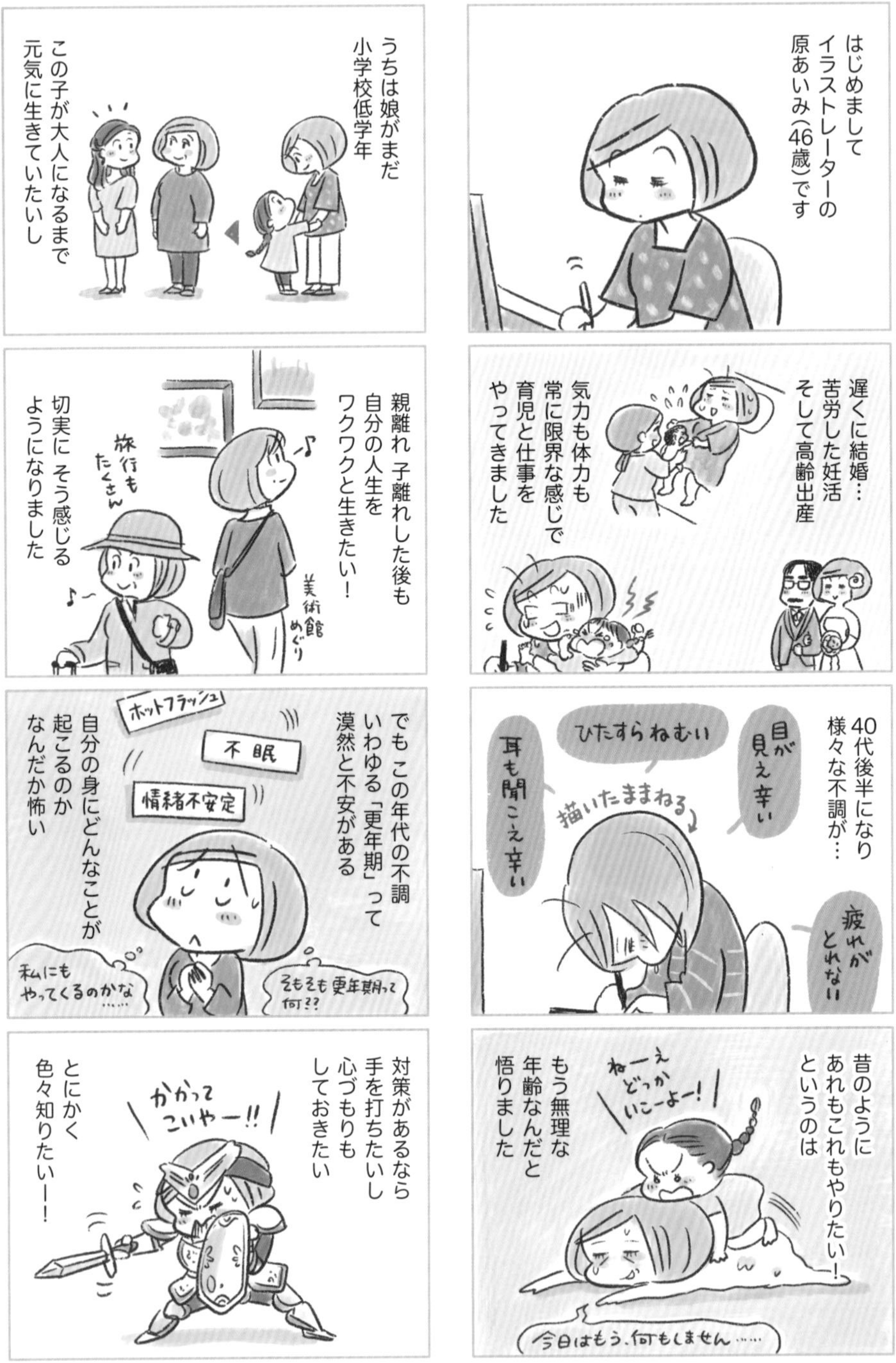
はじめまして
イラストレーターの
原あいみ(46歳)です
遅くに結婚…
苦労した妊活
そして高齢出産
気力も体力も
常に限界な感じで
育児と仕事を
やってきました
40代後半になり
様々な不調が…
ひたすらねむい
目が見え辛い
耳も聞こえ辛い
描いたままねる
疲れがとれない
昔のように
あれもこれもやりたい!
というのは
もう無理な
年齢なんだと
悟りました
ねーえ どっかいこーよー!
今日はもう、何もしません……
うちは娘がまだ
小学校低学年
この子が大人になるまで
元気に生きていたいし
親離れ 子離れした後も
自分の人生を
ワクワクと生きたい!
美術館めぐり
旅行もたくさん
切実に そう感じる
ようになりました
でもこの年代の不調
いわゆる「更年期」って
漠然と不安がある
ホットフラッシュ
不眠
情緒不安定
自分の身にどんなことが
起こるのか
なんだか怖い
私にもやってくるのかな……
そもそも更年期って何??
対策があるなら
手を打ちたいし
心づもりも
しておきたい
かかってこいやー!!
とにかく
色々知りたいーー!

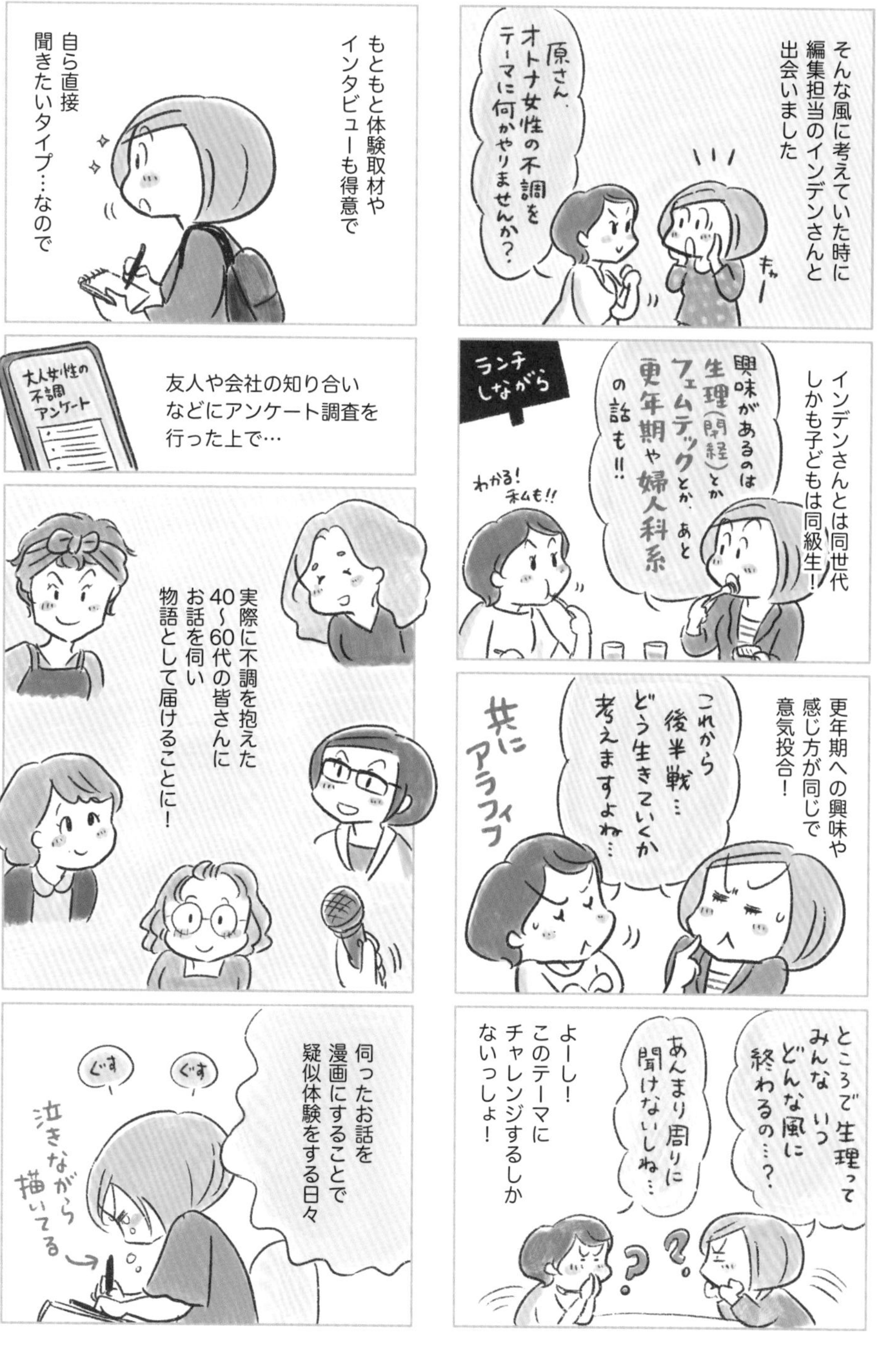
そんな風に考えていた時に編集担当のインデンさんと出会いました
原さん、オトナ女性の不調をテーマに何かやりませんか?
もともと体験取材やインタビューも得意で
自ら直接聞きたいタイプ…なので
インデンさんとは同世代しかも子どもは同級生!
ランチしながら
興味があるのは生理(閉経)とかフェムテックとか、あと更年期や婦人科系の話も!!
わかる! 私も!!
大人女性の不調アンケート
友人や会社の知り合いなどにアンケート調査を行った上で…
更年期への興味や感じ方が同じで意気投合!
これから後半戦…どう生きていくか考えますよね…
共にアラフィフ
実際に不調を抱えた40〜60代の皆さんにお話を伺い物語として届けることに!
ところで生理っていつみんなどんな風に終わるの…?
あんまり周りに聞けないしね…
よーし! このテーマにチャレンジするしかないっしょ!
伺ったお話を漫画にすることで疑似体験をする日々
ぐす
ぐす
泣きながら描いてる

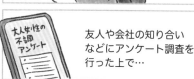

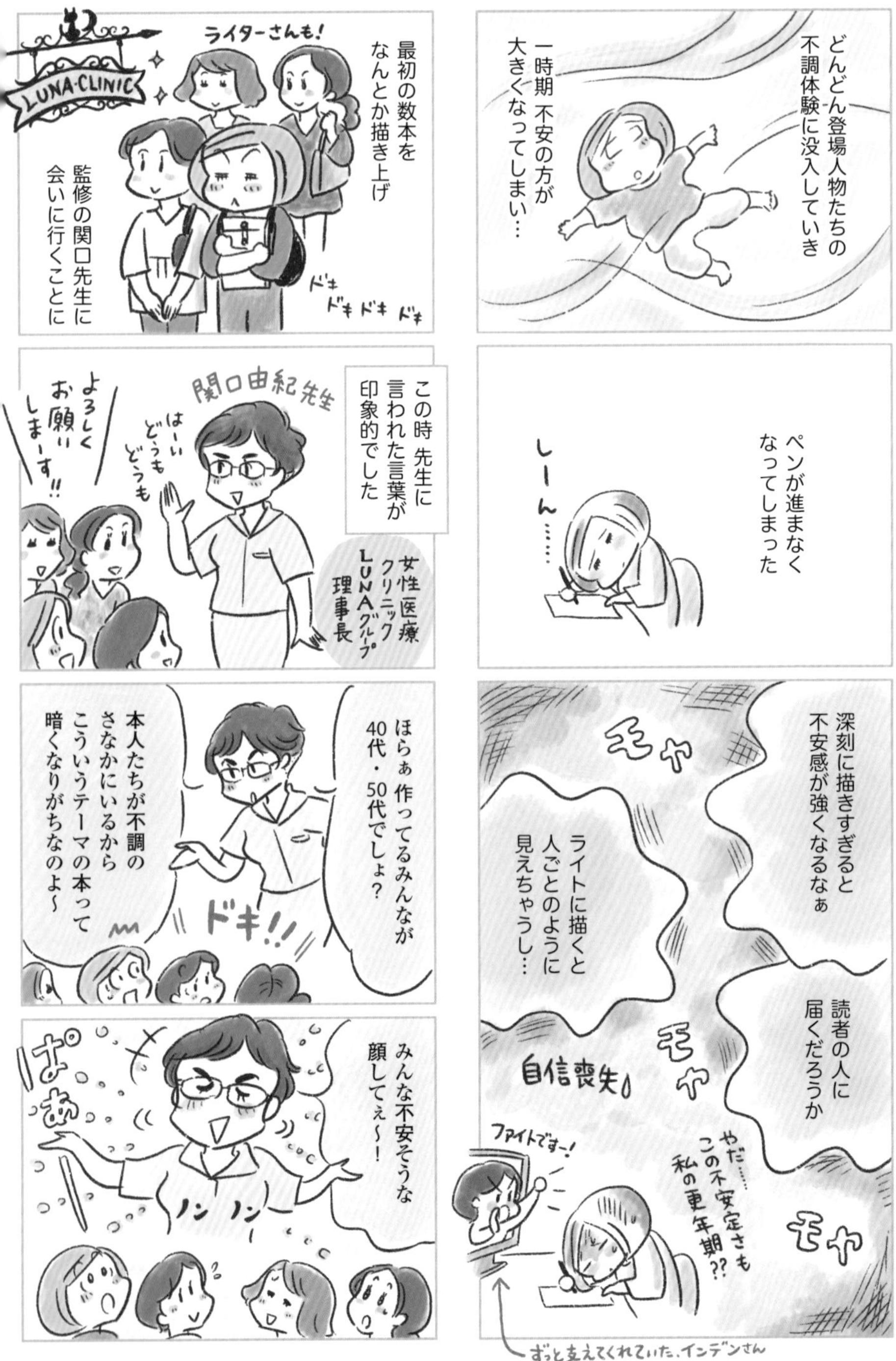
どんどん登場人物たちの
不調体験に没入していき
一時期 不安の方が
大きくなってしまい…
ペンが進まなく
なってしまった
しーん……
深刻に描きすぎると
不安感が強くなるなぁ
ライトに描くと
人ごとのように
見えちゃうし…
モャ
読者の人に
届くだろうか
モャ
自信喪失
モャ
やだ……
この不安定さも
私の更年期??
ファイトです-!
ずっと支えてくれていた、インデンさん
最初の数本を
なんとか描き上げ
監修の関口先生に
会いに行くことに
ライターさんも!
LUNA·CLINIC
ドキ
ドキ ドキ ドキ
この時 先生に
言われた言葉が
印象的でした
関口由紀先生
女性医療クリニック
LUNAグループ
理事長
はーい
どうも
どうも
よろしく
お願い
しまーす!!
ほらぁ 作ってるみんなが
40代・50代でしょ?
本人たちが不調の
さなかにいるから
こういうテーマの本って
暗くなりがちなのよ~
ドキ!!
みんな不安そうな
顔してぇ~!
ぱぁ
ノン ノン

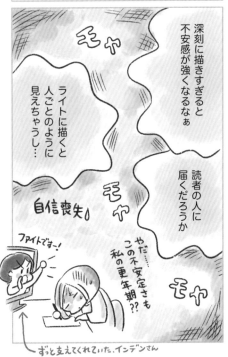

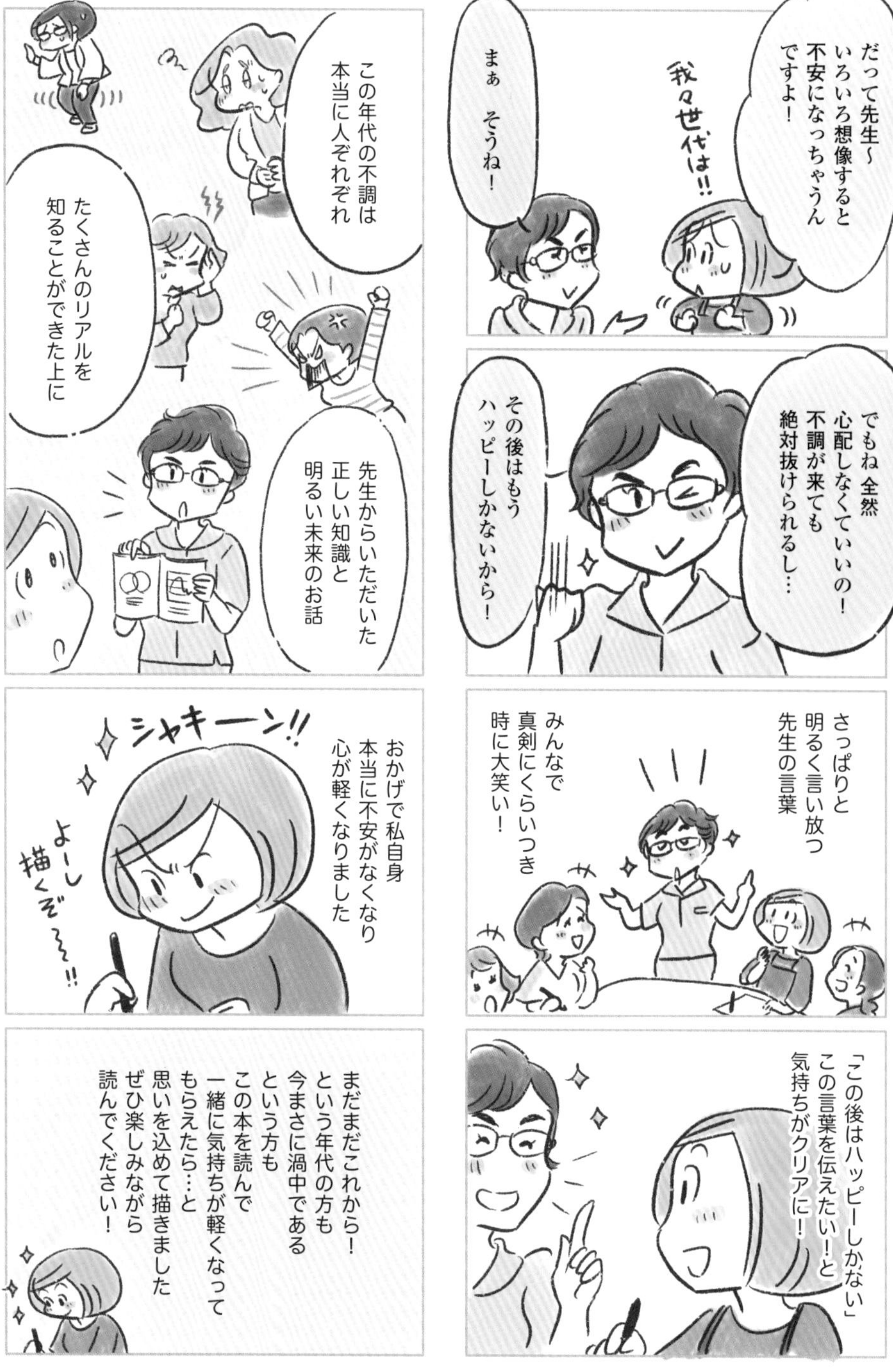
だって先生〜
いろいろ想像すると
不安になっちゃうん
ですよ！
我々世代は!!
まぁ　そうね！
でもね全然
心配しなくていいの！
不調が来ても
絶対抜けられるし…
その後はもう
ハッピーしかないから！
さっぱりと
明るく言い放つ
先生の言葉
みんなで
真剣にくらいつき
時に大笑い！
「この後はハッピーしかない」
この言葉を伝えたい！と
気持ちがクリアに！
この年代の不調は
本当に人ぞれぞれ
たくさんのリアルを
知ることができた上に
先生からいただいた
正しい知識と
明るい未来のお話
おかげで私自身
本当に不安がなくなり
心が軽くなりました
シャキーン!!
よーし
描くぞ〜〜!!
まだまだこれから！
という年代の方も
今まさに渦中である
という方も
この本を読んで
一緒に気持ちが軽くなって
もらえたら…と
思いを込めて描きました
ぜひ楽しみながら
読んでください！

CONTENTS

はじめに 002

CASE 1
密かな生前整理 009
コラム① “閉経”ってどういうこと? 020
そもそも、女性ホルモンはどこから出るの? 024

CASE 2
人生を変えるおしゃべり 027
コラム② 女性ホルモンが減り始めると起こることが知りたい! 044

CASE 3
自分の機嫌は自分で 047
コラム③ 私のホルモンは、はかれますか? 066

CASE 4
大丈夫。きっと上を向ける 069
コラム④ 更年期症状は、病院や薬で改善するの? 086

CASE 5
それでも踊る、私 089
コラム⑤ いい病院って、どう探せばいいですか？ 104
CASE 6
私は運がいい 107
コラム⑥ 辛い症状が起きる人と、何事もない人の違いはある？ 119
CASE 7
50歳からのトキメキ 121
コラム⑦ メイクに頼らないエイジングケアってありますか？ 136
CASE 8
夫婦で更年期!? 139
コラム⑧ 男女で不調は共有できますか？ 154
CASE 9
高齢処女と生理からの解放 157
コラム⑨ 経験が少ないと、トラブルは起こりやすいの？ 174
おわりに 179

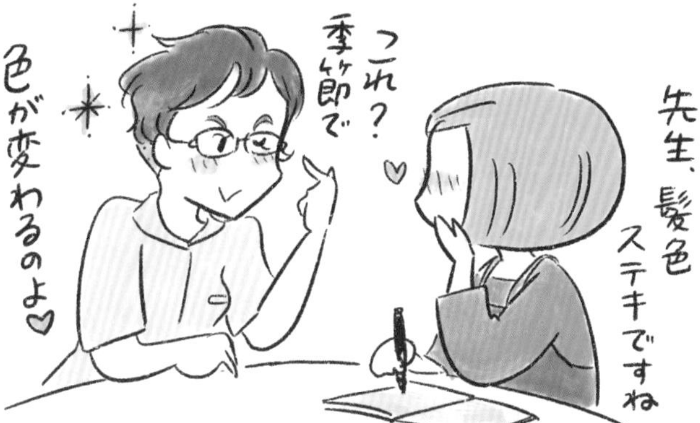
先生、髪色ステキですね
これ？季節で
色が変わるのよ

私の生理のしまい方

CASE 1

密かな生前整理

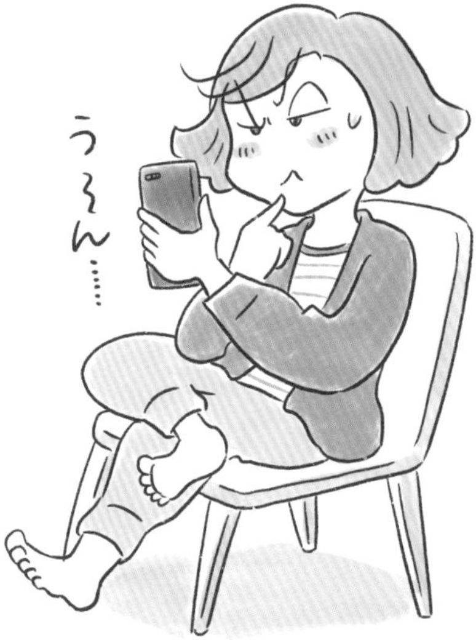

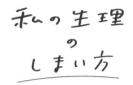

さおり
編集者（43歳）

夫（46歳）
娘（小5）
と3人暮らし

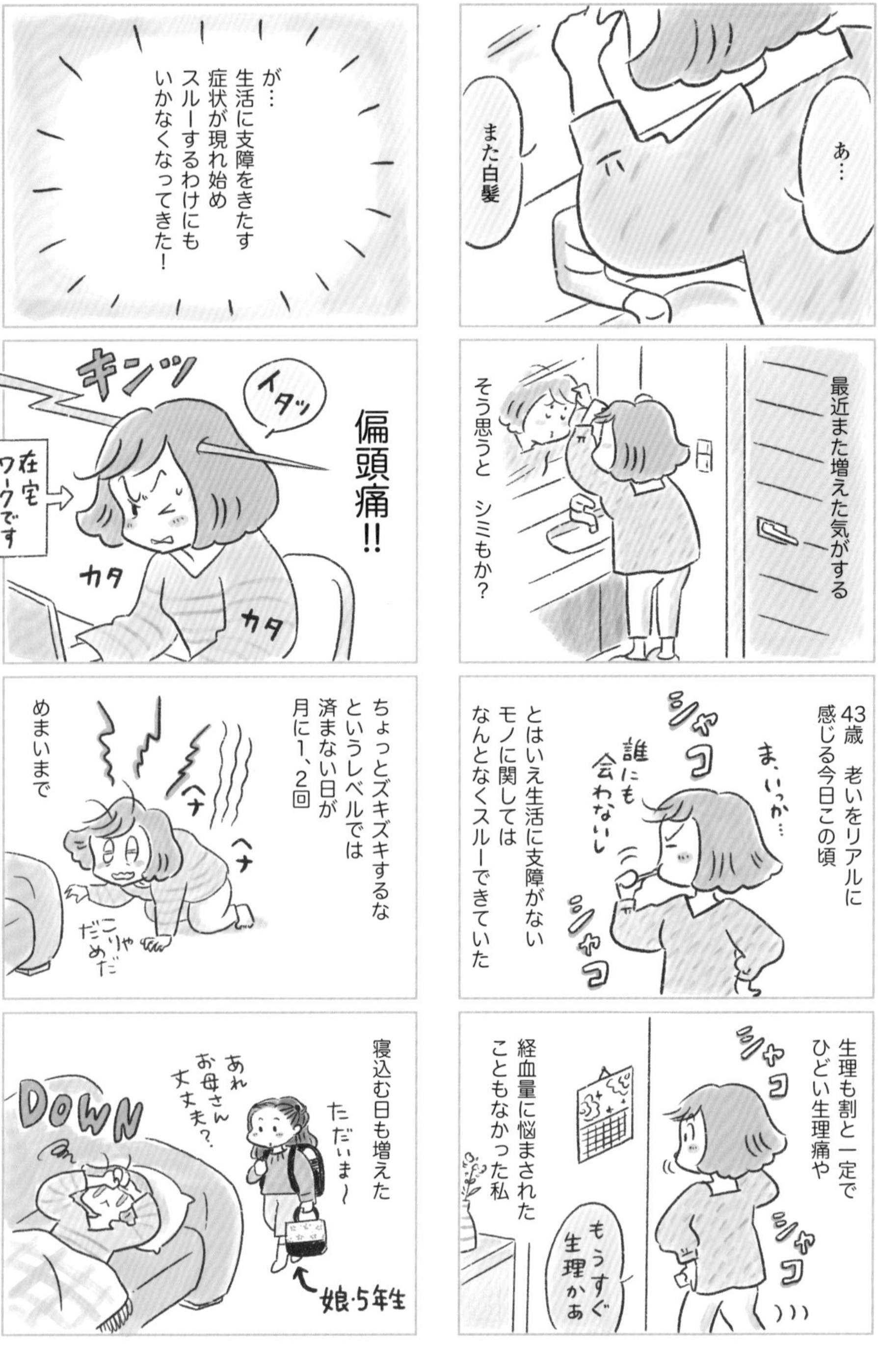
あ…
また白髪
が…
生活に支障をきたす
症状が現れ始め
スルーするわけにも
いかなくなってきた！
最近また増えた気がする
そう思うと　シミもか？
偏頭痛!!
イタッ
キンッ
在宅ワークです
カタ
カタ
43歳　老いをリアルに
感じる今日この頃
シャコ
ま、いっか…
誰にも会わないし
シャコ
とはいえ生活に支障がない
モノに関しては
なんとなくスルーできていた
ちょっとズキズキするな
というレベルでは
済まない日が
月に1、2回
ヘナ
ヘナ
めまいまで
こりゃだめだ
生理も割と一定で
ひどい生理痛や
経血量に悩まされた
こともなかった私
シャコ
シャコ
もうすぐ生理かあ
寝込む日も増えた
ただいま～
あれ
お母さん
大丈夫？
DOWN
娘・5年生

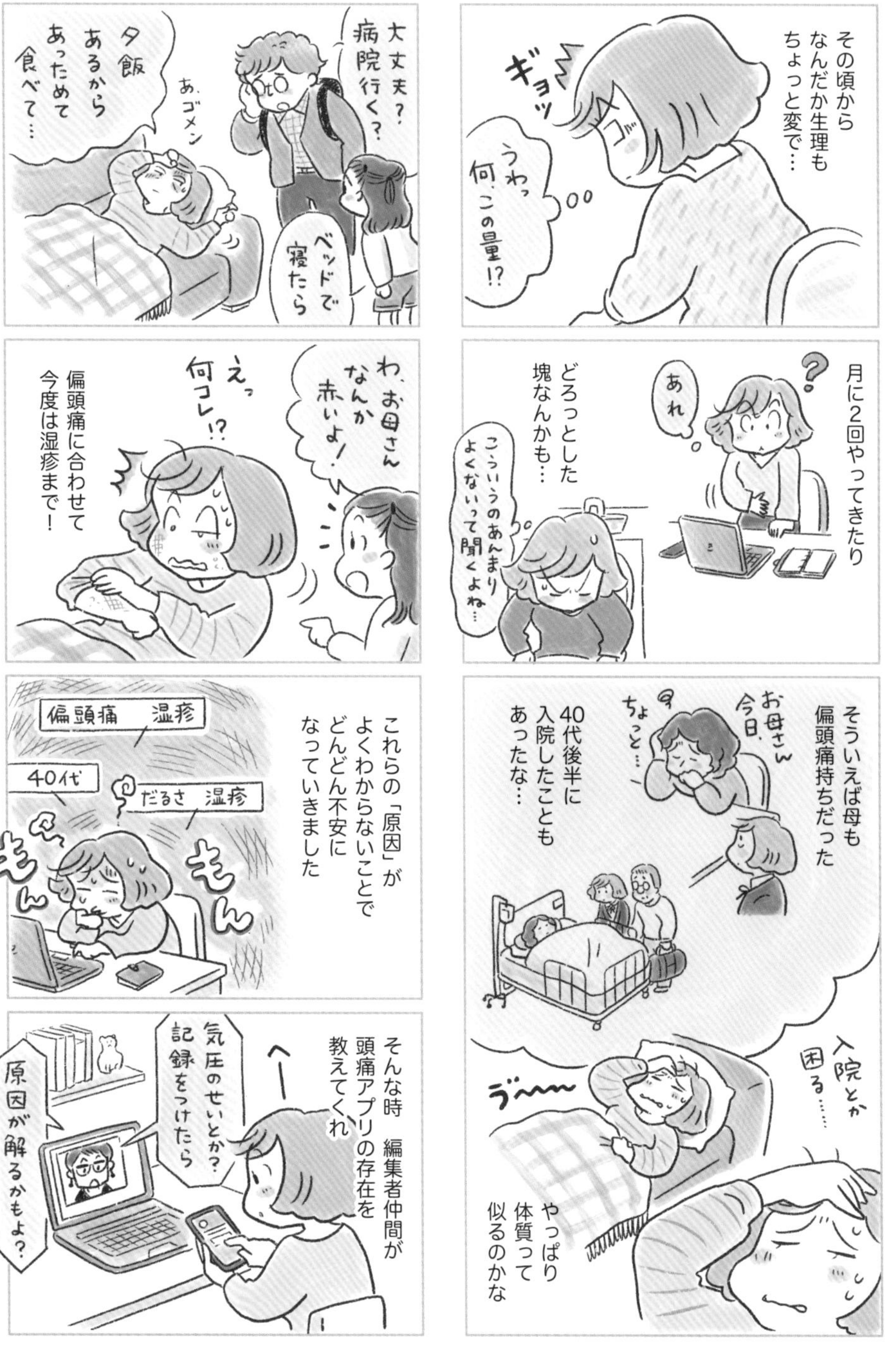
その頃から なんだか生理も ちょっと変で…
ギョッ
うわっ 何、この量!?
大丈夫? 病院行く?
夕飯 あるから あっためて 食べて…
あ、ゴメン
ベッドで 寝たら
月に2回やってきたり
あれ
どろっとした 塊なんかも…
こういうのあんまり よくないって聞くよね…
わ、お母さん なんか 赤いよ!
えっ 何コレ!?
偏頭痛に合わせて 今度は湿疹まで!
そういえば母も 偏頭痛持ちだった
お母さん 今日、ちょっと…
40代後半に 入院したことも あったな…
入院とか 困る……
ヴ〜〜
やっぱり 体質って 似るのかな
これらの「原因」が よくわからないことで どんどん不安に なっていきました
偏頭痛 湿疹
40代
だるさ 湿疹
もん
もん
そんな時 編集者仲間が 頭痛アプリの存在を 教えてくれ
へー
気圧のせいとか? 記録をつけたら
原因が解るかもよ?

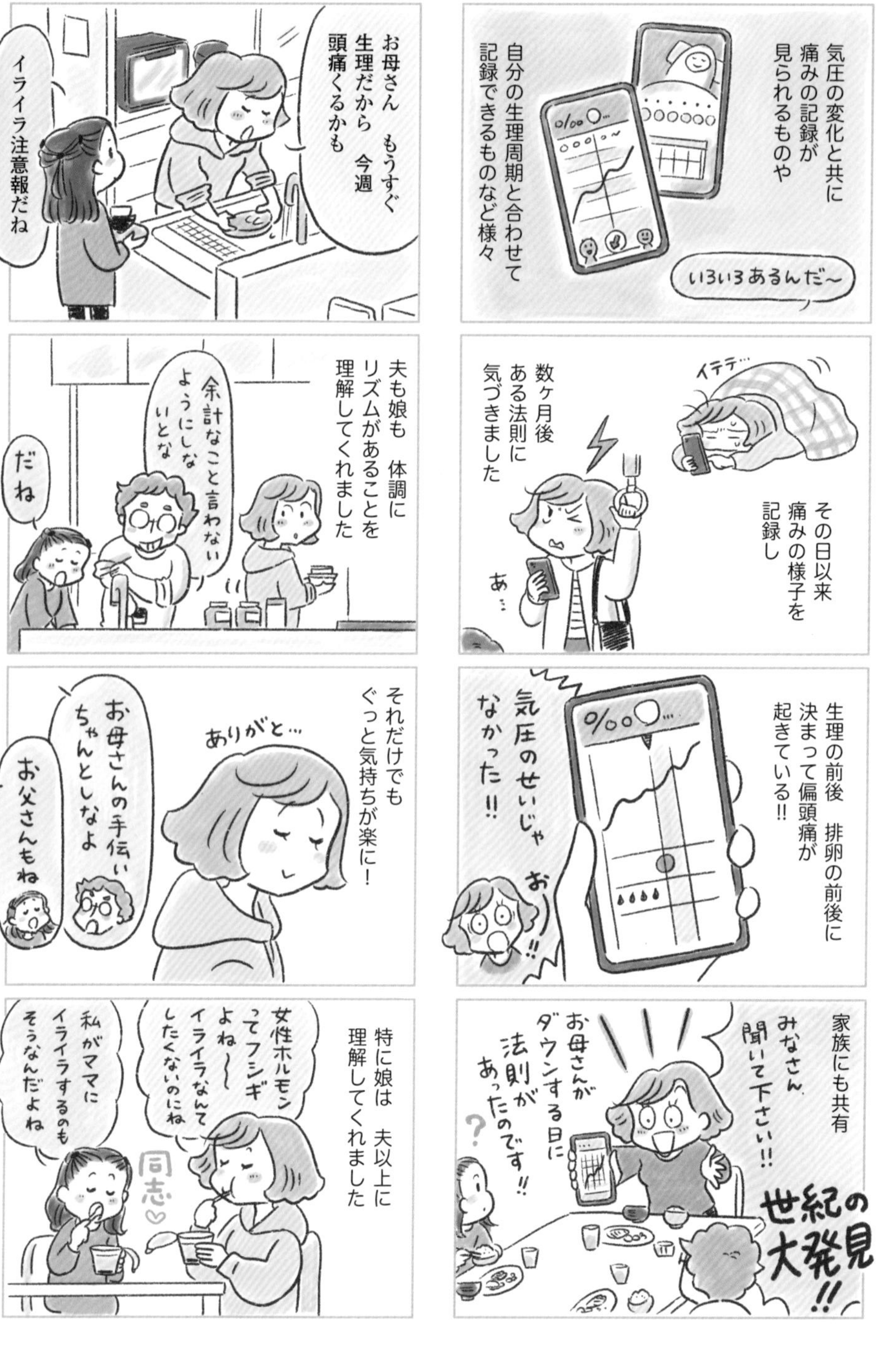
気圧の変化と共に痛みの記録が見られるものや
自分の生理周期と合わせて記録できるものなど様々
いろいろあるんだ〜
お母さん　もうすぐ生理だから　今週頭痛くるかも
イライラ注意報だね
イテテ…
その日以来痛みの様子を記録し
数ヶ月後ある法則に気づきました
あ…
夫も娘も　体調にリズムがあることを理解してくれました
余計なこと言わないようにしないとな
だね
生理の前後　排卵の前後に決まって偏頭痛が起きている!!
気圧のせいじゃなかった!!
お…!!
それだけでもぐっと気持ちが楽に！
ありがと…
お母さんの手伝いちゃんとしなよ
お父さんもね
家族にも共有
みなさん聞いて下さい!!
お母さんがダウンする日に法則があったのです!!
?
世紀の大発見!!
特に娘は　夫以上に理解してくれました
女性ホルモンってフシギよね〜　イライラなんてしたくないのにね
私がママにイライラするのもそうなんだよね
同志♡

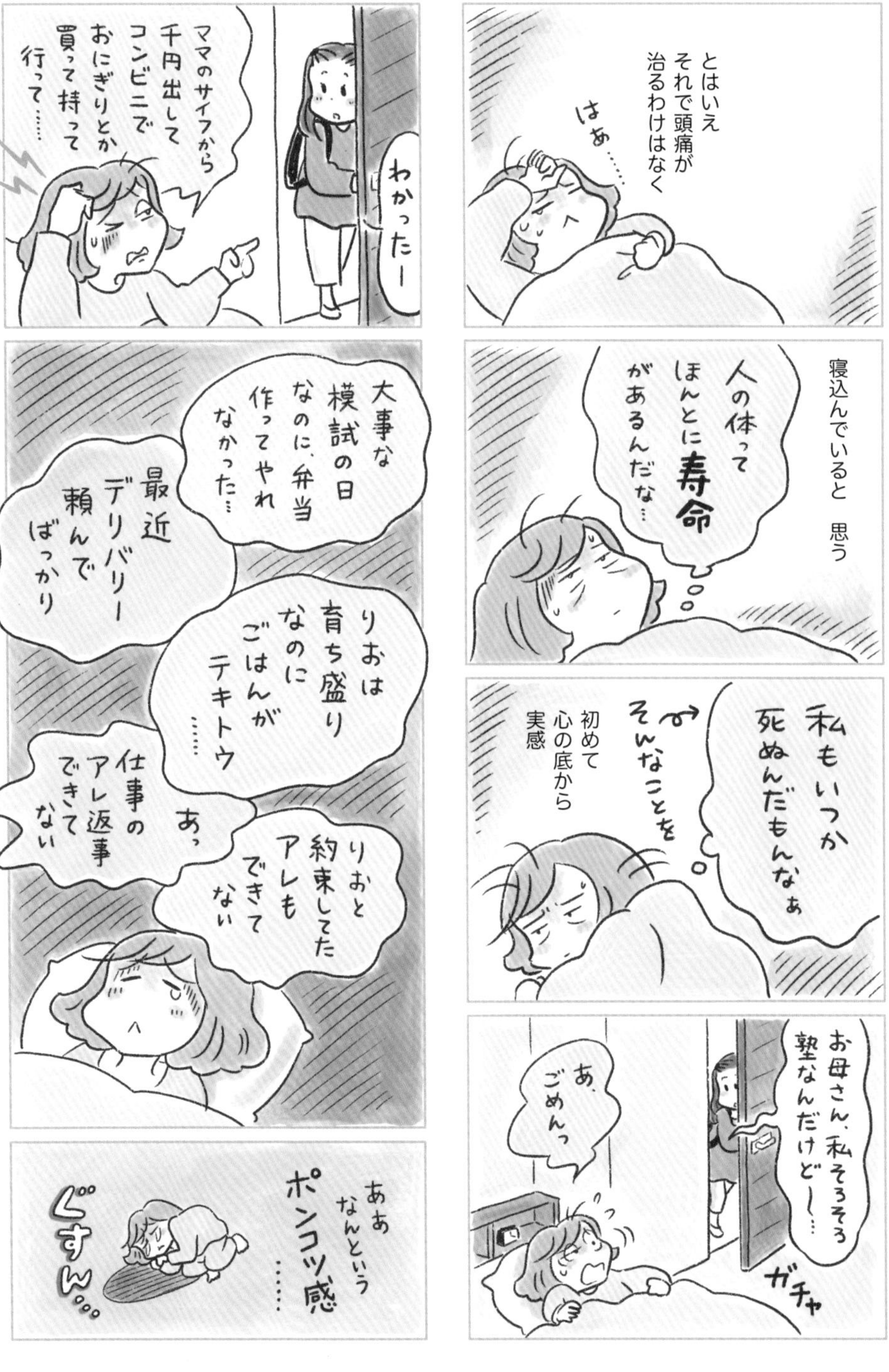

とはいえ
それで頭痛が
治るわけはなく
はぁ……
寝込んでいると　思う
人の体って
ほんとに寿命
があるんだな…
私もいつか
死ぬんだもんなぁ
そんなことを
初めて
心の底から
実感
お母さん、私そろそろ
塾なんだけどー…
ガチャ
あ、
ごめんっ
ママのサイフから
千円出して
コンビニで
おにぎりとか
買って持って
行って……
わかったー
大事な
模試の日
なのに、弁当
作ってやれ
なかった…
最近
デリバリー
頼んで
ばっかり
りおは
育ち盛り
なのに
ごはんが
テキトウ
……
あっ
仕事の
アレ返事
できて
ない
りおと
約束してた
アレも
できて
ない
ああ
なんという
ポンコツ感
……
ぐすん。。。

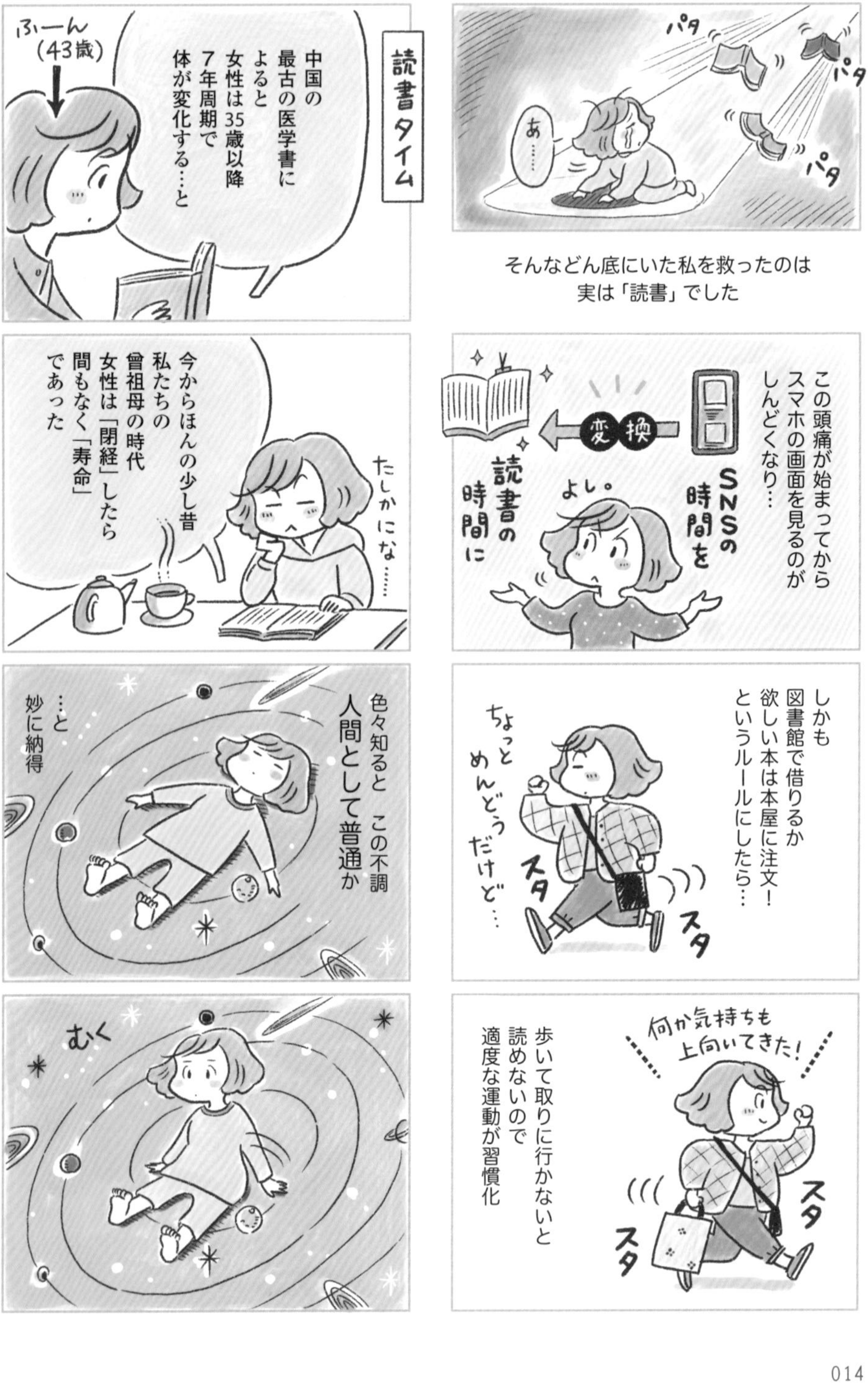
パタ
パタ
パタ
あ……
そんなどん底にいた私を救ったのは
実は「読書」でした
この頭痛が始まってから
スマホの画面を見るのが
しんどくなり…
SNSの時間を
変換
読書の時間に
よし。
しかも
図書館で借りるか
欲しい本は本屋に注文！
というルールにしたら…
ちょっとめんどうだけど…
スタ
スタ
歩いて取りに行かないと
読めないので
適度な運動が習慣化
何か気持ちも上向いてきた！
スタ
スタ
読書タイム
中国の
最古の医学書に
よると
女性は35歳以降
7年周期で
体が変化する…と
ふーん
（43歳）
今からほんの少し昔
私たちの
曾祖母の時代
女性は「閉経」したら
間もなく「寿命」
であった
たしかにな……
色々知ると　この不調
人間として普通か
…と
妙に納得
むく

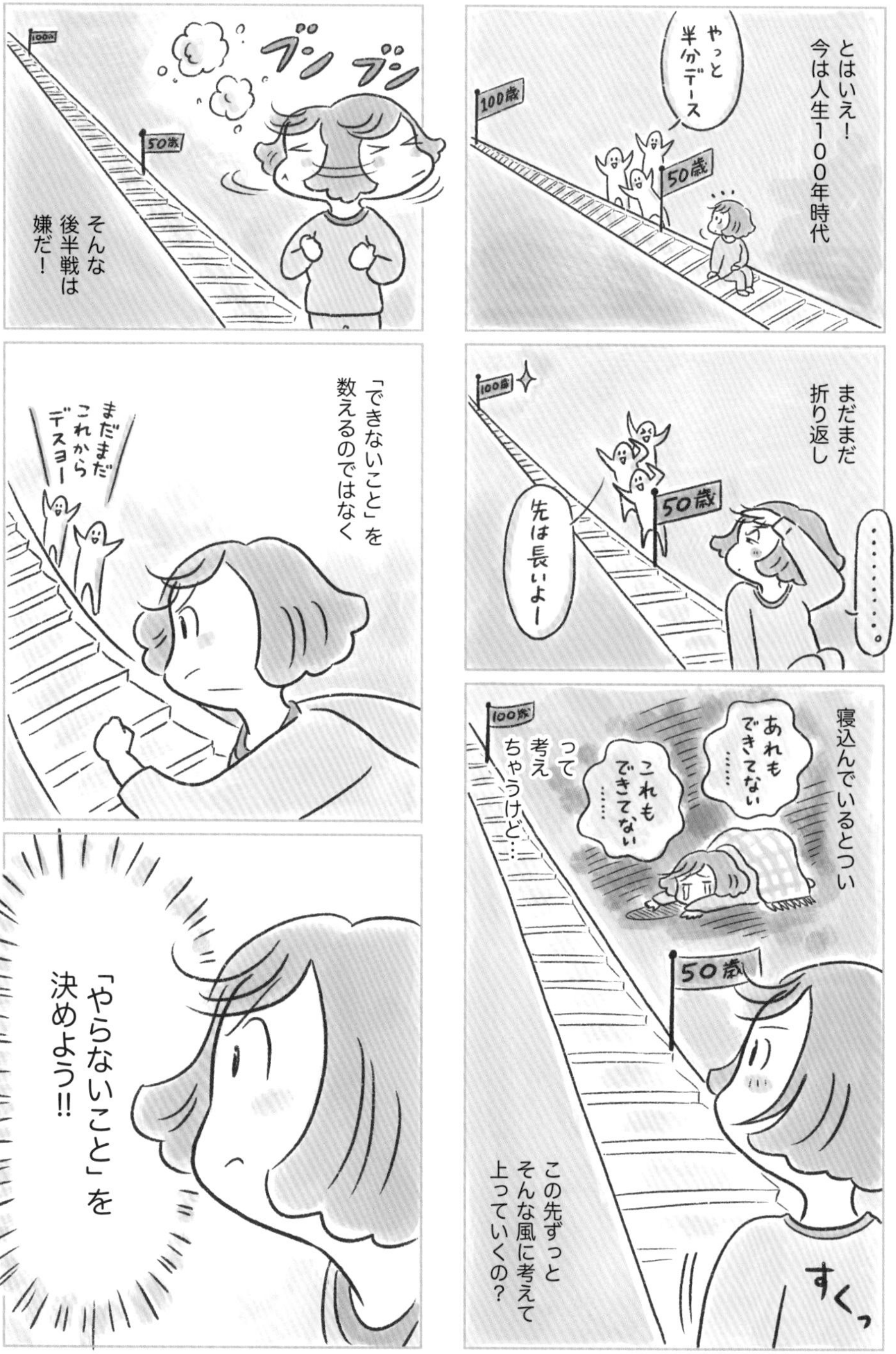
とはいえ！
今は人生100年時代
やっと半分デース
100歳
50歳
まだまだ折り返し
先は長いよー
………。
100歳
50歳
寝込んでいるとつい
あれもできてない……
これもできてない……
って考えちゃうけど…
この先ずっとそんな風に考えて上っていくの？
すくっ
100歳
50歳
そんな後半戦は嫌だ！
ブンブン
50歳
「できないこと」を数えるのではなく
まだまだこれからデスヨー
「やらないこと」を決めよう!!

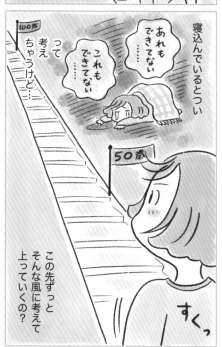

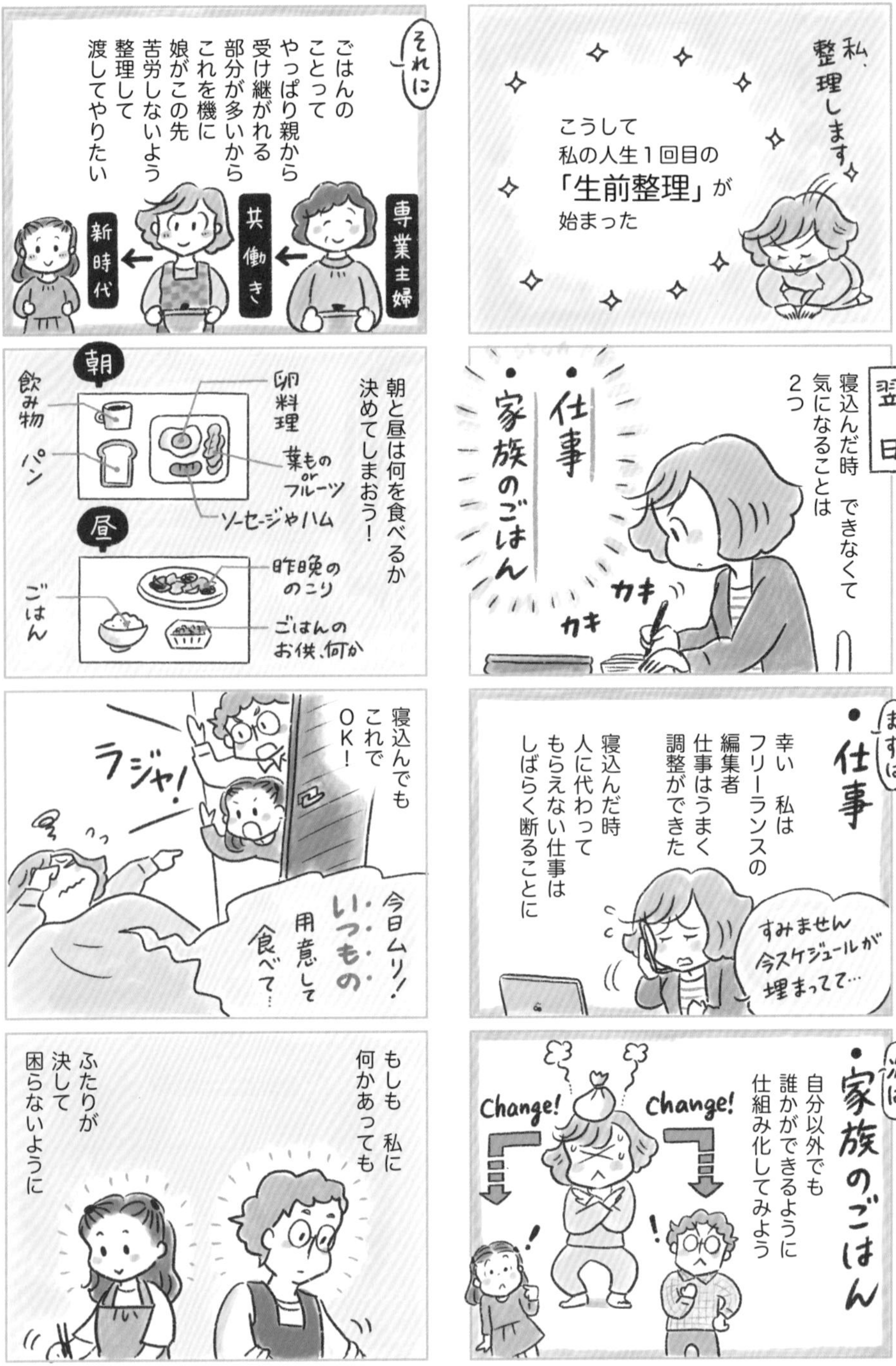

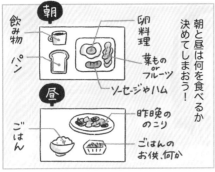

私、整理します
こうして
私の人生1回目の
「生前整理」が
始まった
それに
ごはんのことってやっぱり親から受け継がれる部分が多いからこれを機に娘がこの先苦労しないよう整理して渡してやりたい
専業主婦
共働き
新時代
翌日
寝込んだ時 できなくて気になることは2つ
・仕事
・家族のごはん
カキ
カキ
朝と昼は何を食べるか決めてしまおう!
朝
飲み物
パン
卵料理
葉もの or フルーツ
ソーセージやハム
昼
ごはん
昨晩ののこり
ごはんのお供、何か
まずは
・仕事
幸い 私はフリーランスの編集者 仕事はうまく調整ができた
寝込んだ時 人に代わってもらえない仕事はしばらく断ることに
すみません 今スケジュールが埋まってて…
寝込んでもこれでOK!
今日ムリ! いつもの用意して食べて…
ラジャ!
次は
・家族のごはん
自分以外でも誰かができるように仕組み化してみよう
Change!
Change!
もしも 私に何かあっても
ふたりが決して困らないように

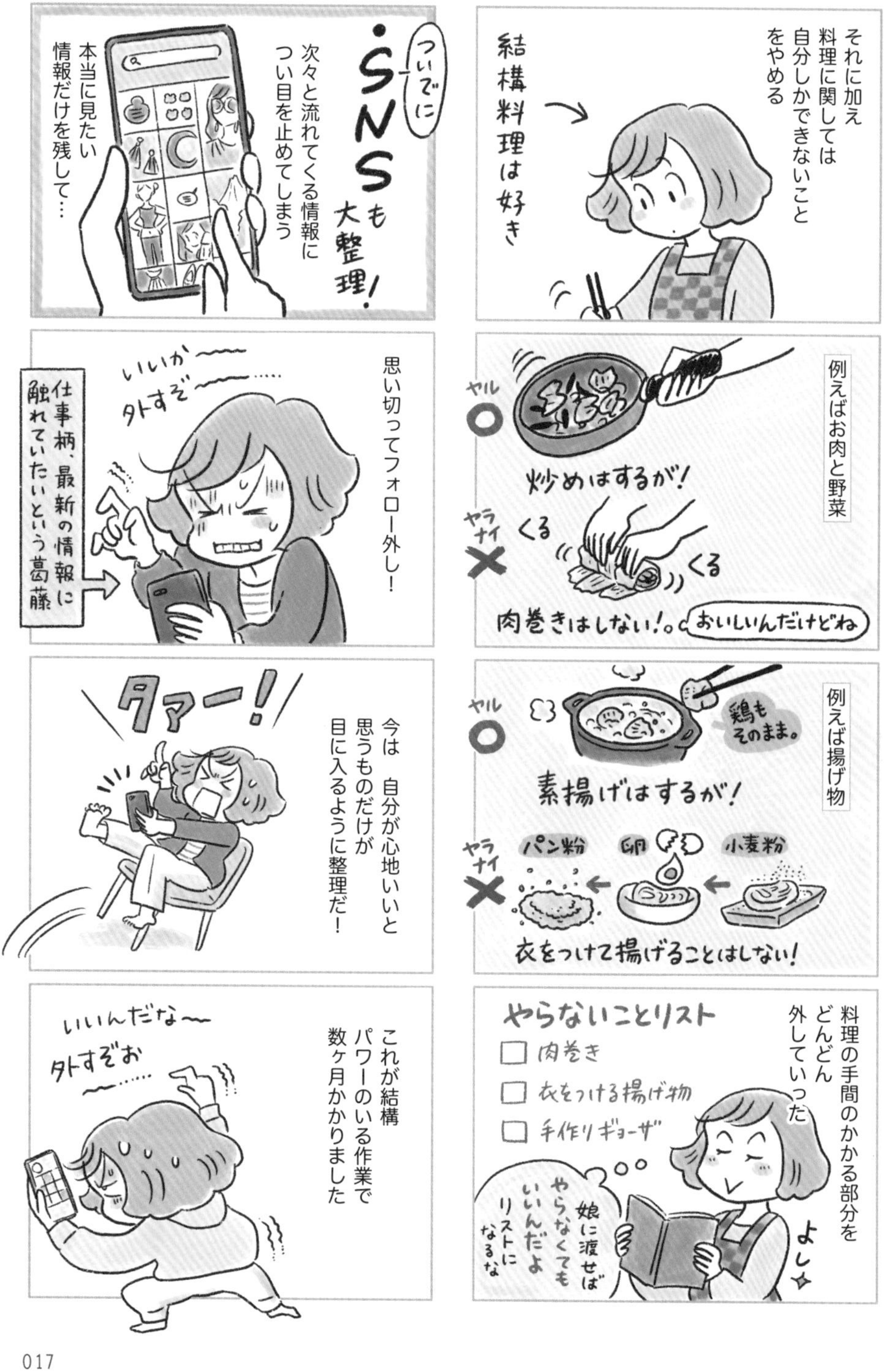

それに加え
料理に関しては
自分しかできないこと
をやめる
結構料理は好き
例えばお肉と野菜
ヤル
○
炒めはするが!
ヤラナイ
×
くる
くる
肉巻きはしない!。
おいしいんだけどね
例えば揚げ物
ヤル
○
鶏もそのまま。
素揚げはするが!
ヤラナイ
×
パン粉
卵
小麦粉
衣をつけて揚げることはしない!
料理の手間のかかる部分を
どんどん
外していった
やらないことリスト
□ 肉巻き
□ 衣をつける揚げ物
□ 手作りギョーザ
よし
娘に渡せば
やらなくても
いいんだよ
リストに
なるな
ついでに
SNSも大整理!
次々と流れてくる情報に
つい目を止めてしまう
本当に見たい
情報だけを残して…
思い切ってフォロー外し!
いいか〜〜
外すぞ〜〜……
仕事柄、最新の情報に
触れていたいという葛藤
タァー!
今は 自分が心地いいと
思うものだけが
目に入るように整理だ!
これが結構
パワーのいる作業で
数ヶ月かかりました
いいんだな〜〜
外すぞお
〜……

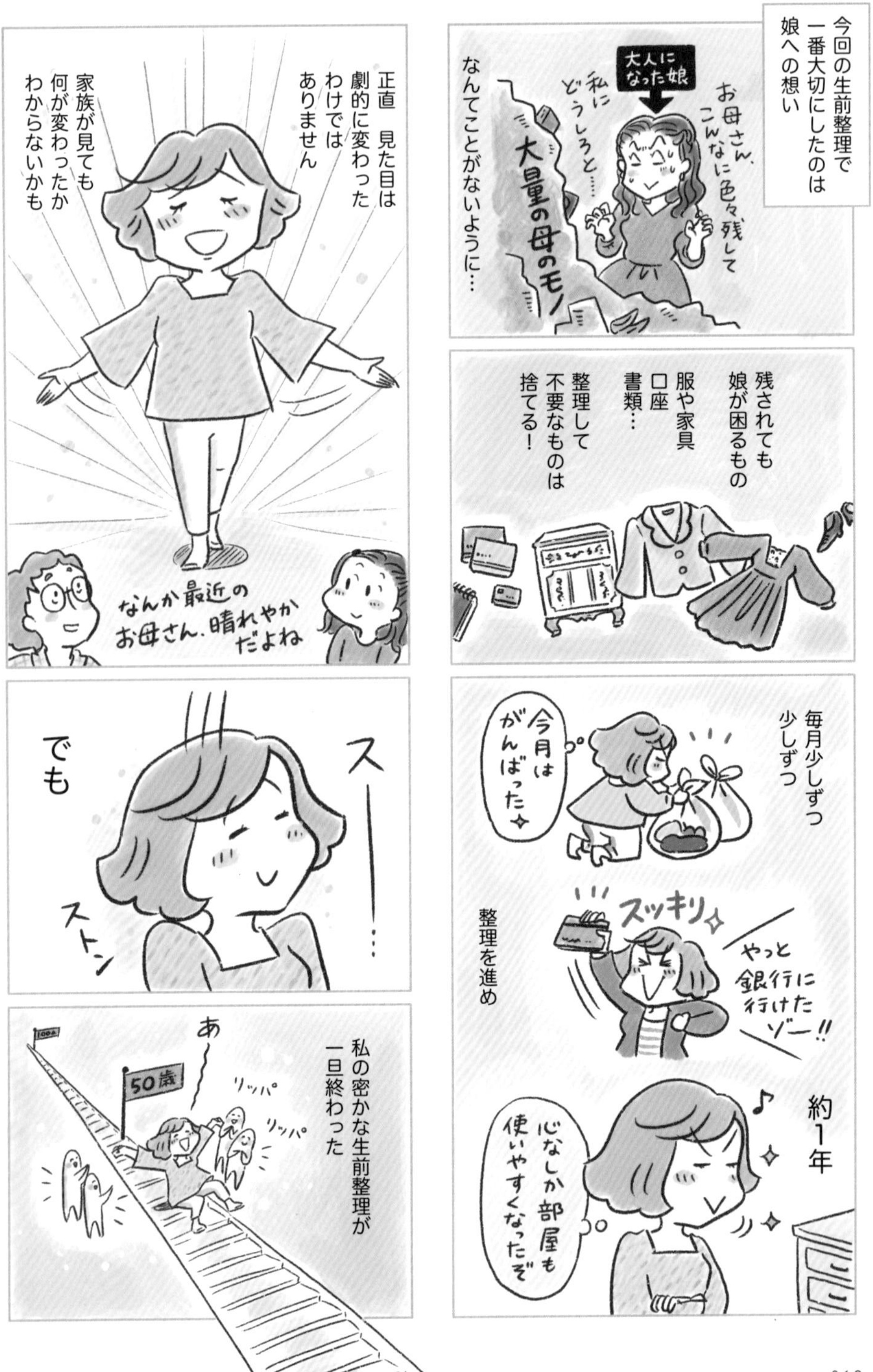
今回の生前整理で
一番大切にしたのは
娘への想い
大人になった娘
お母さん、こんなに色々残して
私にどうしろと……
大量の母のモノ
なんてことがないように…
残されても
娘が困るもの
服や家具
口座
書類…
整理して
不要なものは
捨てる！
毎月少しずつ
今月はがんばった✧
整理を進め
スッキリ✧
やっと銀行に行けたゾー!!
約1年
心なしか部屋も使いやすくなったぞ
正直　見た目は
劇的に変わった
わけでは
ありません
家族が見ても
何が変わったか
わからないかも
なんか最近のお母さん、晴れやかだよね
でも
スー……
ストン
私の密かな生前整理が
一旦終わった
100歳
50歳
あ〜
リッパ
リッパ

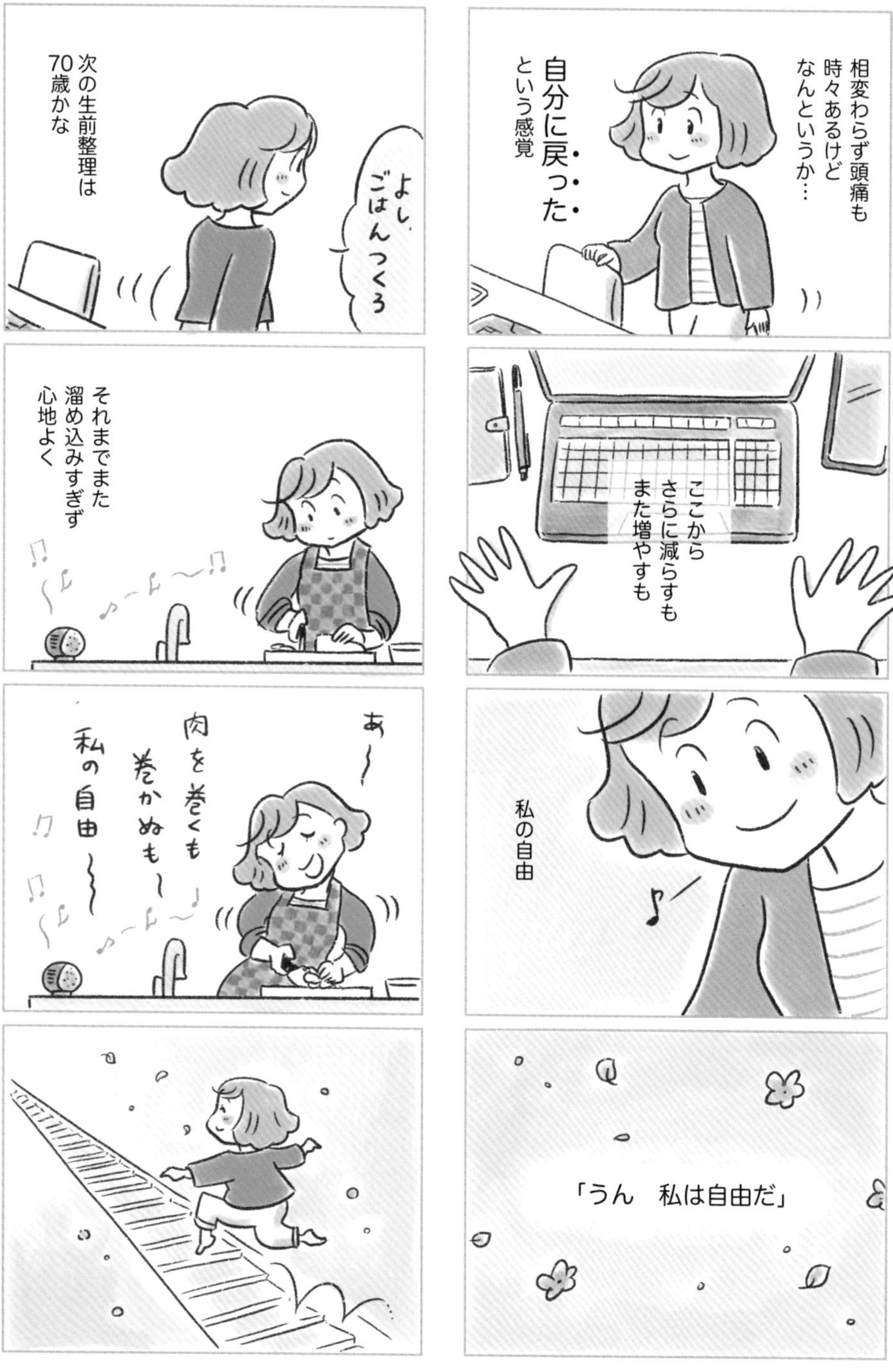
相変わらず頭痛も
時々あるけど
なんというか…
自分に戻った
という感覚
よし、ごはんつくろ
次の生前整理は
70歳かな
ここから
さらに減らすも
また増やすも
それまでまた
溜め込みすぎず
心地よく
私の自由
あ〜
肉を巻くも
巻かぬも〜
私の自由〜〜
「うん　私は自由だ」

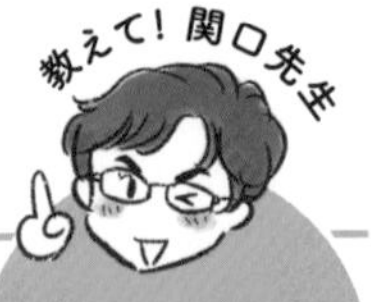

1

わかっているようで、実のところは？
〝閉経〟ってどういうこと？

自由が始まるってこと！
自分なりの生理のしまい方を考えよう

原　この本は「生理はどうやって終わるのか」という疑問から始まったんです。「私はいつなんだろう？」…この、そこはかとない不安感、初経の時期もありました。

関口　うんうん。初経と同じく、閉経も誰一人、同じ人はいない。さらに**「閉経」は、最後の生理から1年以上生理がなくて初めて判断できるもの**なの。初経を迎える時期は「思春期」、閉経を迎える時期は「更年期」と言うんだけど、「更年期」は定義が決まっていて、閉経の前後5年の計10年間を指すの。

原　え、ということは、**自分の「更年期」は、閉経してからわかる**んですね。そもそも私、女性ホルモンがゼロになったら、閉経するのかと思ってました。

関口　**閉経というと、そういう〝女じゃなくなる〟イメージが強いみたいだけど、正しく知れば「自由の始まり」なのよ！**　よし、じゃあ女性ホルモンについて説明しましょう。女性ホルモンには「エストロゲン」と「プロゲステロン」があって、**主役は「エストロゲン」**。女性の体にとても大きな影響を与えるから、その分泌量によって女性のライフステージは5つに分かれるほどなのよ。

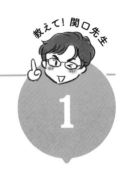

エストロゲンと体の関係

10歳頃から主に卵巣で分泌される「エストロゲン」(別名:卵胞ホルモン)は、
妊娠・出産のためだけでなく、あなたの体の至るところに作用しています。
分泌量が減っていくとリスクが高まる症状があることも知っておきましょう。

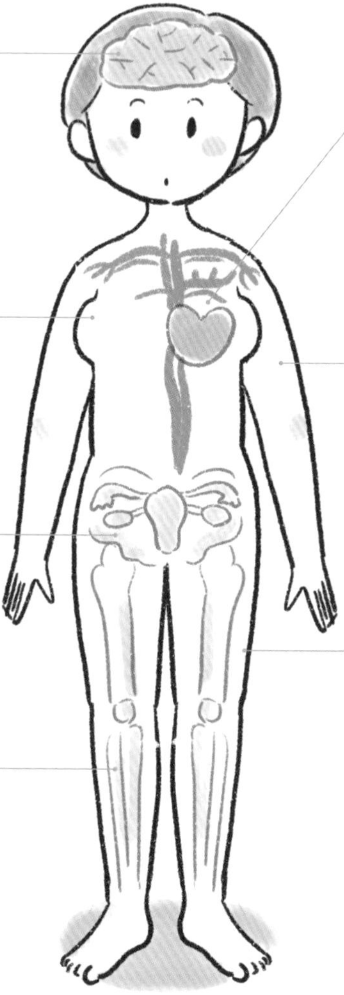

脳

脳への血流を増やして活性化させ、機能を維持。自律神経のバランスを安定させています。

減少すると…

物忘れ、自律神経失調症

乳房

乳腺組織に作用して、乳房を発達させ、保育の準備を整えます。

減少すると…

乳房の萎縮

子宮・卵巣

卵子を成熟させて排卵を促します。子宮内膜を増殖させて厚くし、妊娠の準備を整えています。

減少すると…

月経がなくなる(無月経・閉経)

骨

骨からカルシウムが溶け出さないよう抑制すると同時に骨の形成を促し、骨密度と骨質を保っています。

減少すると…

骨粗しょう症

心臓・血管

血管を拡張させて血流を保護したり、血管壁をゆるめて血管を強くしなやかに保ち、心臓機能を維持します。

減少すると…

心疾患、動脈硬化

皮膚・粘膜

皮膚と、粘膜(目・鼻・口腔・膣など)のコラーゲン産生を促し、水分量を保っています。

減少すると…

肌や膣の乾燥・萎縮・色素沈着、排尿障害、声の変化

脂質代謝

血中の脂質や糖の代謝を促し、また血管壁に付着した余分なコレステロールを取り除く善玉コレステロールを増やします。

減少すると…

肥満、中性脂肪増加、悪玉コレステロール増加

私の"カラダ年表"

女性は10代から90代まで、年代特有の悩みや症状があります。それは「エストロゲン」の分泌量の変化が、時期によって大きな影響を与えているから。あなたのライフステージは今、どのあたり?

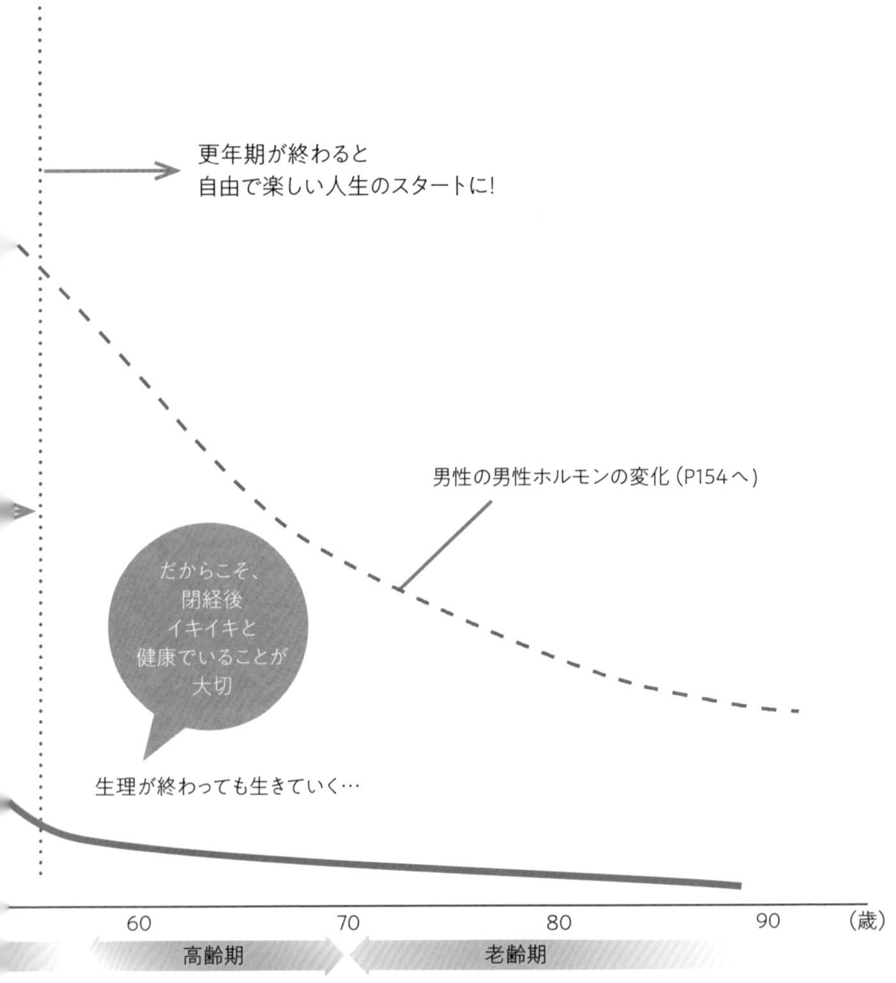
更年期が終わると
自由で楽しい人生のスタートに!
男性の男性ホルモンの変化 (P154へ)
だからこそ、
閉経後
イキイキと
健康でいることが
大切
生理が終わっても生きていく…
60
70
80
90
(歳)
高齢期
老齢期

＊思春期、更年期などの期間は目安です。個人差があります。

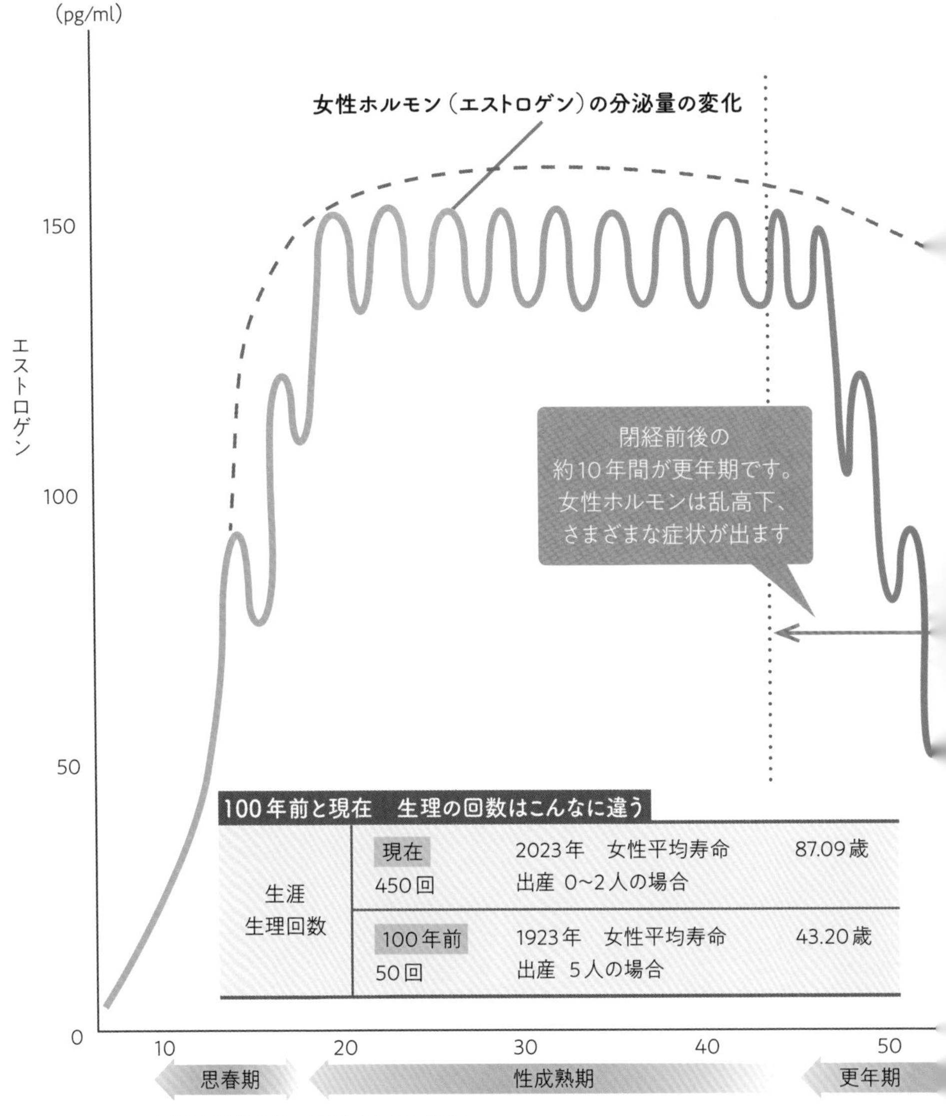
(pg/ml)
エストロゲン
150
100
50
0
女性ホルモン(エストロゲン)の分泌量の変化
閉経前後の
約10年間が更年期です。
女性ホルモンは乱高下、
さまざまな症状が出ます
10
20
30
40
50
思春期
性成熟期
更年期

100年前と現在　生理の回数はこんなに違う

生涯 生理回数	現在 450回	2023年　女性平均寿命 出産 0~2人の場合	87.09歳
	100年前 50回	1923年　女性平均寿命 出産 5人の場合	43.20歳

＊データ参考:厚生労働省、内閣府男女共同参画局

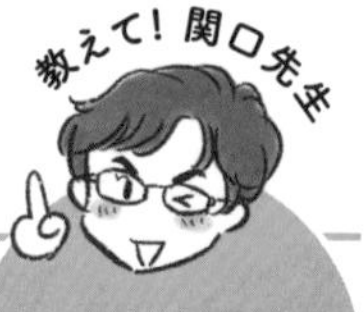

1

どうやら一生付き合っていくみたいなんですけど…

そもそも、女性ホルモンはどこから出るの？

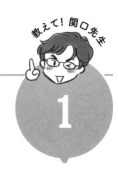

脳が指令を出し、卵巣から分泌されます。ホルモンと向き合えば光が見えてくるわ

関口 女性ホルモンは、脳の下垂体が指令を出して、主に卵巣が分泌しています。卵巣は、加齢で自然と機能が低下してくるから、だんだん下垂体の指令どおりに女性ホルモンを分泌しづらくなるの。そうすると脳が混乱して、自律神経に影響が出る。つまり、体と心に何らかの変化が出てくるわけね。これが「更年期症状」と呼ばれる不調の正体です。前ページの〝カラダ年表〟を見ると、「更年期」の10年でエストロゲン量が不規則にアップダウンしながら低下しているでしょ。この状態が、自律神経にすごく負担がかかる。でもね、その状態に体が慣れてくると、症状は落ち着いてきます。ここから自由で楽しい30年が始まるわ。

原 でも〝カラダ年表〟を見ると、「更年期」後の「高齢期」の始まり時点で、エストロゲンはかなり減っていますよね。本当に自由で楽しい30年になるんですか？

関口 それを選ぶのが、今のあなたなの。今「更年期」に対する不安とか不調がある。それをきっかけに、自分の体と心のケアをする習慣を身につける。すると次の「高齢期」という超楽しい時期を、痛みなく、自立して生きることができるのよ。

これが更年期症状（不調）の正体！

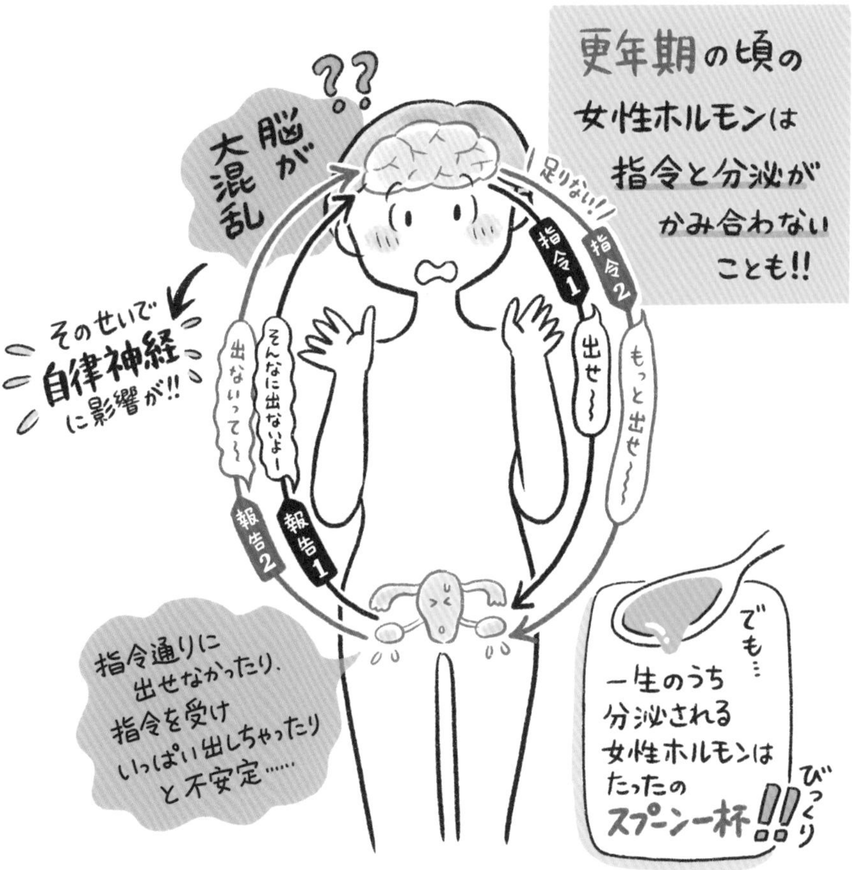

更年期の頃の女性ホルモンは指令と分泌がかみ合わないことも!!
脳が大混乱
足りない!!
指令1
指令2
出せ〜
もっと出せ〜
そのせいで自律神経に影響が!!
出ないって〜
そんなに出ないよー
報告2
報告1
指令通りに出せなかったり、指令を受けいっぱい出しちゃったりと不安定……
でも…
一生のうち分泌される女性ホルモンはたったのスプーン一杯!!
びっくり

ホルモン司令塔は脳の視床下部。ここから「性腺刺激ホルモン放出ホルモン」が分泌されると、脳の下垂体から「卵胞刺激ホルモン（FSH）」と「黄体形成ホルモン（LH）」が分泌されます。これらに刺激された卵巣が「卵胞ホルモン（エストロゲン／E2）」「黄体ホルモン（プロゲステロン）」というふたつの女性ホルモンを分泌します。卵巣が分泌した量は脳に伝わり、過不足があると脳が混乱、自律神経に影響します。

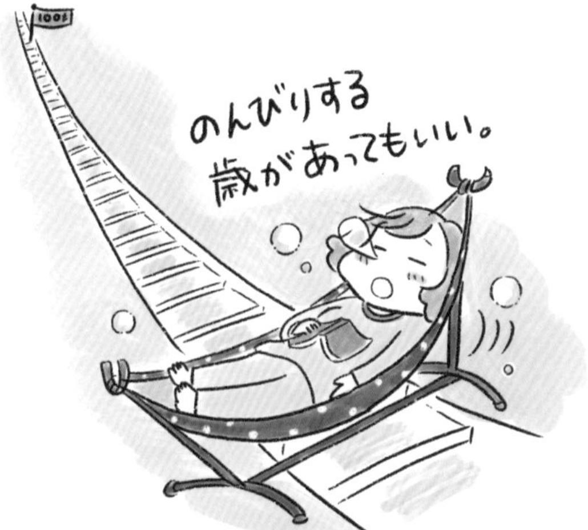
のんびりする
歳があってもいい。
100歳

私の生理のしまい方

CASE 2

人生を変えるおしゃべり

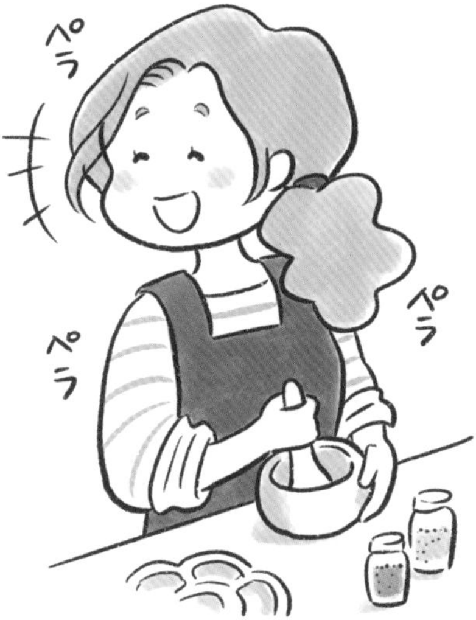

しょうこ
専業主婦（51歳）

夫（55歳）
と2人暮らし

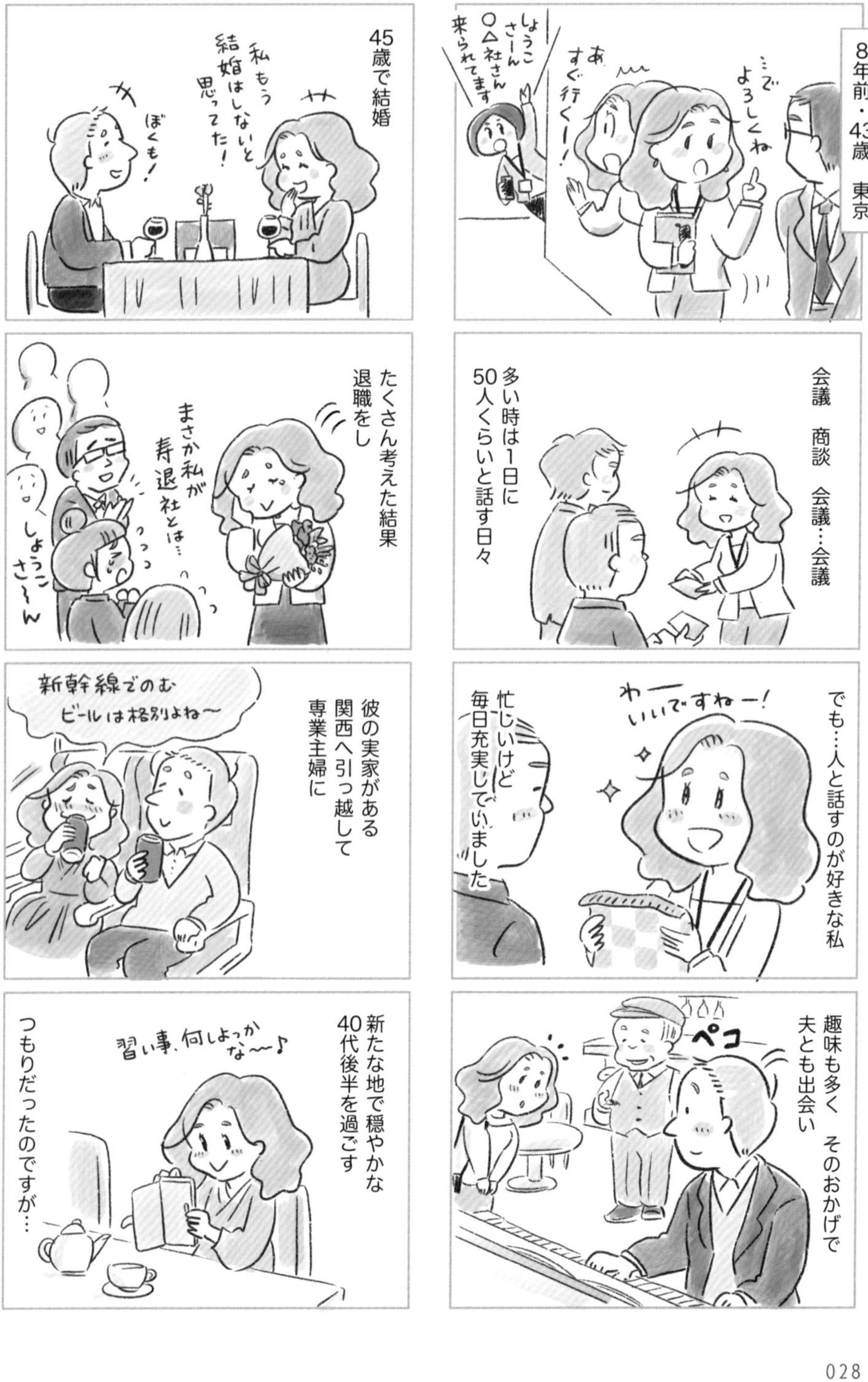
8年前・43歳　東京
…でよろしくね
あ　すぐ行くー！
しょうこさーん　○△社さん来られてます
会議　商談　会議…会議
多い時は1日に50人くらいと話す日々
でも…人と話すのが好きな私
わーいいですねー！
忙しいけど毎日充実していました
趣味も多く　そのおかげで夫とも出会い
ペコ
45歳で結婚
私もう結婚はしないと思ってた！
ぼくも！
たくさん考えた結果退職をし
まさか私が寿退社とは…
しょうこさ〜ん
彼の実家がある関西へ引っ越して専業主婦に
新幹線でのむビールは格別よね〜
新たな地で穏やかな40代後半を過ごす
習い事、何しよっかな〜〜♪
つもりだったのですが…

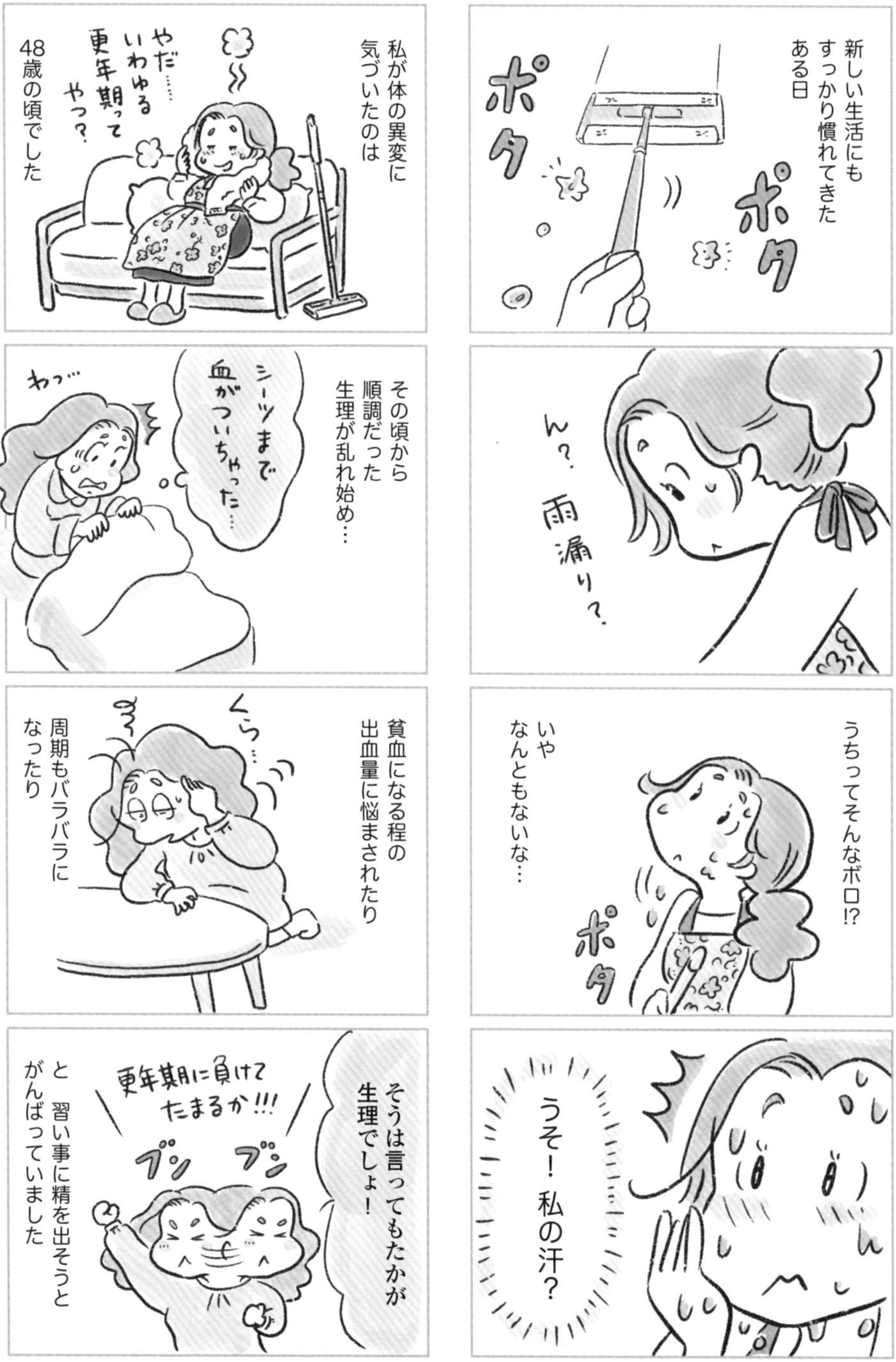
新しい生活にもすっかり慣れてきたある日
ポタ
ポタ
ん？
雨漏り？
うちってそんなボロ!?
いや なんともないな…
ポタ
うそ！私の汗？
私が体の異変に気づいたのは
やだ……いわゆる更年期ってやつ？
48歳の頃でした
その頃から順調だった生理が乱れ始め…
シーツまで血がついちゃった…
わっ…
貧血になる程の出血量に悩まされたり
くら…
周期もバラバラになったり
そうは言ってもたかが生理でしょ！
更年期に負けてたまるか!!!
ブン
ブン
と 習い事に精を出そうとがんばっていました

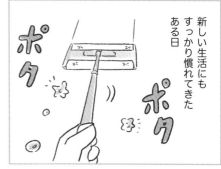

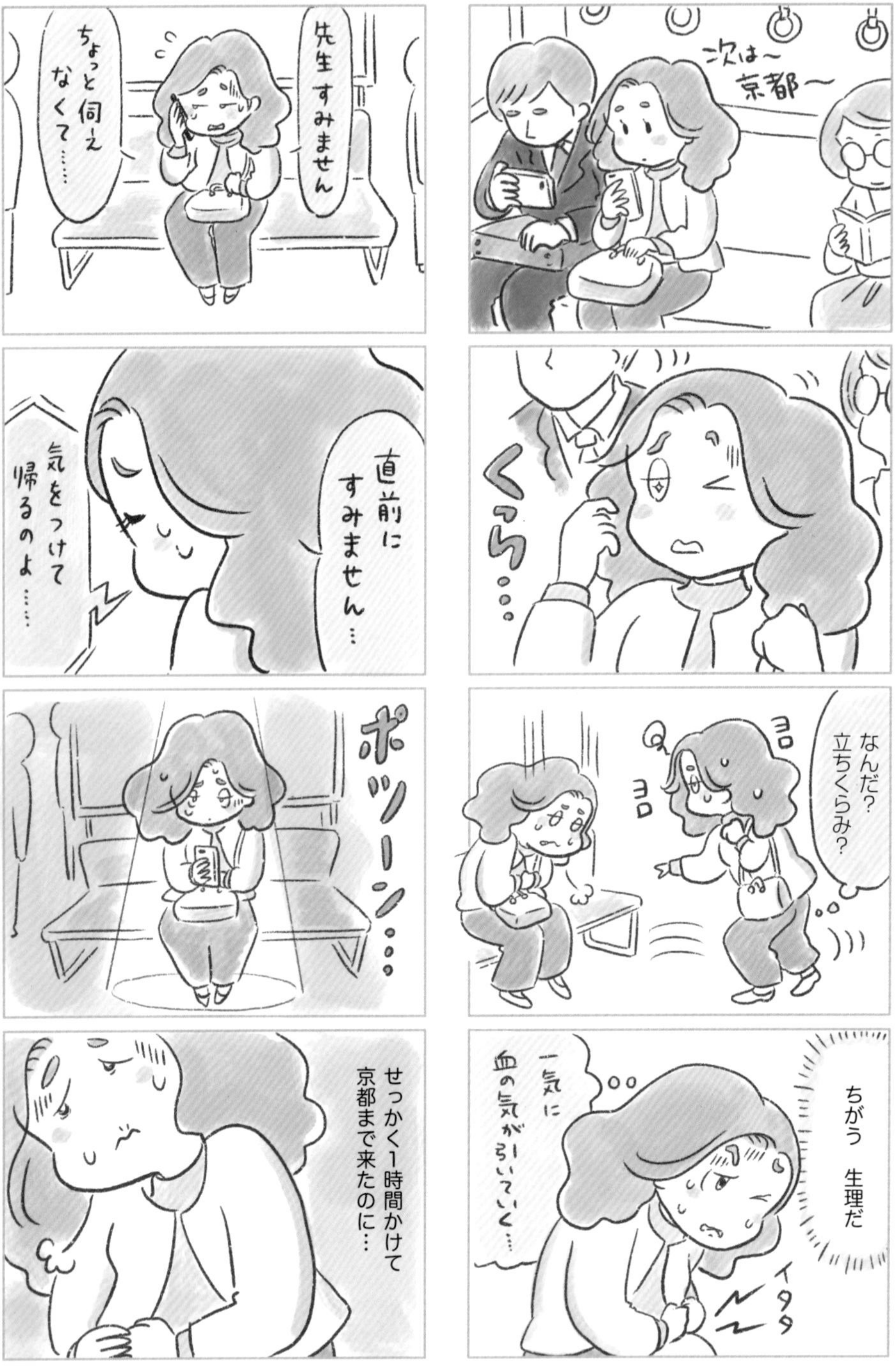
次は〜京都〜
先生すみません
ちょっと伺えなくて……
くら…
直前にすみません…
気をつけて帰るのよ……
なんだ？立ちくらみ？
ヨロ
ヨロ
ポツーン…
ちがう　生理だ
一気に血の気が引いていく…
イタタ
せっかく1時間かけて京都まで来たのに…

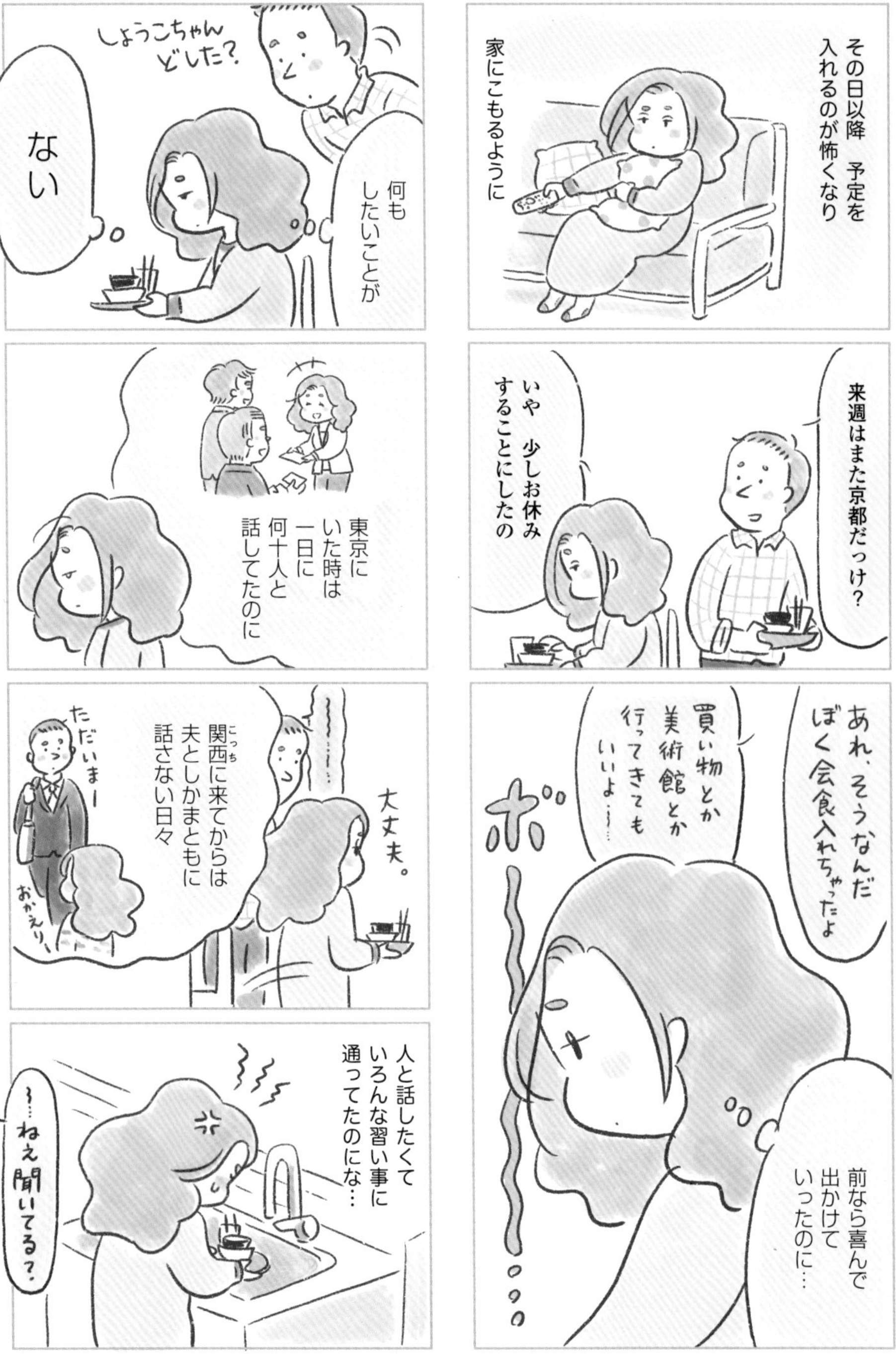
その日以降　予定を入れるのが怖くなり
家にこもるように
来週はまた京都だっけ？
いや　少しお休みすることにしたの
あれ、そうなんだ ぼく会食入れちゃったよ
買い物とか美術館とか行ってきてもいいよ…
ポ
前なら喜んで出かけていったのに…
しょうこちゃんどした？
何もしたいことが
ない
東京にいた時は一日に何十人と話してたのに
関西《こっち》に来てからは夫としかまともに話さない日々
ただいまー
おかえりー
大丈夫。
人と話したくていろんな習い事に通ってたのにな…
～…ねえ聞いてる？

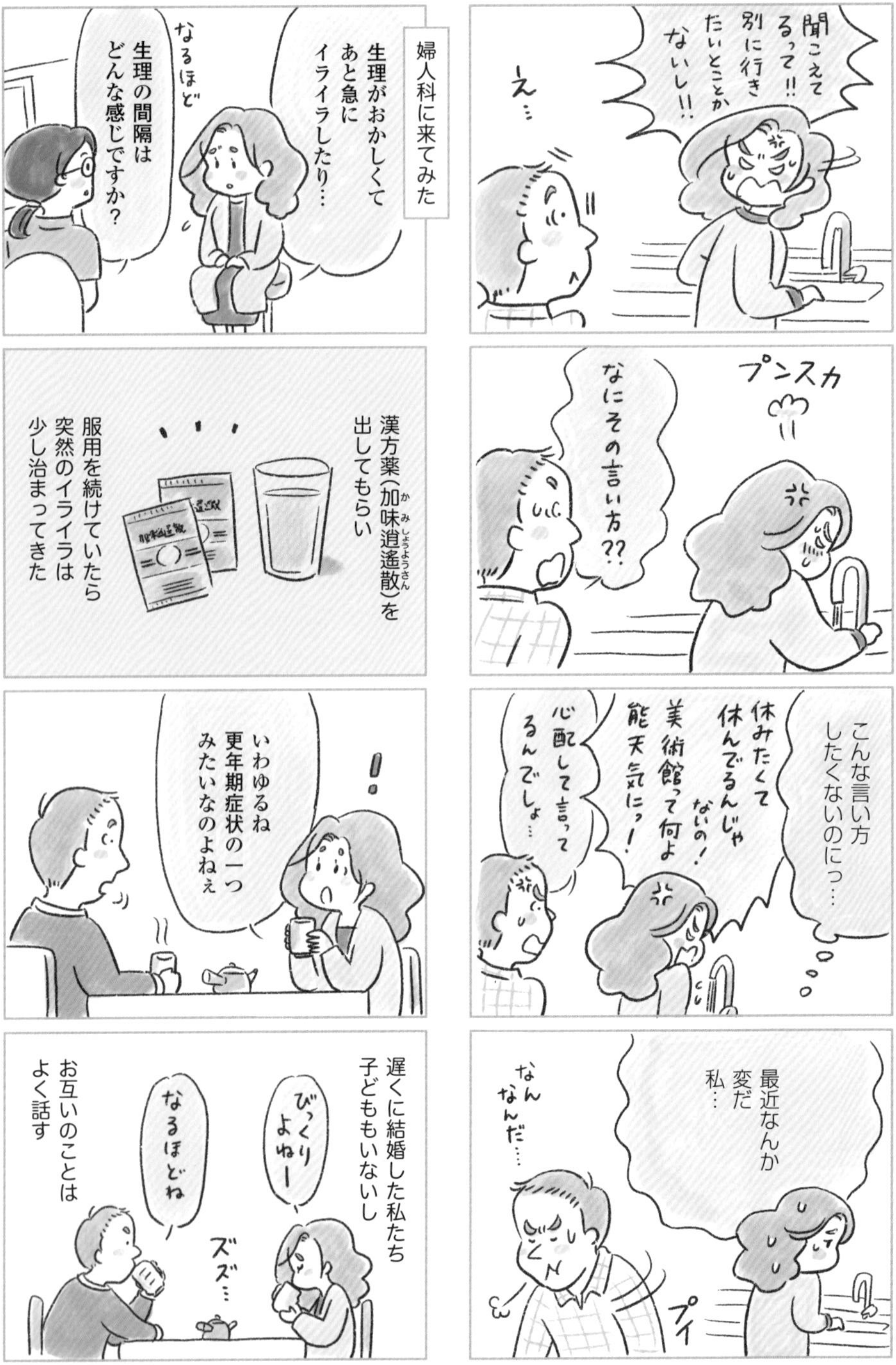
聞こえてるって!! 別に行きたいとことかないし!!
え…
プンスカ
なにその言い方??
こんな言い方したくないのにっ…
休みたくて休んでるんじゃないの! 美術館って何よ能天気にっ!
心配して言ってるんでしょ…
最近なんか変だ私…
なんなんだ…
プイ
婦人科に来てみた
生理がおかしくてあと急にイライラしたり…
なるほど 生理の間隔はどんな感じですか?
漢方薬(加味逍遙散《かみしょうようさん》)を出してもらい
服用を続けていたら突然のイライラは少し治まってきた
!
いわゆるね更年期症状の一つみたいなのよねぇ
遅くに結婚した私たち子どももいないし
びっくりよねー
なるほどね
ズズ…
お互いのことはよく話す

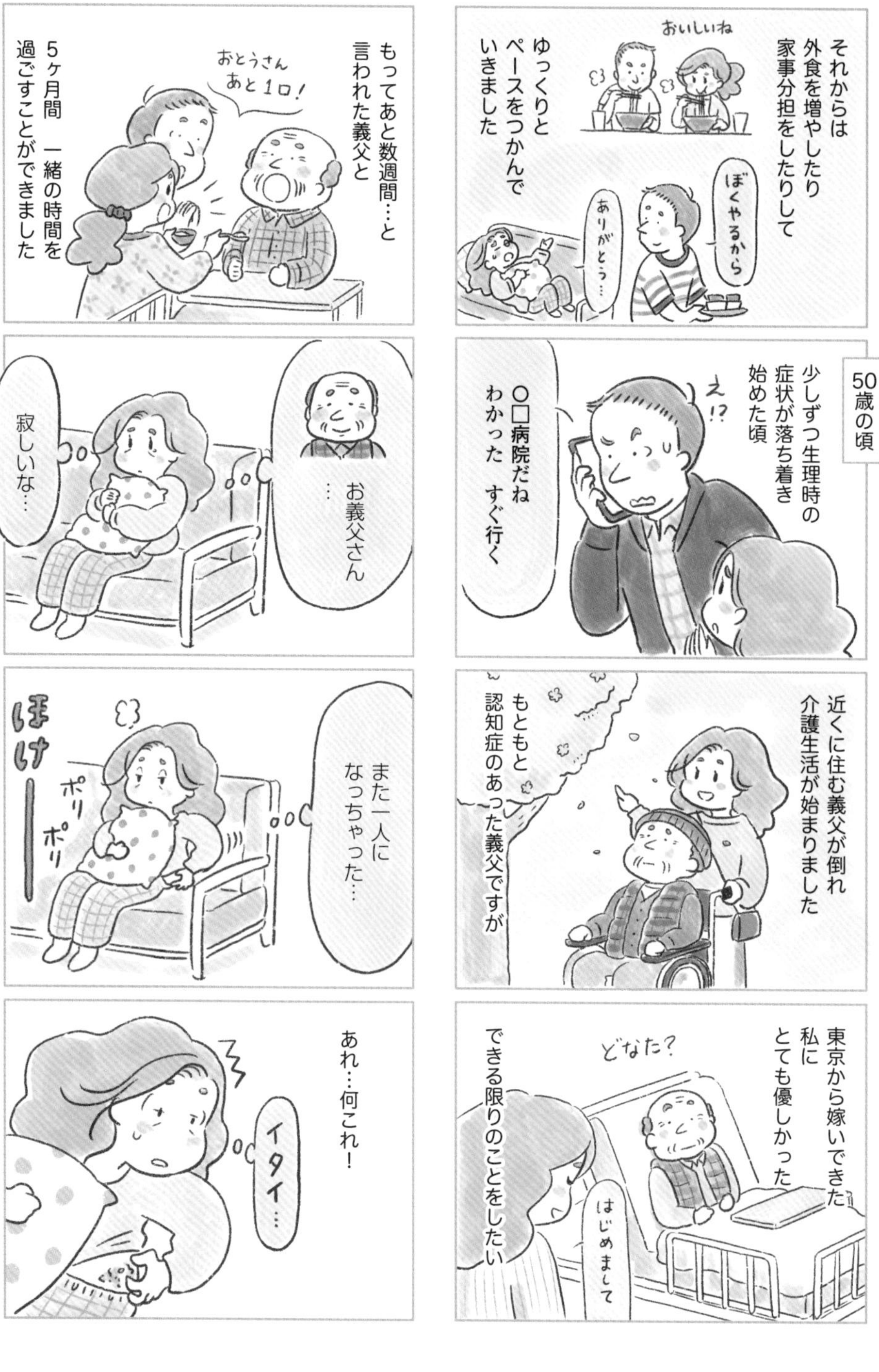

それからは
外食を増やしたり
家事分担をしたりして
おいしいね
ぼくやるから
ありがとう…
ゆっくりと
ペースをつかんで
いきました
50歳の頃
少しずつ生理時の
症状が落ち着き
始めた頃
え!?
○□病院だね
わかった　すぐ行く
近くに住む義父が倒れ
介護生活が始まりました
もともと
認知症のあった義父ですが
東京から嫁いできた
私に
とても優しかった
どなた?
はじめまして
できる限りのことをしたい
もってあと数週間…と
言われた義父と
おとうさん
あと1口!
5ヶ月間　一緒の時間を
過ごすことができました
お義父さん
…
寂しいな…
また一人に
なっちゃった…
ほけー
ポリ
ポリ
あれ…何これ!
イタイ…

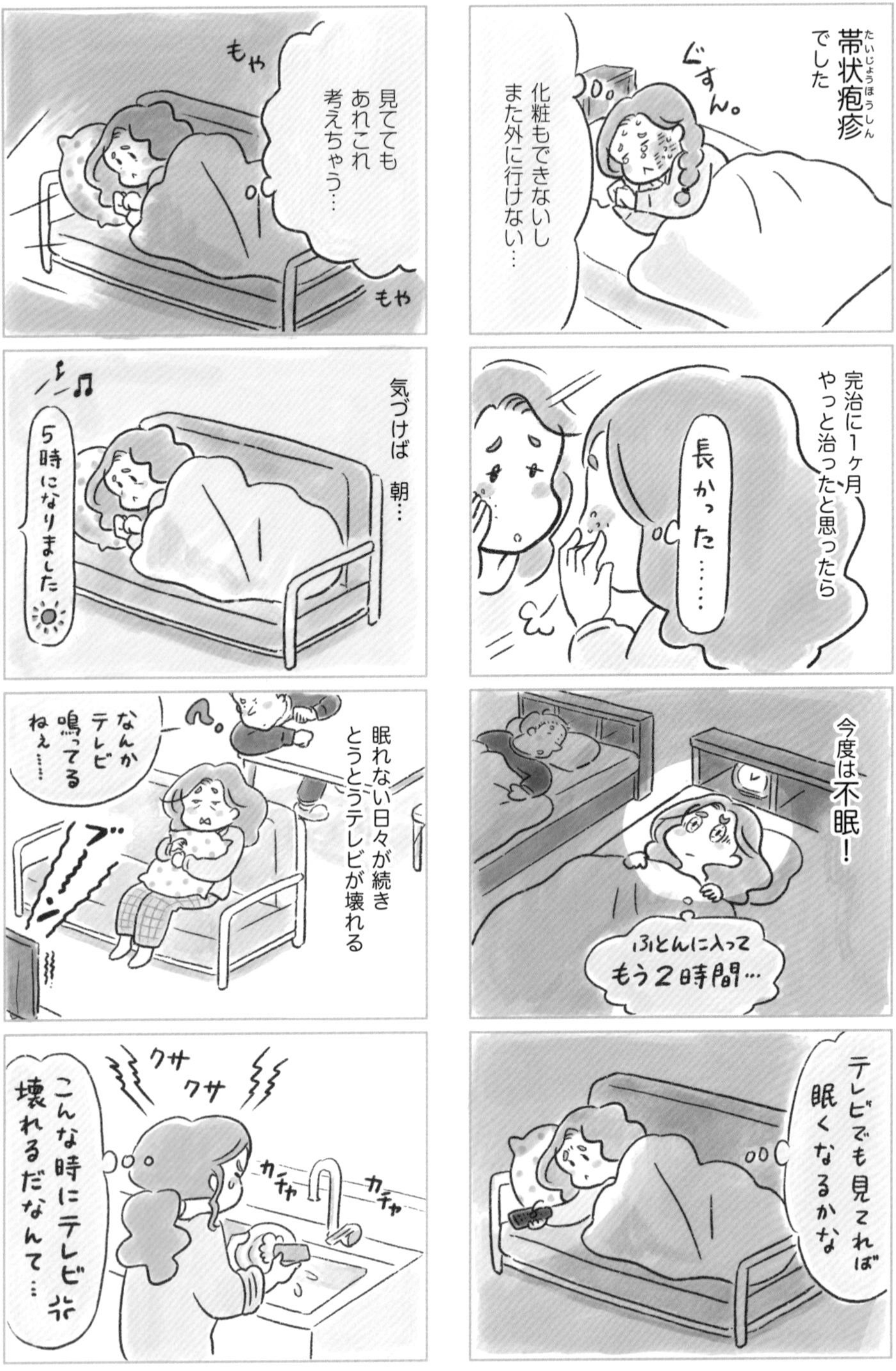
帯《たい》状《じょう》疱《ほう》疹《しん》でした
ぐすん。
化粧もできないし
また外に行けない…
完治に1ヶ月
やっと治ったと思ったら
長かった……
今度は不眠!
ふとんに入って
もう2時間…
テレビでも見てれば
眠くなるかな
もや
見てても
あれこれ
考えちゃう…
もや
気づけば 朝…
5時になりました
眠れない日々が続き
とうとうテレビが壊れる
なんか
テレビ
鳴ってる
ねぇ……
クサ
クサ
カチャ
カチャ
こんな時にテレビ
壊れるだなんて…

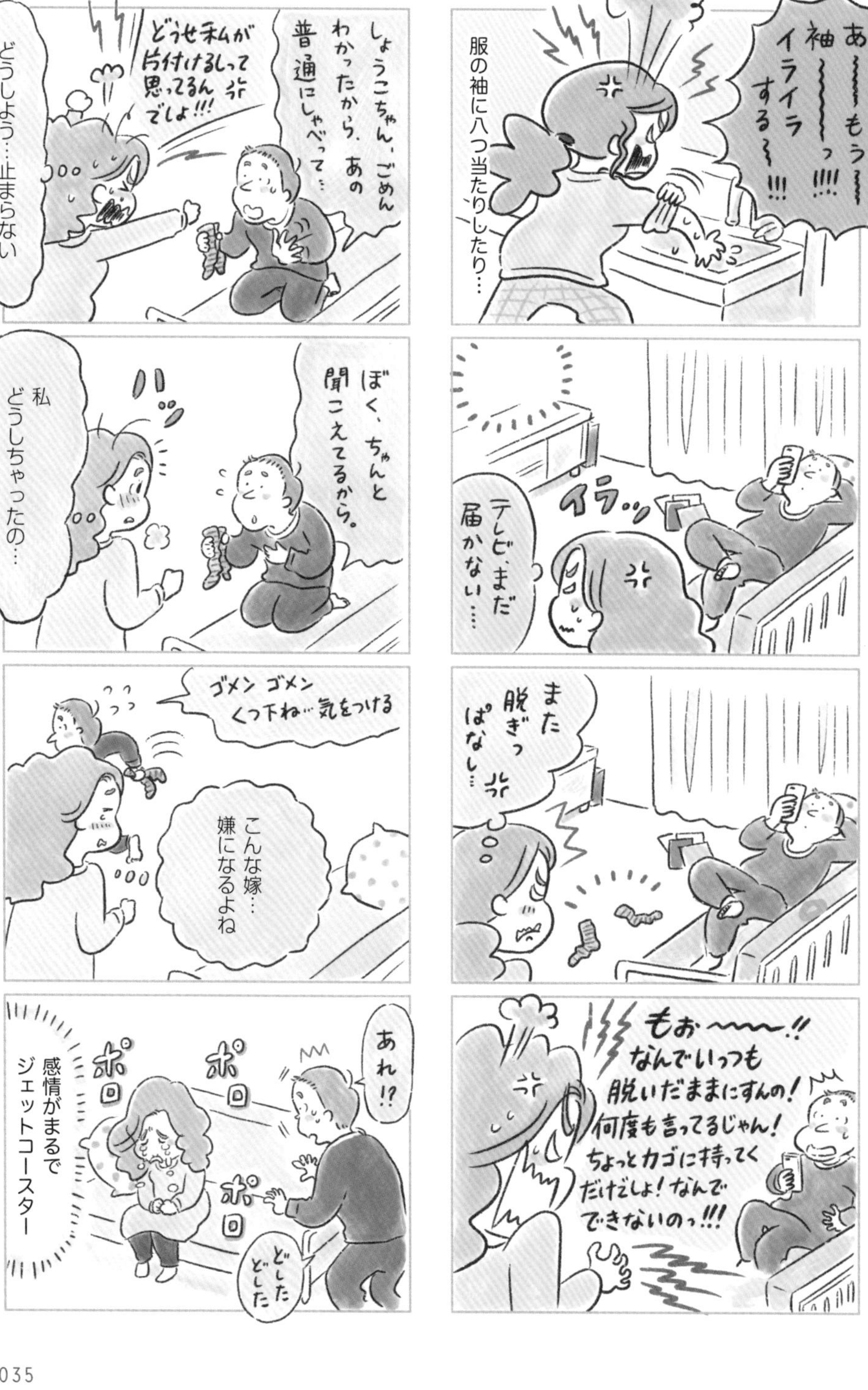
あ〜もう〜
袖〜〜〜っ!!!
イライラする〜!!!
服の袖に八つ当たりしたり…
イラッ
テレビ、まだ届かない…
また脱ぎっぱなし…
もぉ〜〜!!
なんでいつも脱いだままにすんの!
何度も言ってるじゃん!
ちょっとカゴに持ってくだけでしょ! なんでできないのっ!!!
しょうこちゃん、ごめん わかったから、あの 普通にしゃべって…
どうせ私が片付けるしって思ってるんでしょ!!!
どうしよう…止まらない
ぼく、ちゃんと聞こえてるから。
ハッ
私 どうしちゃったの…
ゴメン ゴメン くつ下ね…気をつける
こんな嫁… 嫌になるよね
あれ!?
ポロ
ポロ
ポロ
どしたどした
感情がまるでジェットコースター

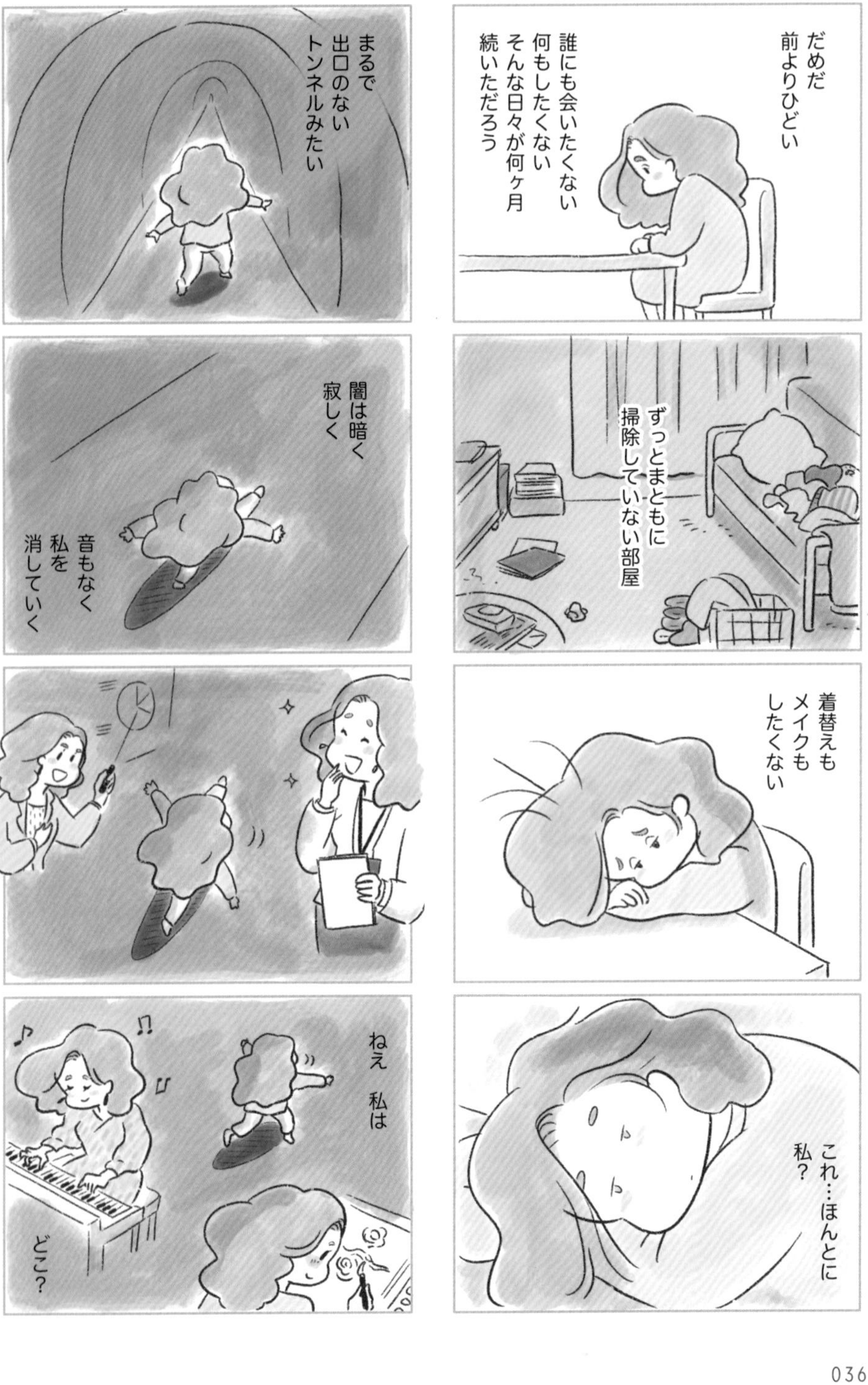
だめだ
前よりひどい
誰にも会いたくない
何もしたくない
そんな日々が何ヶ月
続いただろう
ずっとまともに
掃除していない部屋
着替えも
メイクも
したくない
これ…ほんとに
私？
まるで
出口のない
トンネルみたい
闇は暗く
寂しく
音もなく
私を
消していく
ねえ　私は
どこ？

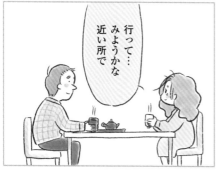

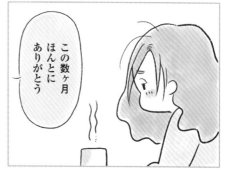

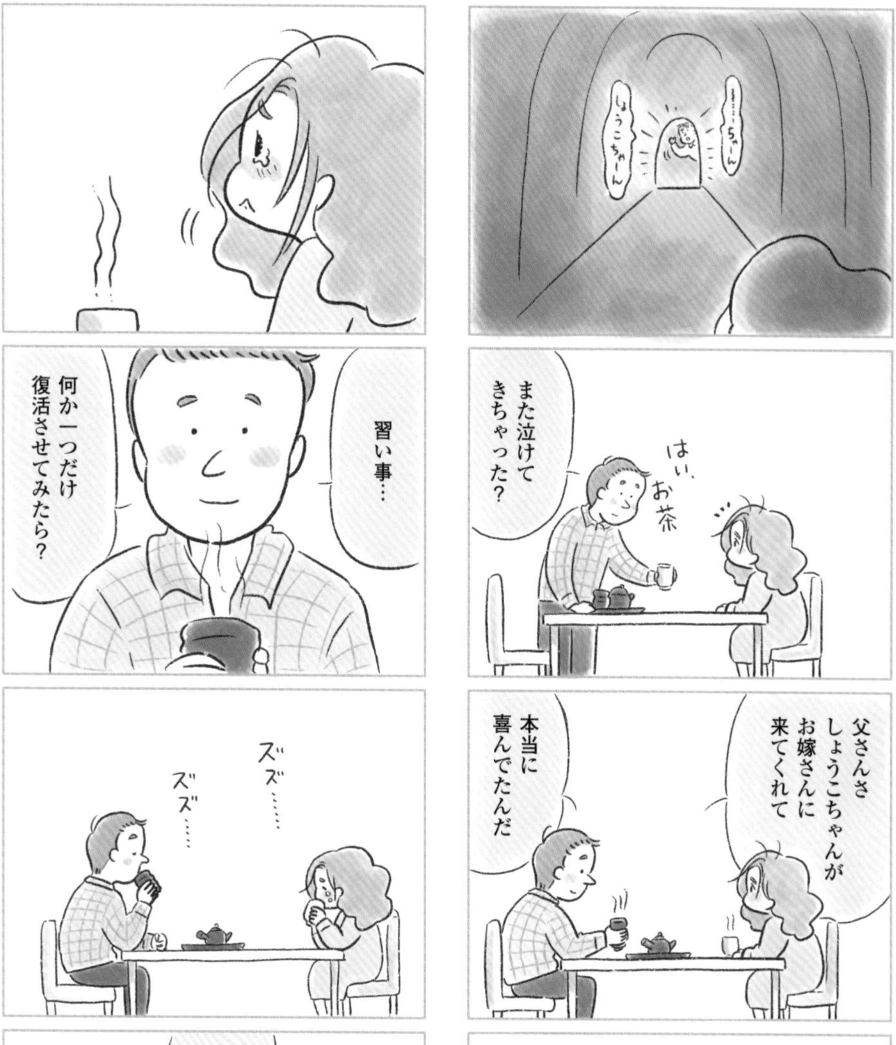
ちゃーん
しょうこちゃーん
また泣けてきちゃった？
はい、お茶
習い事…
何か一つだけ復活させてみたら？
父さんさ しょうこちゃんがお嫁さんに来てくれて
本当に喜んでたんだ
ズズ……
ズズ…
この数ヶ月 ほんとに ありがとう
行って… みようかな 近い所で

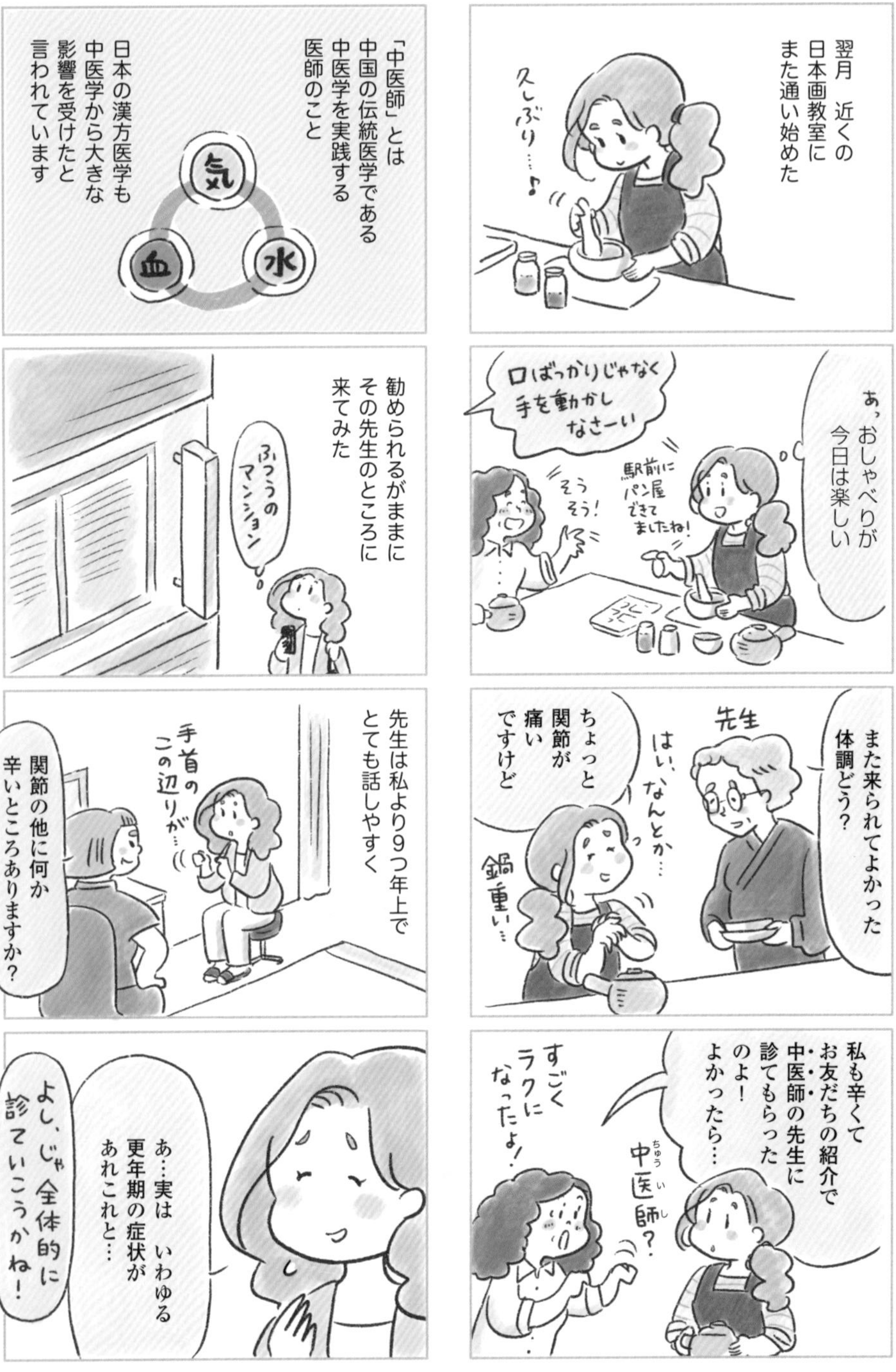
翌月 近くの日本画教室にまた通い始めた
久しぶり…♪
「中医師」とは中国の伝統医学である中医学を実践する医師のこと
日本の漢方医学も中医学から大きな影響を受けたと言われています
気
水
血
あ、おしゃべりが今日は楽しい
口ばっかりじゃなく手を動かしなさーい
駅前にパン屋できてましたね!
そうそう!
勧められるがままにその先生のところに来てみた
ふつうのマンション
また来られてよかった体調どう?
先生
はい、なんとか…
ちょっと関節が痛いですけど
鍋重い…
先生は私より9つ年上でとても話しやすく
手首のこの辺りが…
関節の他に何か辛いところありますか?
私も辛くてお友だちの紹介で中医師の先生に診てもらったのよ!よかったら…
すごくラクになったよ!
中《ちゅう》医《い》師《し》?
あ…実は いわゆる更年期の症状があれこれと…
よし、じゃ全体的に診ていこうかね!

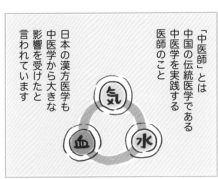

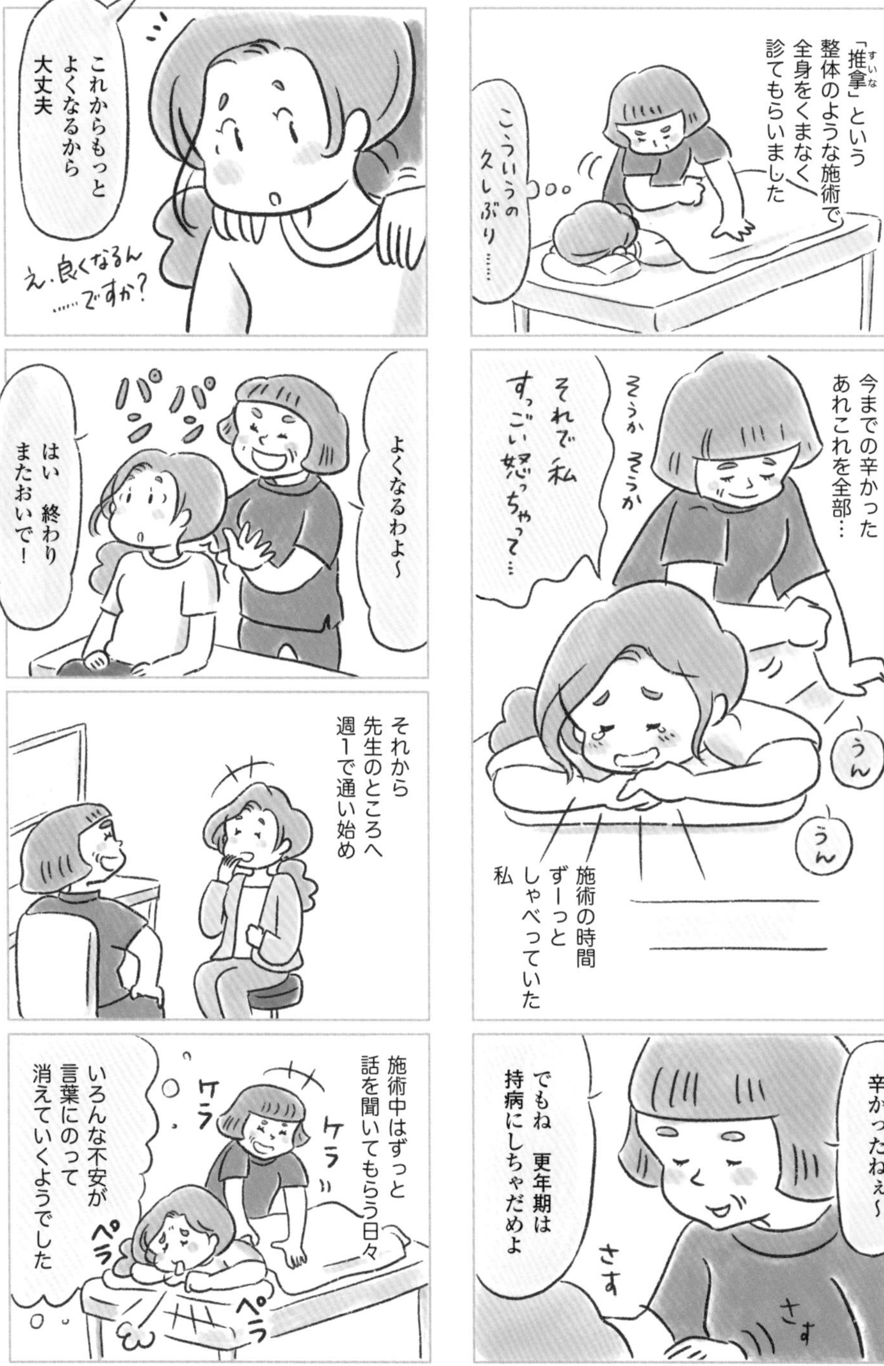
「推拿《すいな》」という
整体のような施術で
全身をくまなく
診てもらいました
こういうの久しぶり……
今までの辛かった
あれこれを全部…
それで私
すっごい怒っちゃって…
そうか そうか
うん
うん
施術の時間
ずーっと
しゃべっていた
私
辛かったねぇ～
でもね 更年期は
持病にしちゃだめよ
さす
さす
これからもっと
よくなるから
大丈夫
え、良くなるん
……ですか？
よくなるわよ～
はい 終わり
またおいで！
パン
パン
それから
先生のところへ
週1で通い始め
施術中はずっと
話を聞いてもらう日々
いろんな不安が
言葉にのって
消えていくようでした
ケラ
ケラ
ペラ
ペラ

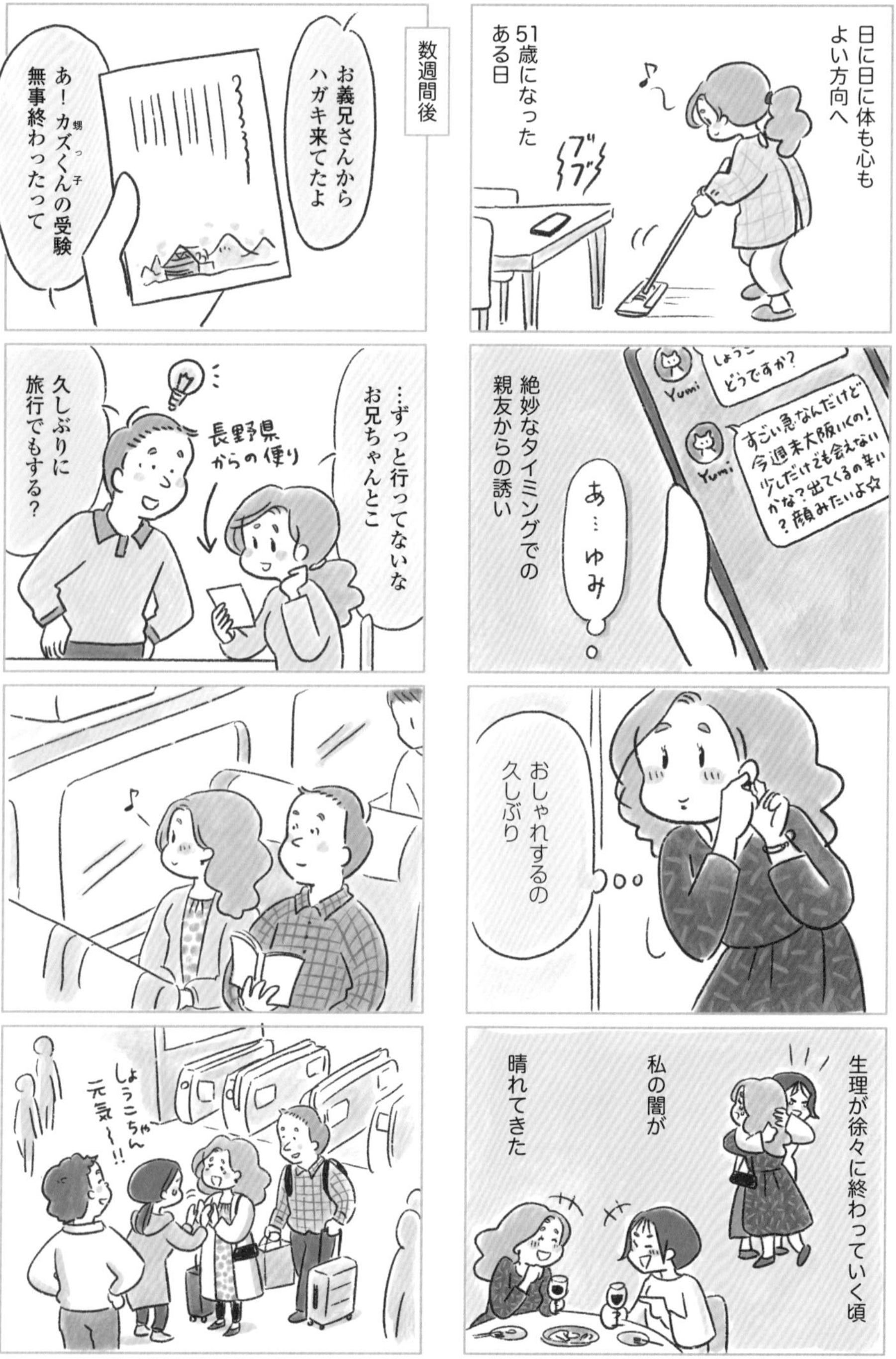
日に日に体も心も
よい方向へ
51歳になった
ある日
ブブ
数週間後
お義兄さんから
ハガキ来てたよ
あ！カズくん《甥っ子》の受験
無事終わったって
しょうこ
どうですか？
すごい急なんだけど
今週末大阪いくの！
少しだけでも会えない
かな？出てくるの辛い
？顔みたいよ☆
絶妙なタイミングでの
親友からの誘い
あ…ゆみ
…ずっと行ってないな
お兄ちゃんとこ
長野県
からの便り
久しぶりに
旅行でもする？
おしゃれするの
久しぶり
生理が徐々に終わっていく頃
私の闇が
晴れてきた
しょうこちゃん
元気～!!

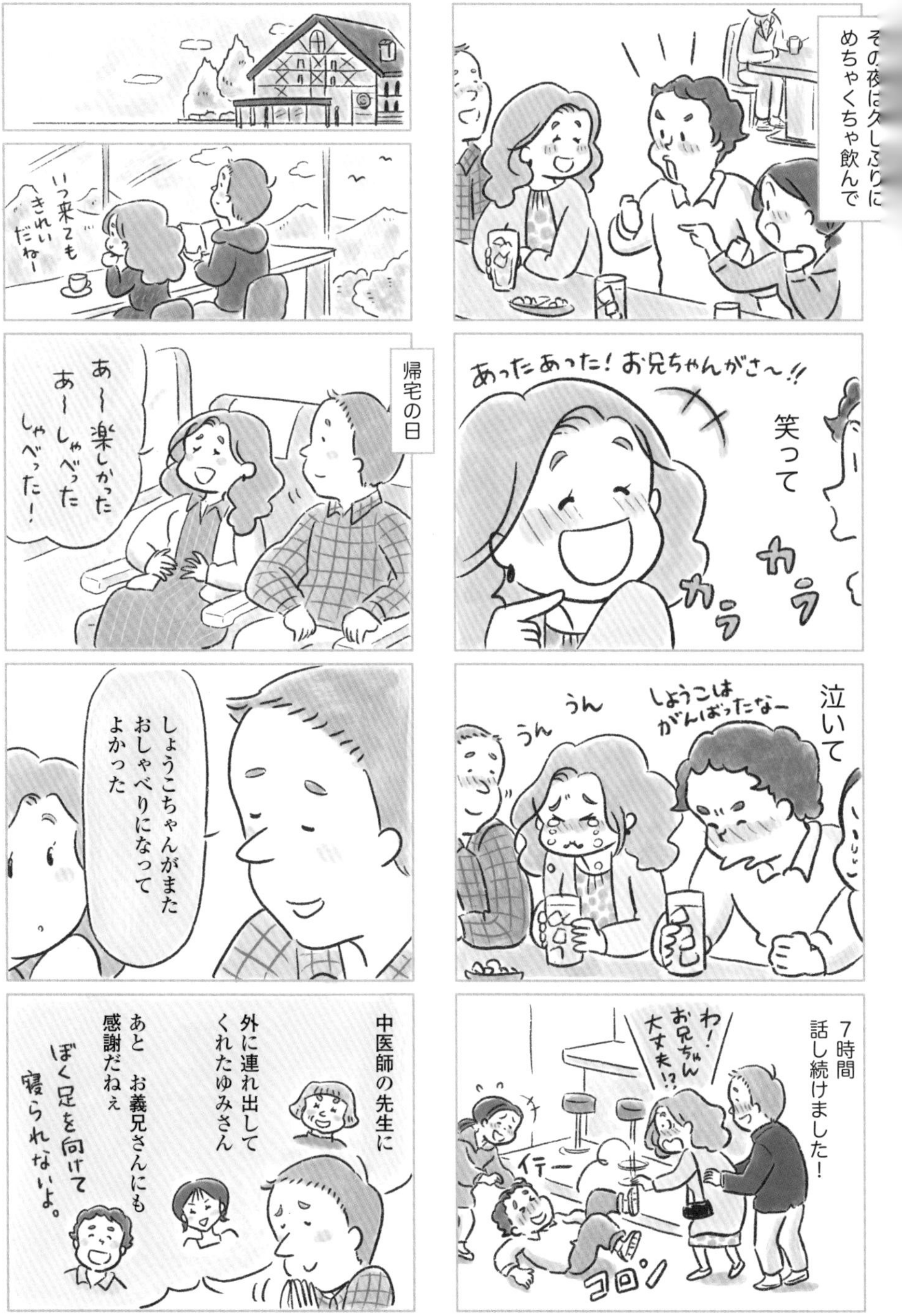

その夜は久しぶりにめちゃくちゃ飲んで
あったあった! お兄ちゃんがさ〜!!
笑って
カラ
カラ
うん
うん
しょうこはがんばったなー
泣いて
7時間話し続けました!
わ! お兄ちゃん大丈夫!?
イテー
コロン
いつ来てもきれいだねー
帰宅の日
あ〜楽しかった あ〜しゃべった しゃべった!
しょうこちゃんがまたおしゃべりになってよかった
中医師の先生に
外に連れ出してくれたゆみさん
あと お義兄さんにも感謝だねぇ
ぼく足を向けて寝られないよ。

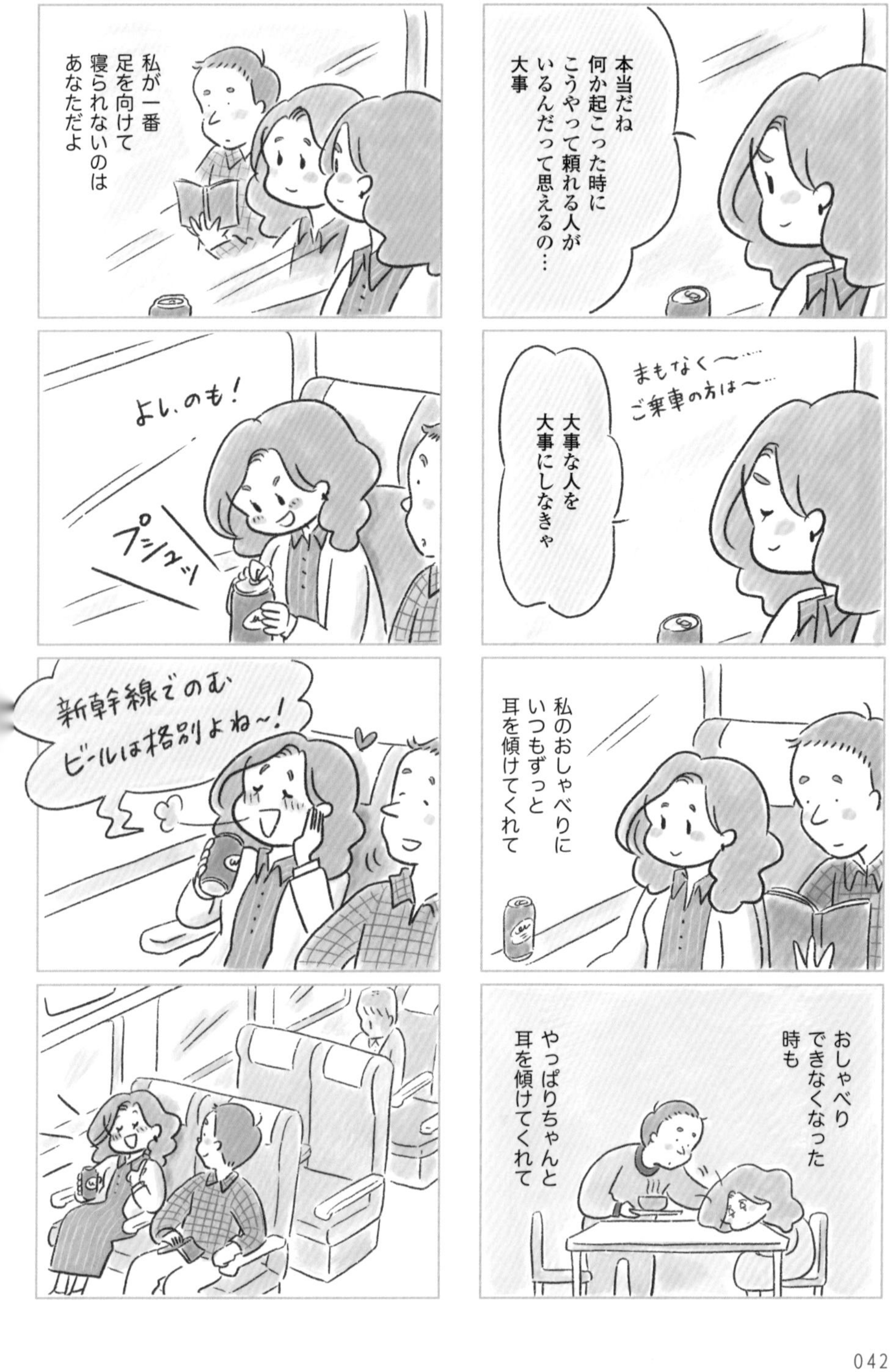
本当だね 何か起こった時に こうやって頼れる人が いるんだって思えるの… 大事
私が一番 足を向けて 寝られないのは あなただよ
まもなく〜…… ご乗車の方は〜…
大事な人を 大事にしなきゃ
よし、のも!
プシュッ
私のおしゃべりに いつもずっと 耳を傾けてくれて
新幹線でのむ ビールは格別よね〜!
おしゃべり できなくなった 時も
やっぱりちゃんと 耳を傾けてくれて

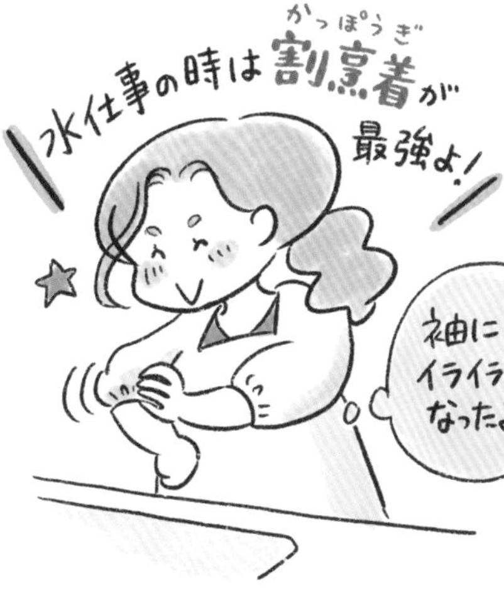
水仕事の時は割烹着《かっぽうぎ》が最強よ！
袖にイライラしなくなったよ！

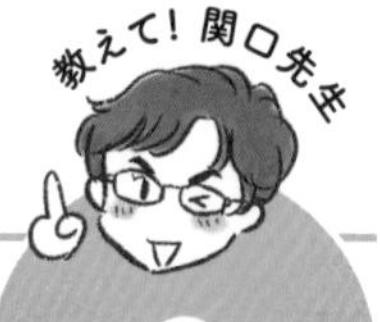

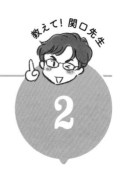

2

体の変化に気持ちがついていけないです

女性ホルモンが減り始めると起こることが知りたい!

大きく3つの出来事が起こるわ。不安になったら、知識をつけましょう

原　この本を作るにあたり、まず40〜60代女性たちにアンケートを取ったんです。複数回答で集計してみたら、左のような結果に。代表的な症状と言われる「汗が止まらなくなる」と同率トップで、「不安感」といったメンタルの不調が挙がりました。

関口　この時期に感じる不快症状は多岐にわたるんだけど、大きく3つに分けられます。原因はまず、エストロゲンの分泌不安定。そして、そのせいで自律神経が乱れると、私たちは知覚過敏になるの。体が知覚過敏になると、自律神経失調症状が出る。心が知覚過敏になると、メンタルトラブルが出る。不調があるのに、病院で診てもらっても大きな問題がないのも特徴ね。3位の「経血量が増える」は、女性ホルモン分泌が不安定になると、子宮内膜がうまく剥がれなかったりするからで、反対に経血量が少なくなる人もいるの。経血量や周期も含めて、月経の変化は最初のサインとされています。とはいえ、症状も時期も人それぞれで、不安になることもあると思う。そういう時こそ、知識よ。「みんなの声」やP46のチェックシートで、女性ホルモンの減少によって起こりやすい症状を知りましょう。

みんなの声

今回のアンケートで多くあがった不調の多くも、閉経前に起こる3つの出来事でした。

閉経前3つの出来事

自律神経失調症状

自律神経が乱れると、体温調節がうまくいかず突然暑くなって汗が出たり、ドキドキしたり、息苦しくなったり、めまいを感じたり。耳の不調や血流低下も自律神経が関係しています。

メンタルトラブル

睡眠状態が悪くなると、日中の活動低下が生じ、落ち込み、イライラ、倦怠感、記憶力低下などにつながりやすくなります。ニオイが気になったり、痛みに敏感になることも。

エストロゲン低下による不調

月経の変化の他、皮下組織のコラーゲンが低下して肌や粘膜の乾燥が進んだり、指や肩などの関節に違和感が出たり。片頭痛もエストロゲンが関わっていると言われます。

1（各15票）

- 不安感
- 自信を失う
- 落ち込む
- 汗が止まらなくなる

2（各13票）

- イライラが止まらない

3（各11票）

- 経血量が増える
- 不眠
- 物忘れが増える

4（各10票）

- 頭痛
- やる気が出ない
- だるい

5（各9票）

- 耳鳴りがする
- 聞こえづらい
- 腰痛
- 肌の乾燥
- アトピー悪化

6（各5票）

- 急に涙が出る
- めまい
- 指の関節痛
- 動悸
- 生理周期の乱れ

他にこんな声も

- ニオイが気になる
- 閉鎖空間でパニックになる
- 膣の違和感

CHECK!

女性ホルモンが減り始めると起こること

- □ 肌の弾力、ハリがなくなってきた
- □ 今まで使っていた化粧品でも肌トラブルがある
- □ 吹き出物のようなものがたくさん顔にできる
- □ 肌がくすんでシワが多くなった
- □ 白髪が急に増えた
- □ 抜け毛が多くなった
- □ 粘膜(口、鼻、目、膣など)の乾燥が気になる
- □ 肌が乾燥しやすく、かゆみも気になる
- □ 性交痛がある
- □ 顔や頭部の汗がひどい
- □ 暑くて眠れない
- □ のぼせやほてりがある
- □ ちょっとしたことでイライラしてしまう
- □ ちょっとしたことで落ち込んでしまう
- □ 最近、気力や意欲がわかない
- □ 人間関係、仕事や家事に今までにないストレスがある
- □ 家族とのケンカが多くなった
- □ 以前できたことができなくなってきている
(能力ではなく、判断できない、集中できないなどの理由で)
- □ 疲れやすい、寝ても疲れが取れない
- □ つい食べすぎたりお酒を飲みすぎたりしてしまう
- □ 体型の変化が著しい
- □ 太り気味だが、運動する気力がわかない

チェックがついた項目の数より、その中で「生活や仕事に影響が出ている」「なんとかしたい」項目がどれなのかをチェックしてみましょう。こういった更年期症状のチェック表は、多くの医療機関でも使われています。

＊女性医療クリニックLUNAホームページ／檜澤ゆかり先生監修の項目により作成

私の生理のしまい方

CASE 3

自分の機嫌は自分で

ともこ
会社員（55歳）

1人暮らし

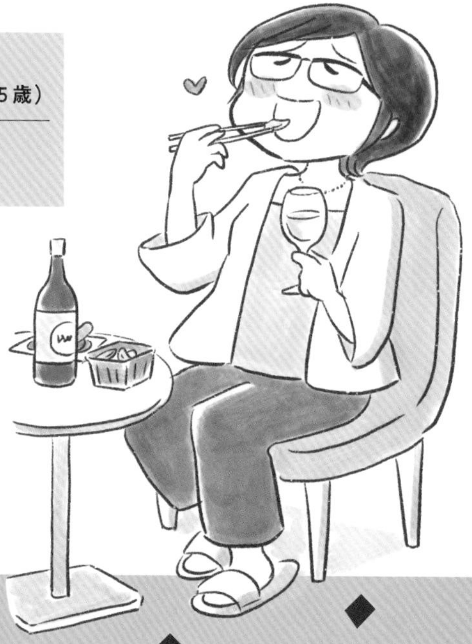

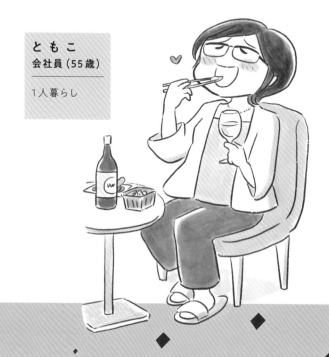

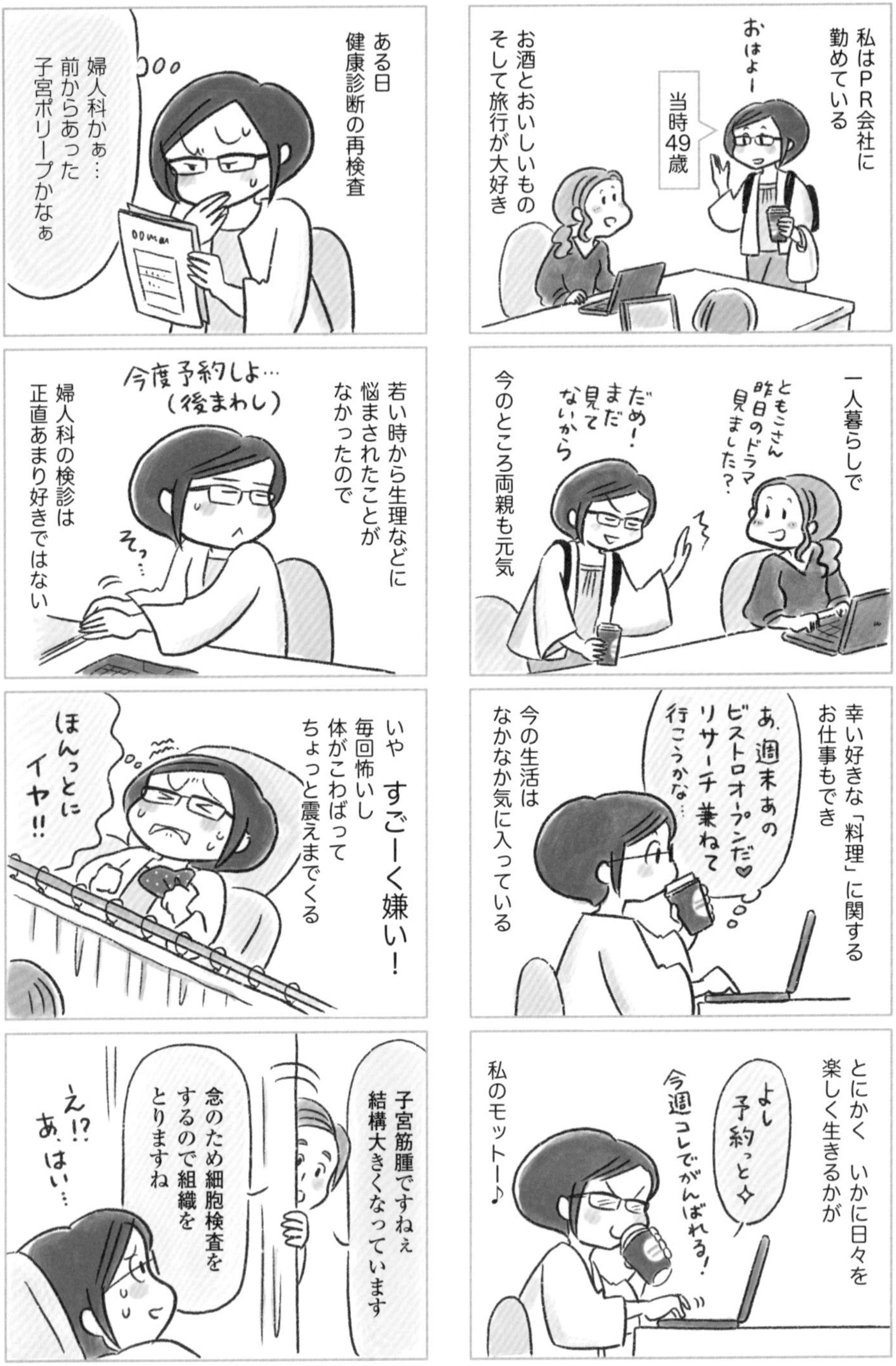
私はPR会社に勤めている
おはよー
当時49歳
お酒とおいしいもの そして旅行が大好き
一人暮らしで
ともこさん昨日のドラマ見ました？
だめ！まだ見てないから
今のところ両親も元気
幸い好きな「料理」に関するお仕事もでき
あ、週末あのビストロオープンだ♡リサーチ兼ねて行こうかな…
今の生活はなかなか気に入っている
とにかく いかに日々を楽しく生きるかが
よし予約っと✧
今週コレでがんばれる！
私のモットー♪
ある日 健康診断の再検査
婦人科かぁ…前からあった子宮ポリープかなぁ
若い時から生理などに悩まされたことがなかったので
今度予約しよ…（後まわし）
そっ…
婦人科の検診は正直あまり好きではない
いや すごーく嫌い！
毎回怖いし体がこわばってちょっと震えまでくる
ほんっとにイヤ!!
子宮筋腫ですねぇ 結構大きくなっています
念のため細胞検査をするので組織をとりますね
え!? あ、はい…

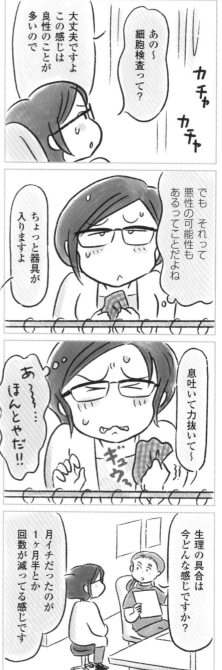

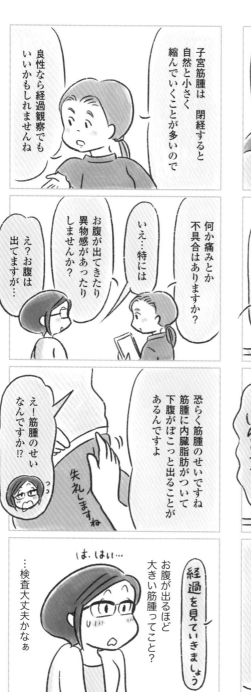

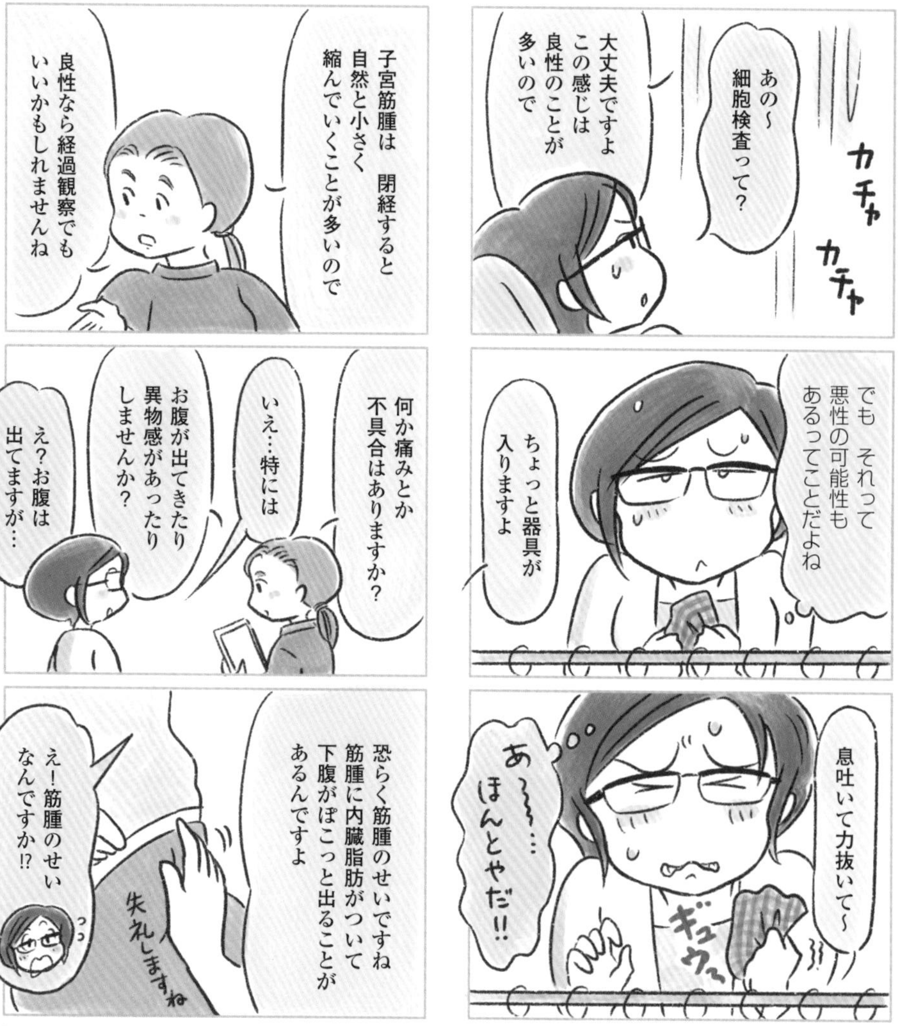
カチャ
カチャ
あの～ 細胞検査って?
大丈夫ですよ この感じは 良性のことが 多いので
子宮筋腫は 閉経すると 自然と小さく 縮んでいくことが多いので
良性なら経過観察でも いいかもしれませんね
でも それって 悪性の可能性も あるってことだよね
ちょっと器具が 入りますよ
何か痛みとか 不具合はありますか?
いえ…特には
お腹が出てきたり 異物感があったり しませんか?
え?お腹は 出てますが…
息吐いて力抜いて～
あ～～…ほんとやだ!!
ギュウ～
恐らく筋腫のせいですね 筋腫に内臓脂肪がついて 下腹がぽこっと出ることが あるんですよ
失礼しますね
え!筋腫のせい なんですか!?
生理の具合は 今どんな感じですか?
月イチだったのが 1ヶ月半とか 回数が減ってる感じです
経過を見ていきましょう
お腹が出るほど 大きい筋腫ってこと?
は、はい…
…検査大丈夫かなぁ

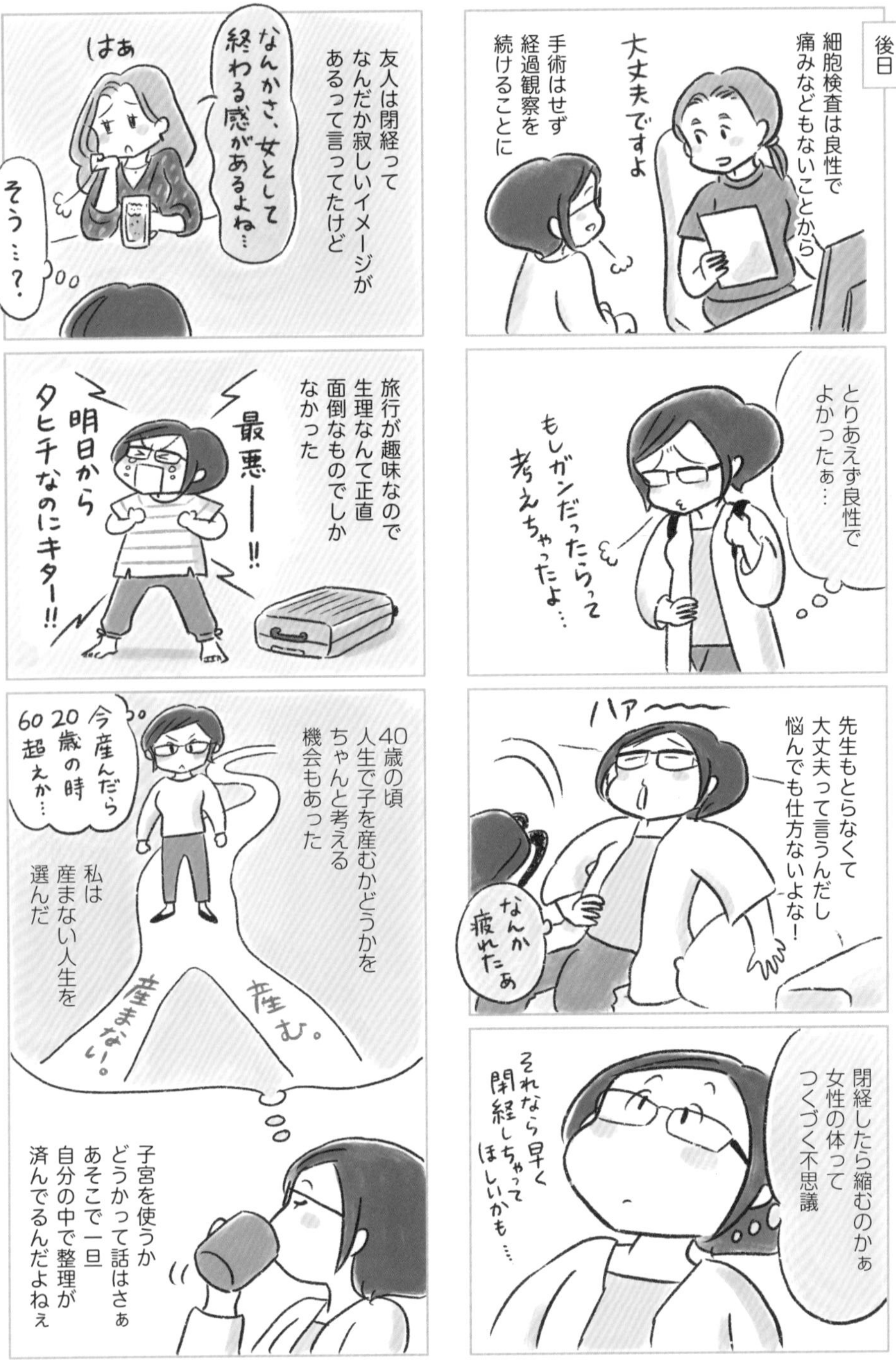
後日
細胞検査は良性で
痛みなどもないことから
大丈夫ですよ
手術はせず
経過観察を
続けることに
友人は閉経って
なんだか寂しいイメージが
あるって言ってたけど
なんかさ、女として
終わる感があるよね…
はあ
そう…?
とりあえず良性で
よかったぁ…
もしガンだったらって
考えちゃったよ…
旅行が趣味なので
生理なんて正直
面倒なものでしか
なかった
最悪――!!
明日から
タヒチなのにキター!!
先生もとらなくて
大丈夫って言うんだし
悩んでも仕方ないよな!
ハア〜〜
なんか
疲れたぁ
40歳の頃
人生で子を産むかどうかを
ちゃんと考える
機会もあった
今産んだら
20歳の時
60超えか…
私は
産まない人生を
選んだ
産む。
産まない。
閉経したら縮むのかぁ
女性の体って
つくづく不思議
それなら早く
閉経しちゃって
ほしいかも…
子宮を使うか
どうかって話はさぁ
あそこで一旦
自分の中で整理が
済んでるんだよねぇ

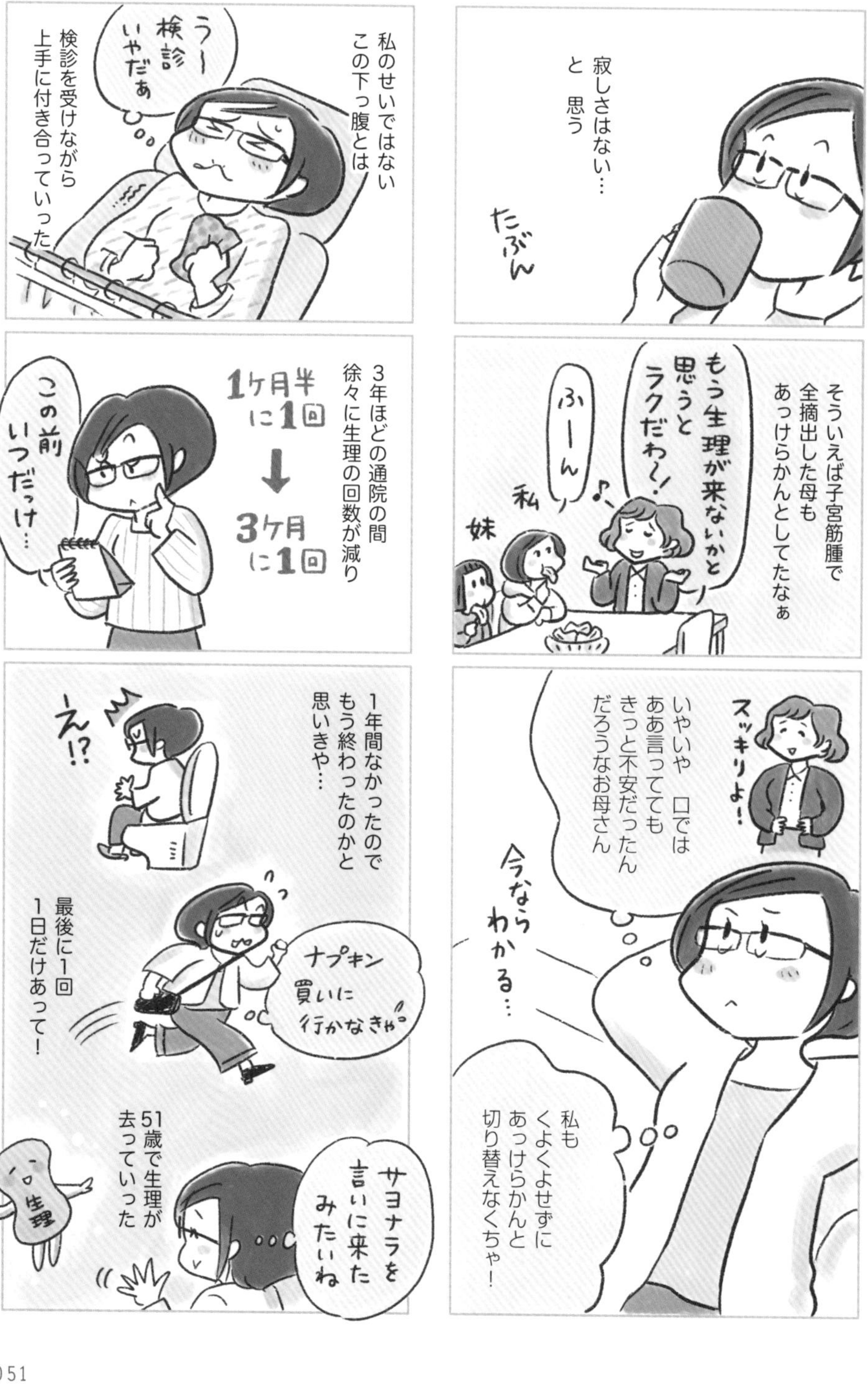
寂しさはない…
と 思う
たぶん
私のせいではない
この下っ腹とは
うー
検診
いやだぁ
検診を受けながら
上手に付き合っていった
そういえば子宮筋腫で
全摘出した母も
あっけらかんとしてたなぁ
もう生理が来ないかと
思うと
ラクだわ〜!
ふーん
私
妹
3年ほどの通院の間
徐々に生理の回数が減り
1ケ月半
に1回
↓
3ケ月
に1回
この前
いつだっけ…
スッキリよ!
いやいや 口では
ああ言ってても
きっと不安だったん
だろうなお母さん
今なら
わかる…
私も
くよくよせずに
あっけらかんと
切り替えなくちゃ!
1年間なかったので
もう終わったのかと
思いきや…
え!?

ナプキン
買いに
行かなきゃ

最後に1回
1日だけあって!

51歳で生理が
去っていった
サヨナラを
言いに来た
みたいね
生理

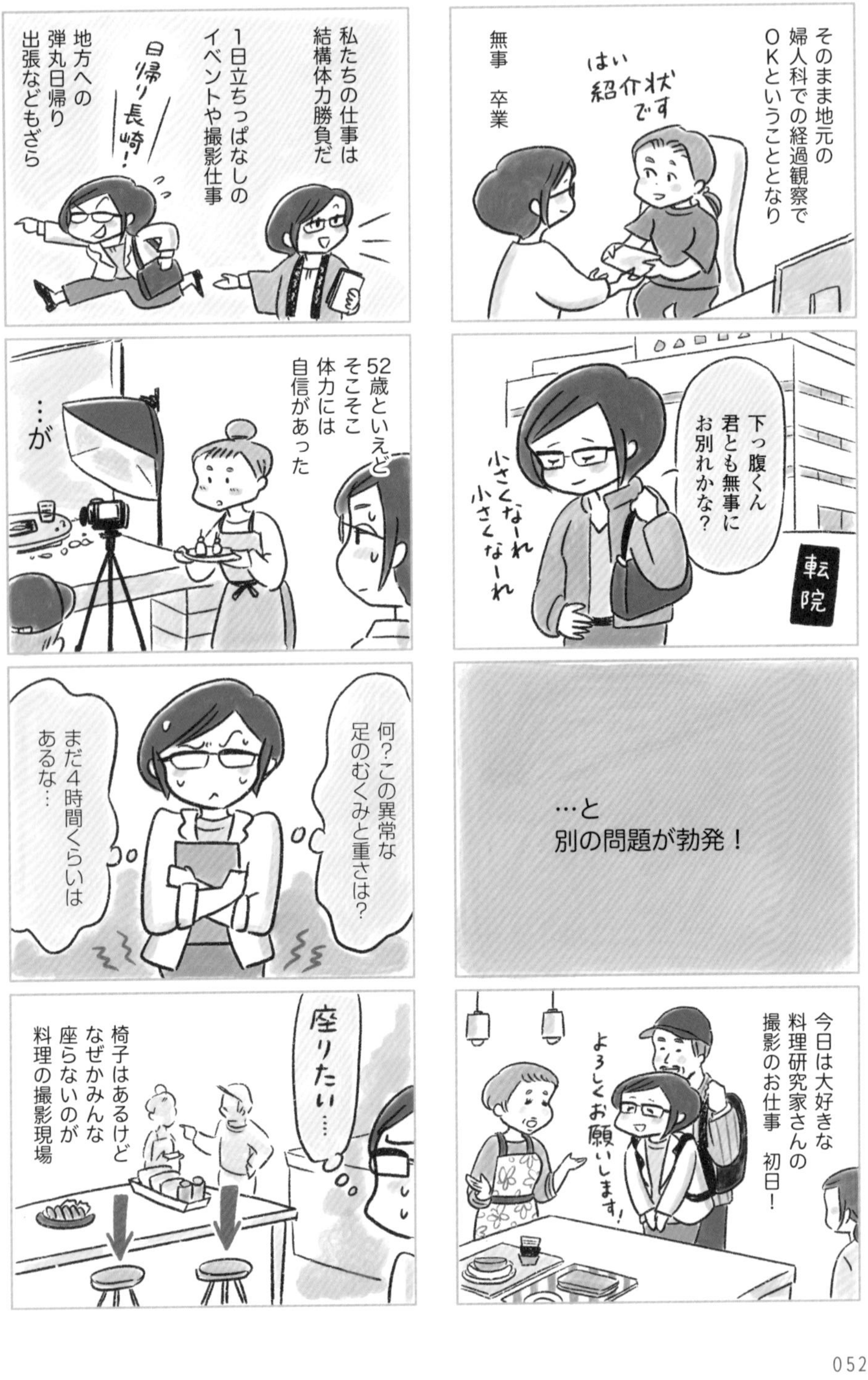

そのまま地元の婦人科での経過観察でOKということとなり
はい紹介状です
無事　卒業
下っ腹くん君とも無事にお別れかな？
小さくなーれ小さくなーれ
転院
…と
別の問題が勃発！
今日は大好きな料理研究家さんの撮影のお仕事　初日！
よろしくお願いします！
私たちの仕事は結構体力勝負だ
1日立ちっぱなしのイベントや撮影仕事
日帰り長崎！
地方への弾丸日帰り出張などもざら
52歳といえどそこそこ体力には自信があった
…が
何？この異常な足のむくみと重さは？
まだ4時間くらいはあるな…
座りたい…
椅子はあるけどなぜかみんな座らないのが料理の撮影現場

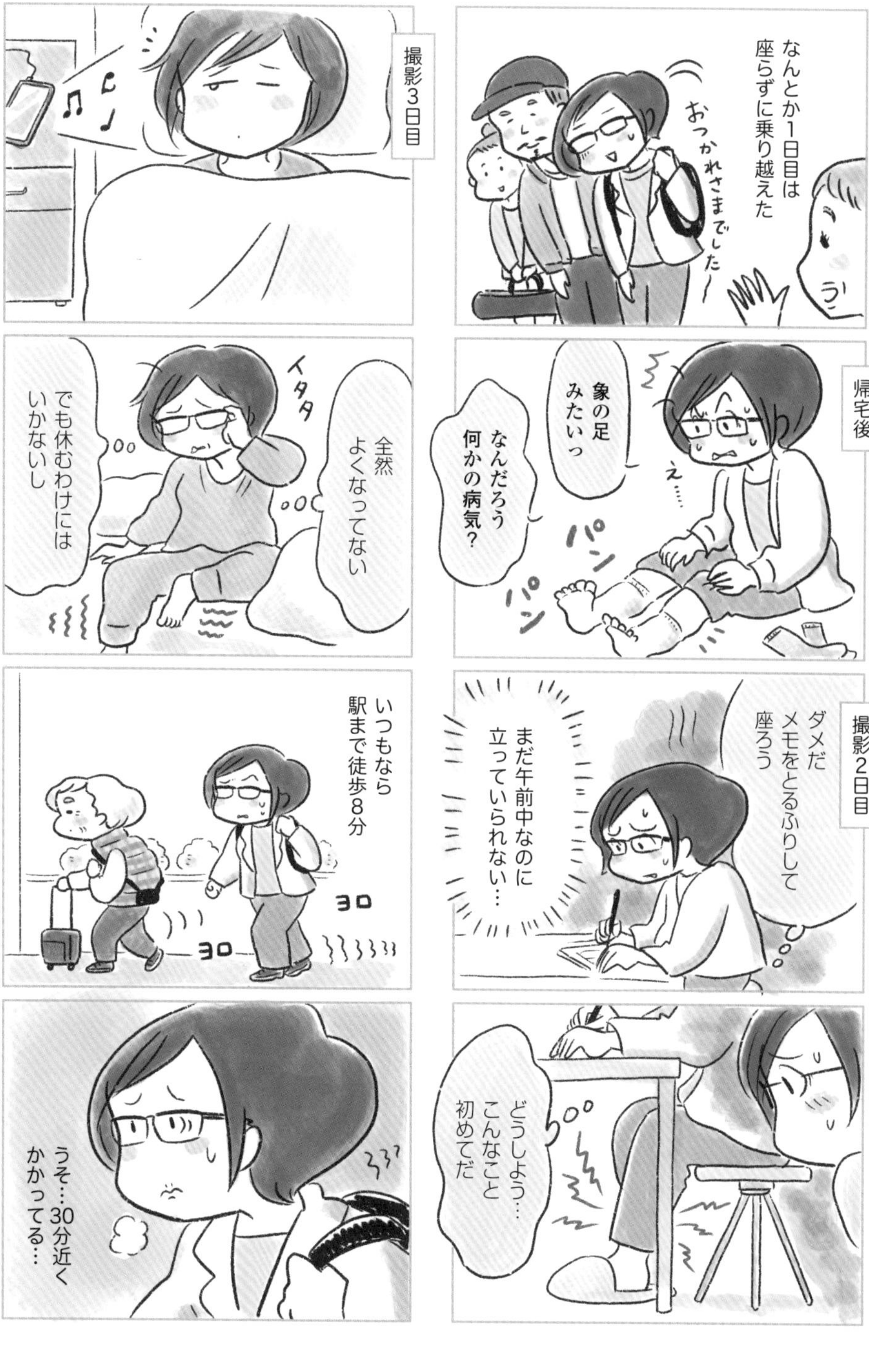
なんとか1日目は座らずに乗り越えた
おつかれさまでした〜
帰宅後
象の足みたいいっ
なんだろう何かの病気?
え…
パン
パン
撮影2日目
ダメだ メモをとるふりして座ろう
まだ午前中なのに立っていられない…
どうしよう… こんなこと初めてだ
撮影3日目
全然よくなってない
イタタ
でも休むわけにはいかないし
いつもなら駅まで徒歩8分
ヨロ
ヨロ
うそ…30分近くかかってる…

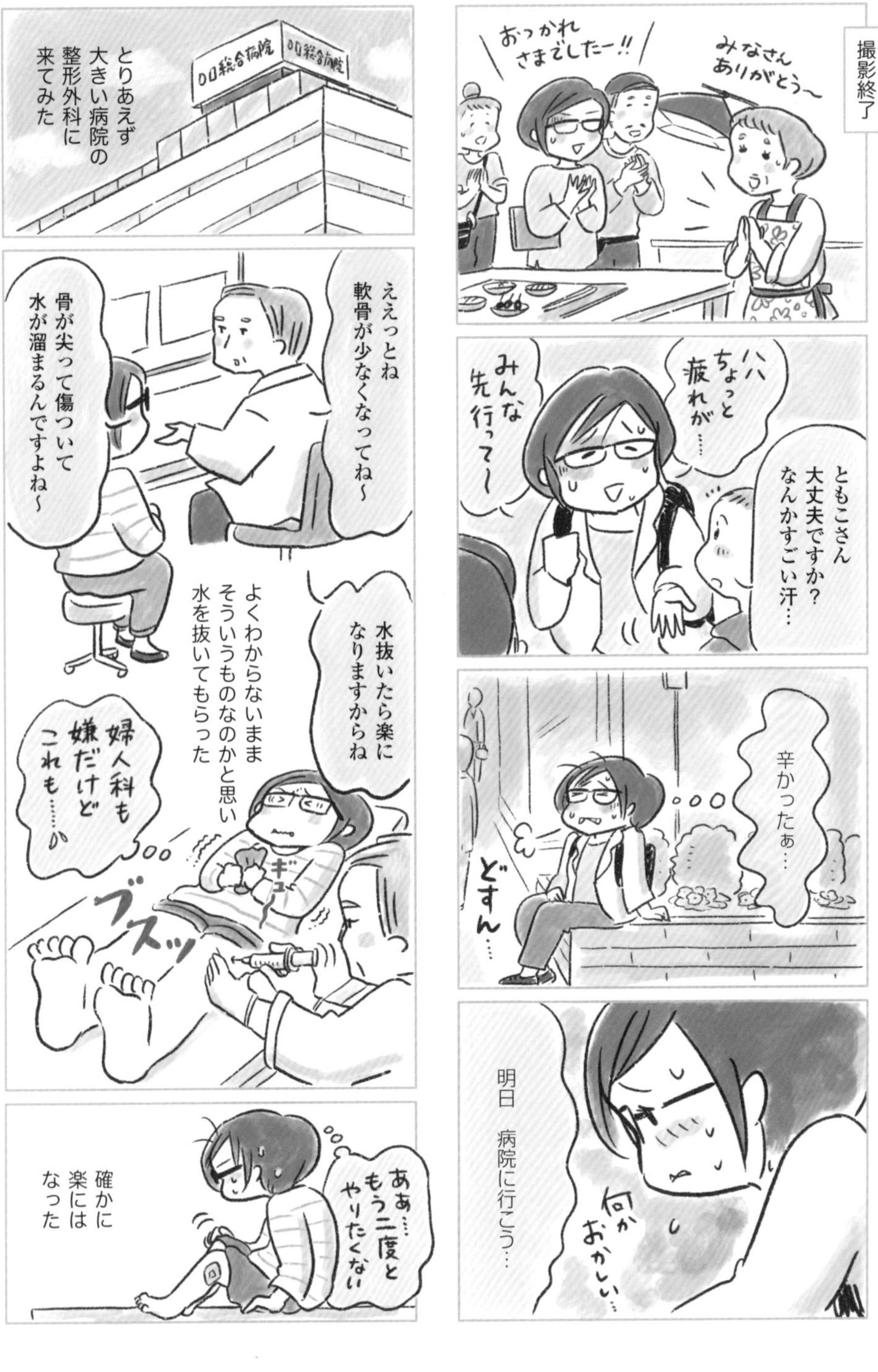
撮影終了
おつかれさまでしたー!!
みなさんありがとう〜
ハハちょっと疲れが……
みんな先行って〜
ともこさん大丈夫ですか?なんかすごい汗…
辛かったぁ…
どすん…
明日 病院に行こう…
何かおかしい…
とりあえず大きい病院の整形外科に来てみた
○○総合病院
ええっとね軟骨が少なくなってね〜
骨が尖って傷ついて水が溜まるんですよね〜
水抜いたら楽になりますからね
よくわからないまま そういうものなのかと思い 水を抜いてもらった
婦人科も嫌だけどこれも……か
ギュ〜
ブスッ
ああ…もう二度とやりたくない
確かに楽にはなった

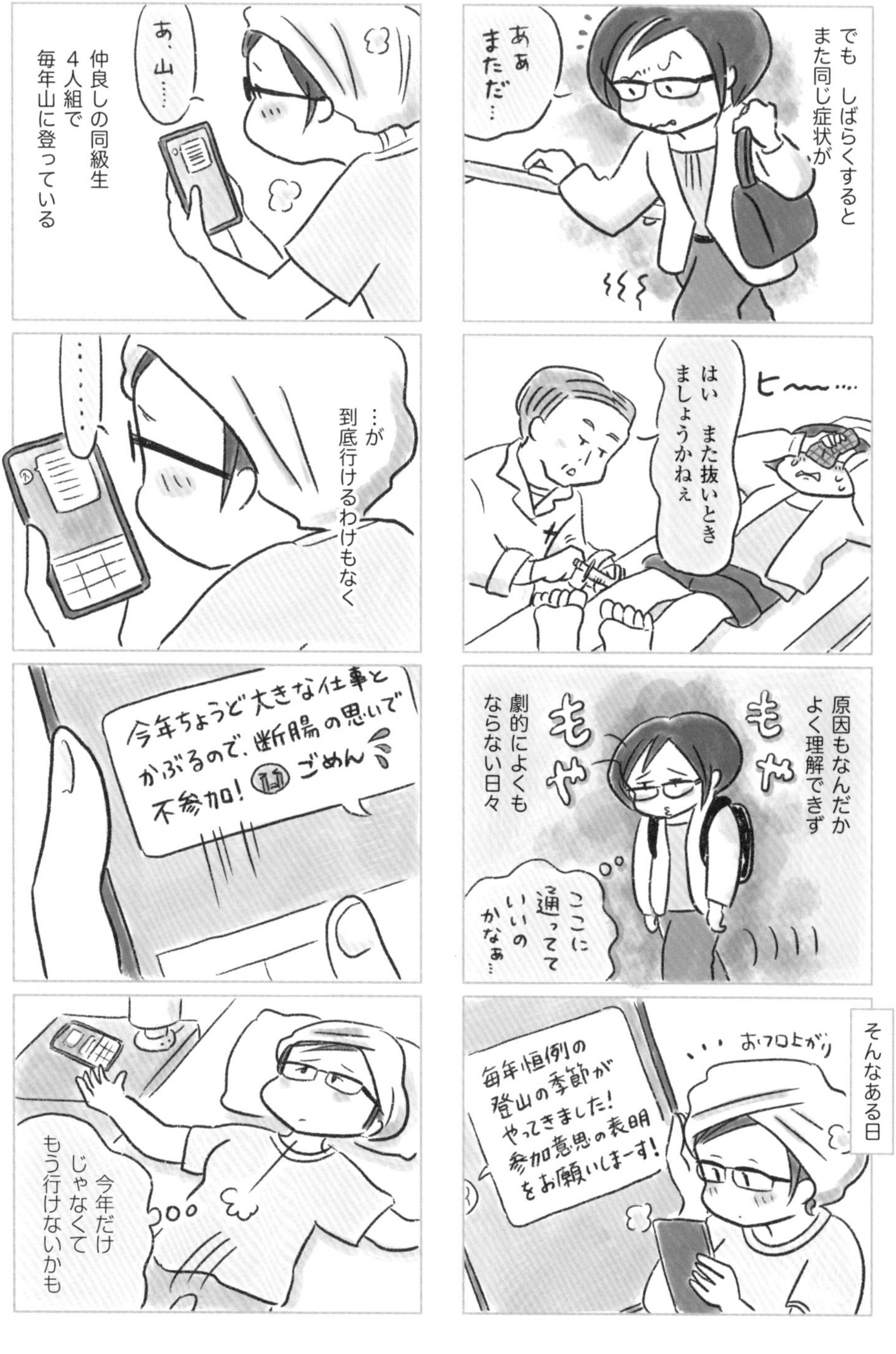
でも　しばらくすると
また同じ症状が
あぁ　まただ…
あ、山……
仲良しの同級生
4人組で
毎年山に登っている
ヒ〜〜…
はい　また抜いときましょうかねぇ
……
…が
到底行けるわけもなく
原因もなんだか
よく理解できず
もや
もや
劇的によくも
ならない日々
ここに通ってていいのかなぁ…
今年ちょうど大きな仕事とかぶるので、断腸の思いで不参加! ごめん
そんなある日
… おフロ上がり
毎年恒例の
登山の季節が
やってきました!
参加意思の表明
をお願いしまーす!
今年だけ
じゃなくて
もう行けないかも

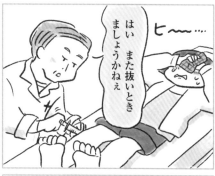

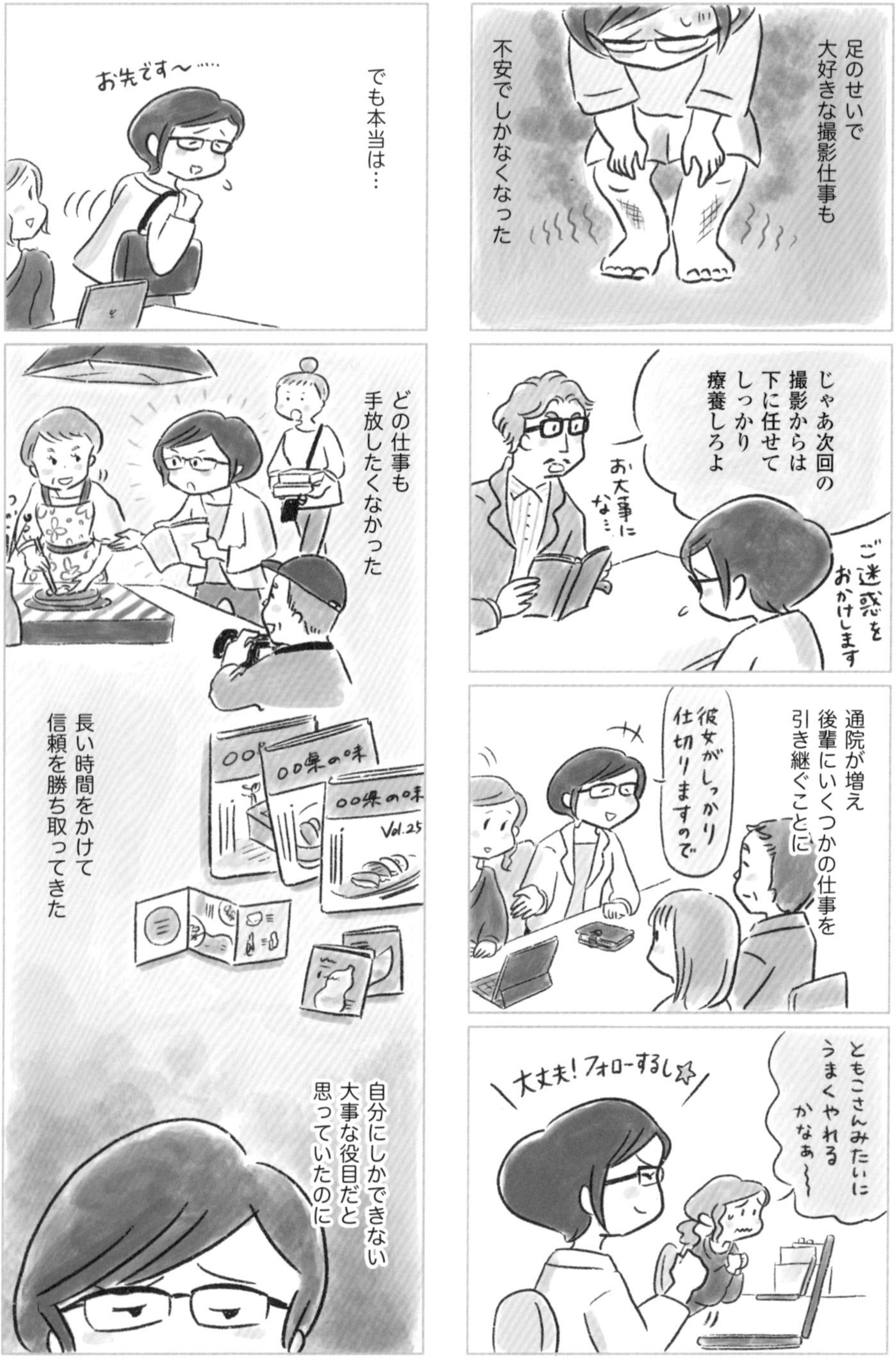
足のせいで
大好きな撮影仕事も
不安でしかなくなった
じゃあ次回の
撮影からは
下に任せて
しっかり
療養しろよ
お大事にな〜
ご迷惑を
おかけします
通院が増え
後輩にいくつかの仕事を
引き継ぐことに
彼女がしっかり
仕切りますので
ともこさんみたいに
うまくやれる
かなぁ〜
大丈夫！フォローするし☆
お先です〜……
でも本当は…
どの仕事も
手放したくなかった
〇〇楽の味
〇〇楽の味
Vol.25
長い時間をかけて
信頼を勝ち取ってきた
自分にしかできない
大事な役目だと
思っていたのに

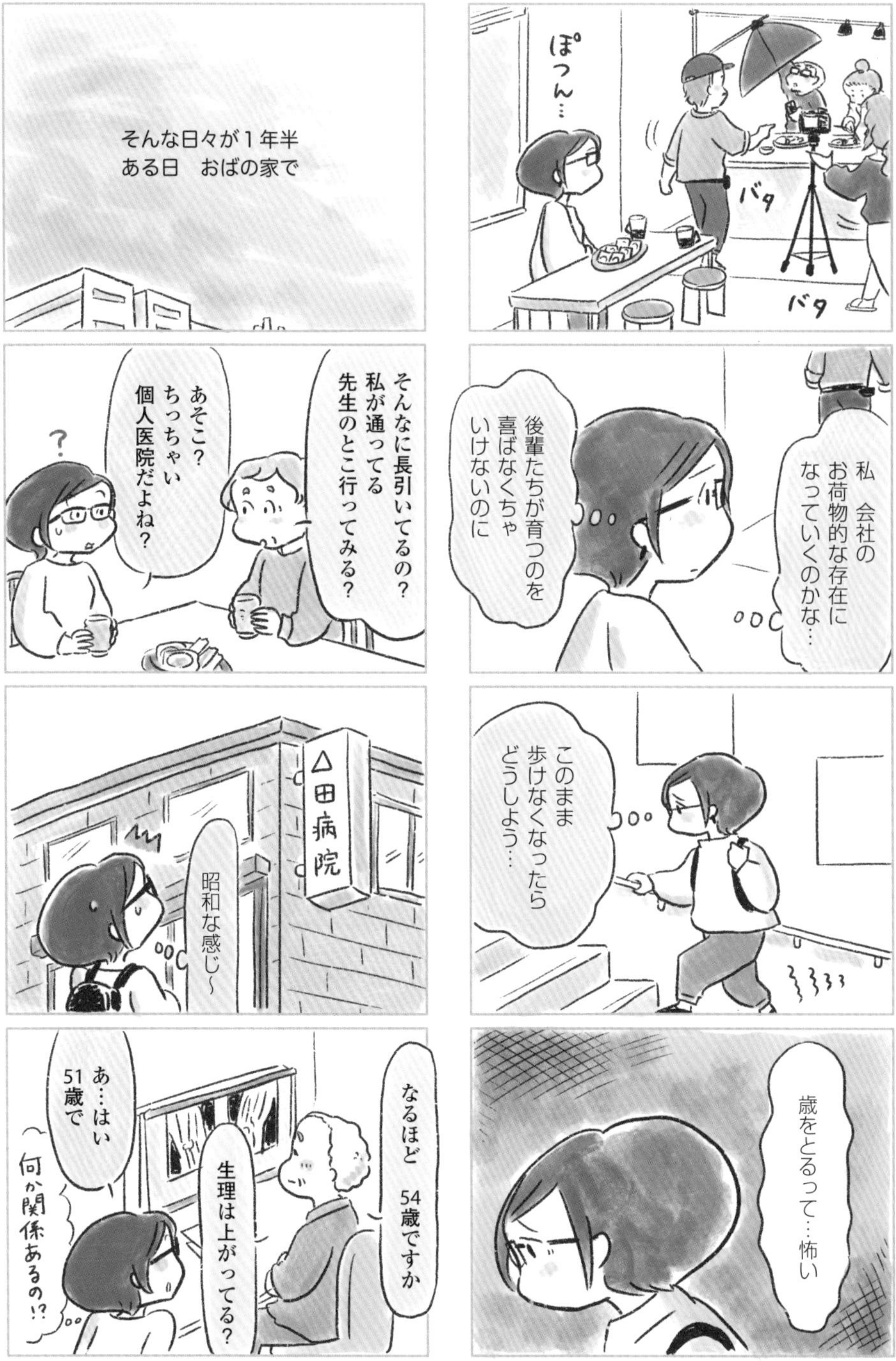
そんな日々が１年半
ある日　おばの家で
ぽつん…
バタ
バタ
私　会社の
お荷物的な存在に
なっていくのかな…
後輩たちが育つのを
喜ばなくちゃ
いけないのに
そんなに長引いてるの？
私が通ってる
先生のとこ行ってみる？
あそこ？
ちっちゃい
個人医院だよね？
？
このまま
歩けなくなったら
どうしよう…
△田病院
昭和な感じ〜
歳をとるって…怖い
なるほど　54歳ですか
生理は上がってる？
あ…はい
51歳で
何か関係あるの⁉

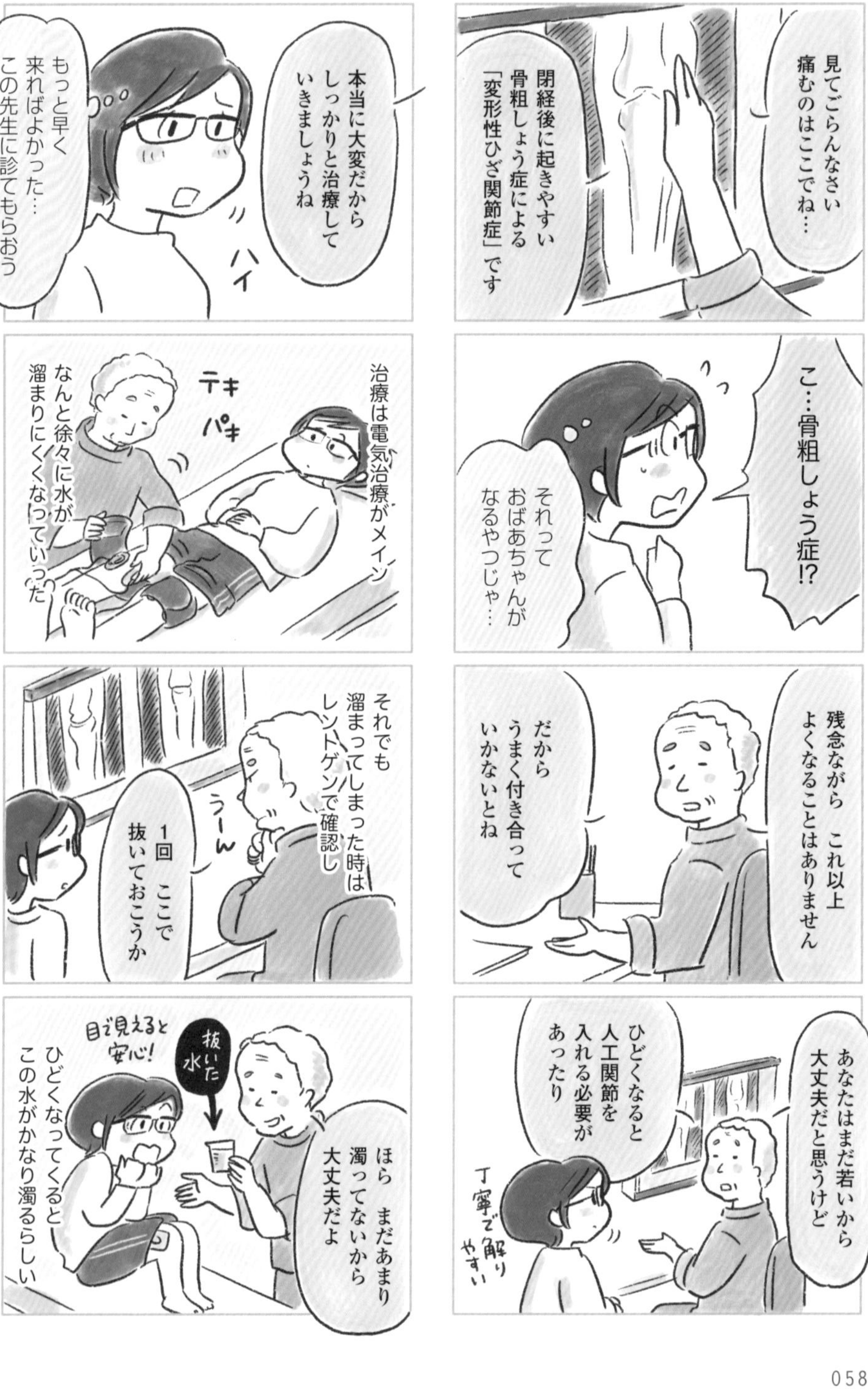
見てごらんなさい
痛むのはここでね…
閉経後に起きやすい骨粗しょう症による「変形性ひざ関節症」です
本当に大変だからしっかりと治療していきましょうね
ハイ
もっと早く来ればよかった…この先生に診てもらおう
こ…骨粗しょう症!?
それっておばあちゃんがなるやつじゃ…
治療は電気治療がメイン
テキパキ
なんと徐々に水が溜まりにくくなっていった
残念ながらこれ以上よくなることはありません
だからうまく付き合っていかないとね
それでも溜まってしまった時はレントゲンで確認し
うーん
1回ここで抜いておこうか
あなたはまだ若いから大丈夫だと思うけど
ひどくなると人工関節を入れる必要があったり
丁寧で解りやすい
ほらまだあまり濁ってないから大丈夫だよ
抜いた水
目で見えると安心!
ひどくなってくるとこの水がかなり濁るらしい

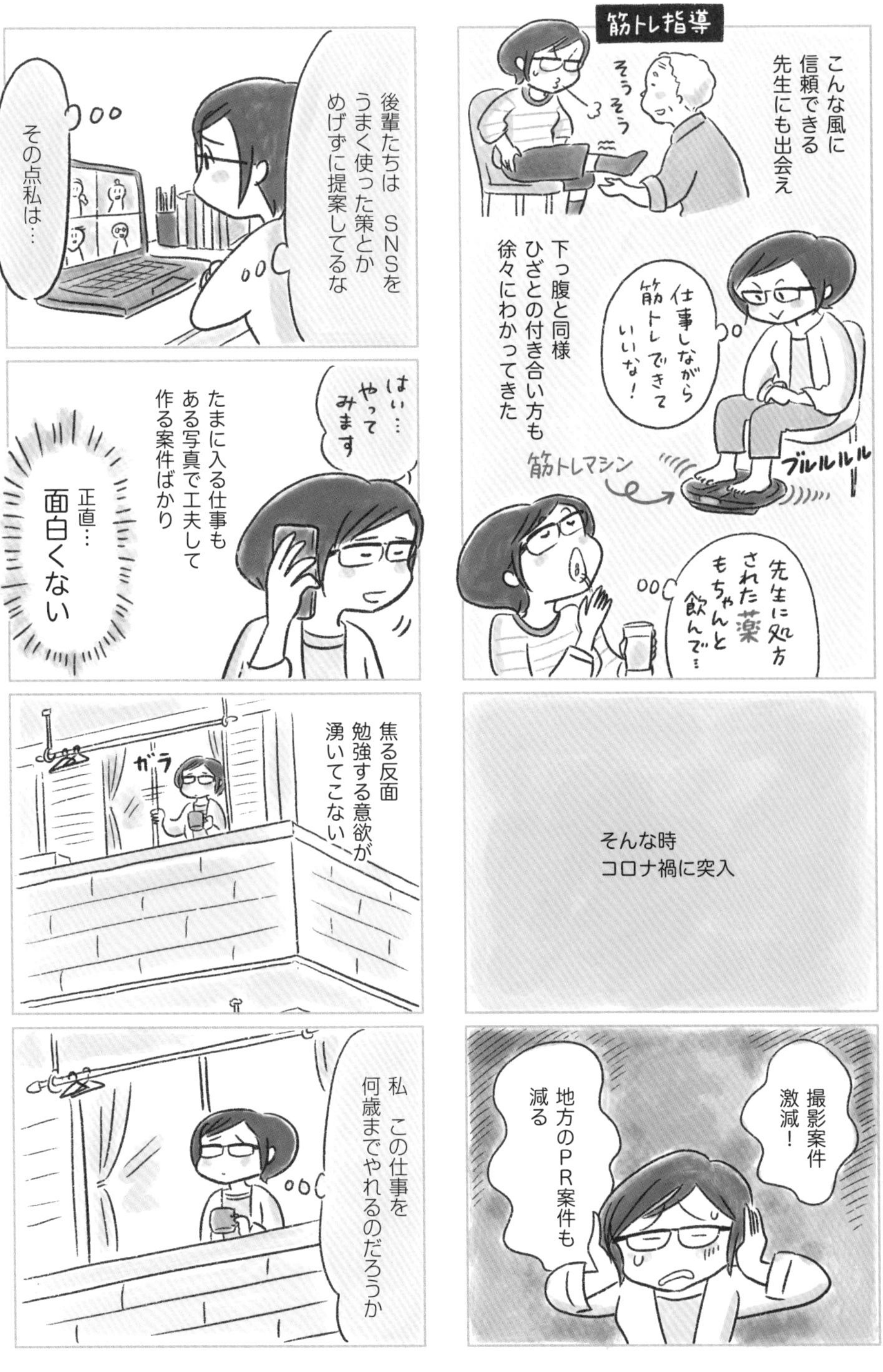
筋トレ指導
こんな風に信頼できる先生にも出会え
そうそう
下っ腹と同様 ひざとの付き合い方も徐々にわかってきた
仕事しながら筋トレできていいな！
筋トレマシン
ブルルルルル
先生に処方された薬もちゃんと飲んで…
そんな時 コロナ禍に突入
撮影案件激減！
地方のPR案件も減る
後輩たちは SNSをうまく使った策とかめげずに提案してるな
その点私は…
はい…やってみます
たまに入る仕事もある写真で工夫して作る案件ばかり
正直…面白くない
焦る反面勉強する意欲が湧いてこない
ガラ
私 この仕事を何歳までやれるのだろうか

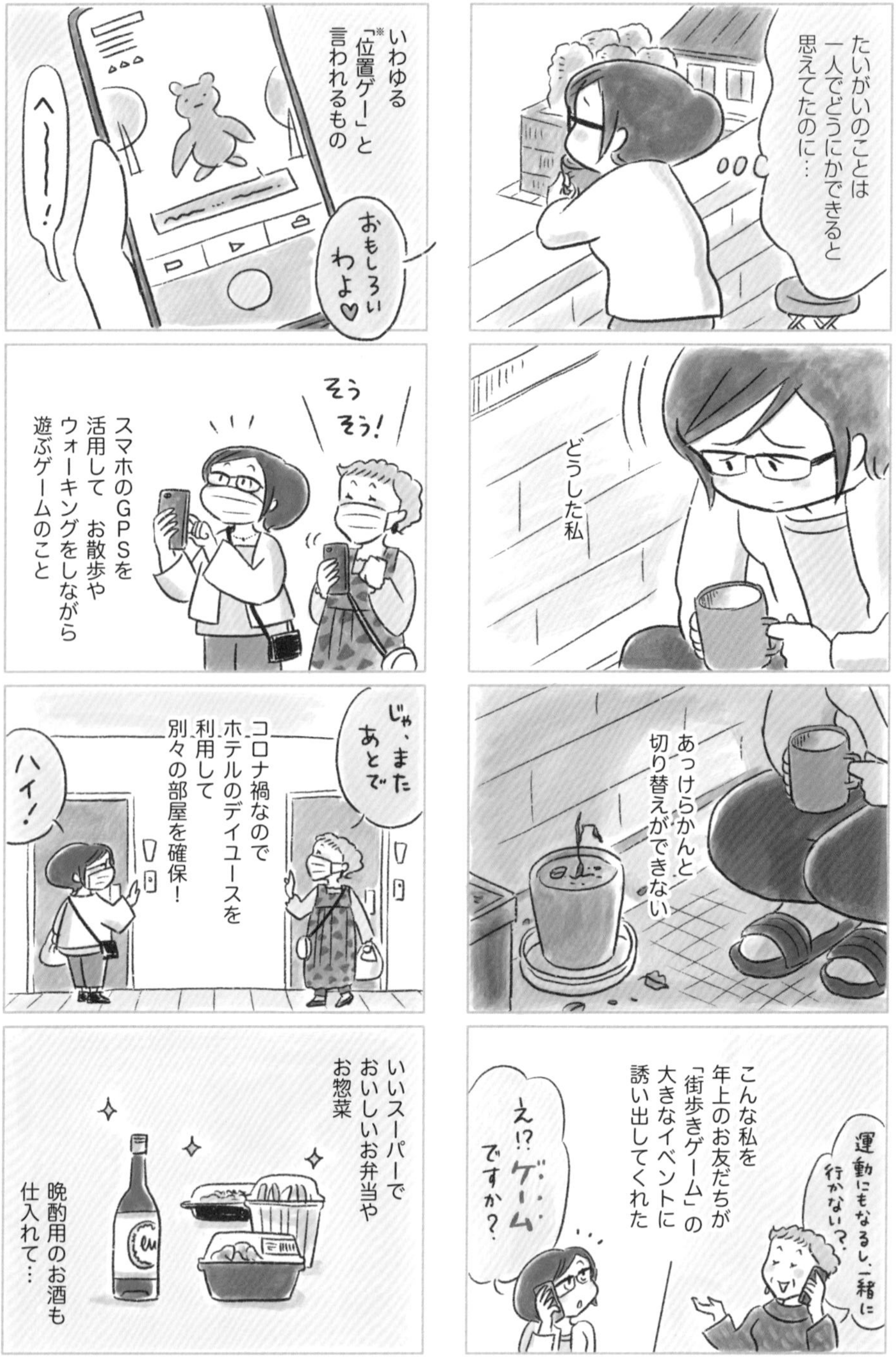
たいがいのことは
一人でどうにかできると
思えてたのに…
いわゆる
「位置ゲー」※と
言われるもの
おもしろいわよ♡
へ〜〜〜!
どうした私
そう
そう!
スマホのGPSを
活用して お散歩や
ウォーキングをしながら
遊ぶゲームのこと
あっけらかんと
切り替えができない
じゃ、また
あとで
コロナ禍なので
ホテルのデイユースを
利用して
別々の部屋を確保!
ハイ!
運動にもなるし、一緒に
行かない?
こんな私を
年上のお友だちが
「街歩きゲーム」の
大きなイベントに
誘い出してくれた
え!? ゲーム
ですか?
いいスーパーで
おいしいお弁当や
お惣菜
晩酌用のお酒も
仕入れて…

※位置情報ゲームの略

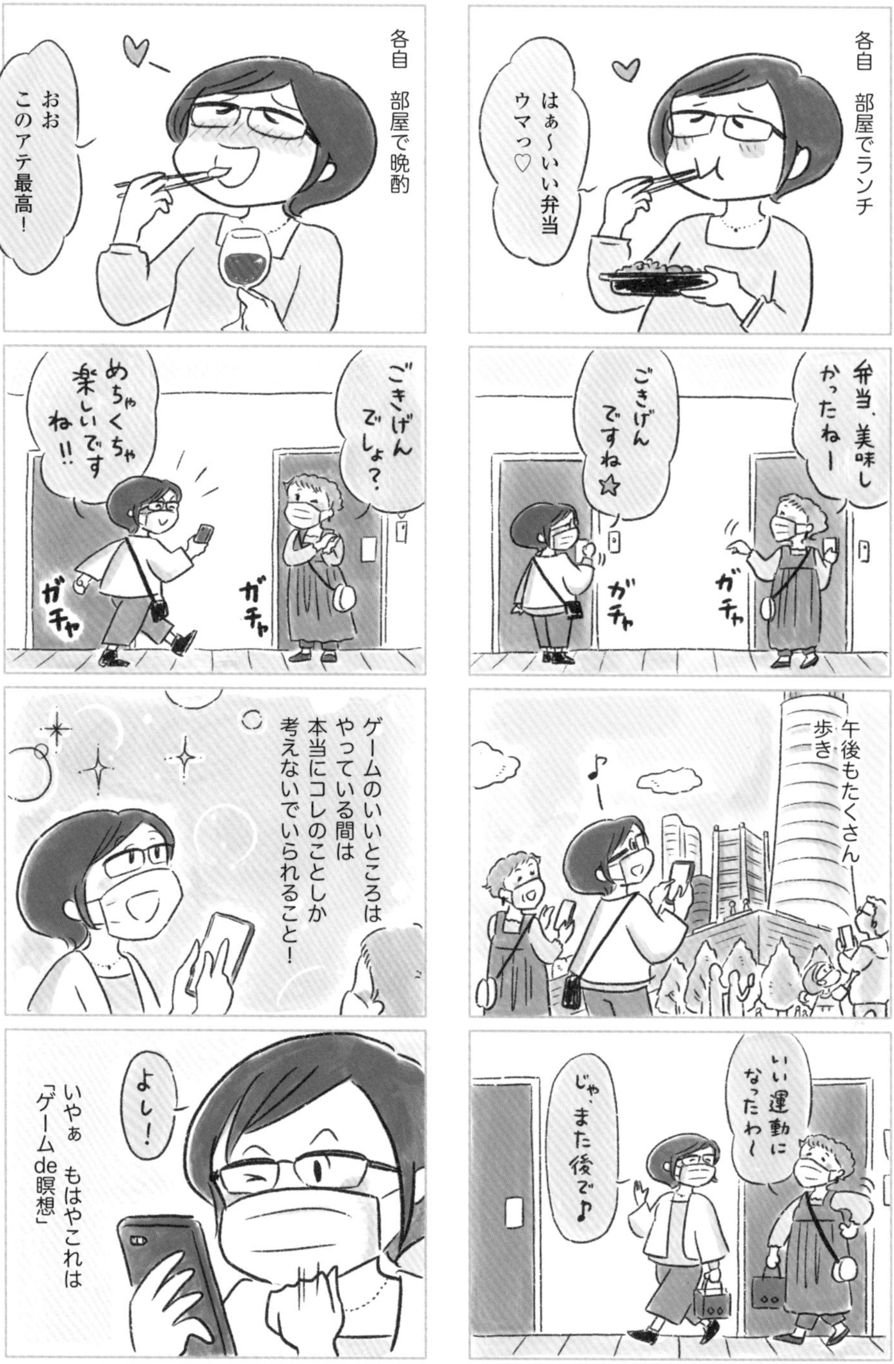
各自　部屋でランチ
はぁ〜いい弁当ウマっ♡
弁当、美味しかったねー
ごきげんですね☆
ガチャ
ガチャ
午後もたくさん歩き
いい運動になったわ〜
じゃ、また後で♪
各自　部屋で晩酌
おおこのアテ最高！
ごきげんでしょ？
めちゃくちゃ楽しいですね!!
ガチャ
ガチャ
ゲームのいいところはやっている間は本当にコレのことしか考えないでいられること！
よし！
いやぁ　もはやこれは「ゲームde瞑想」

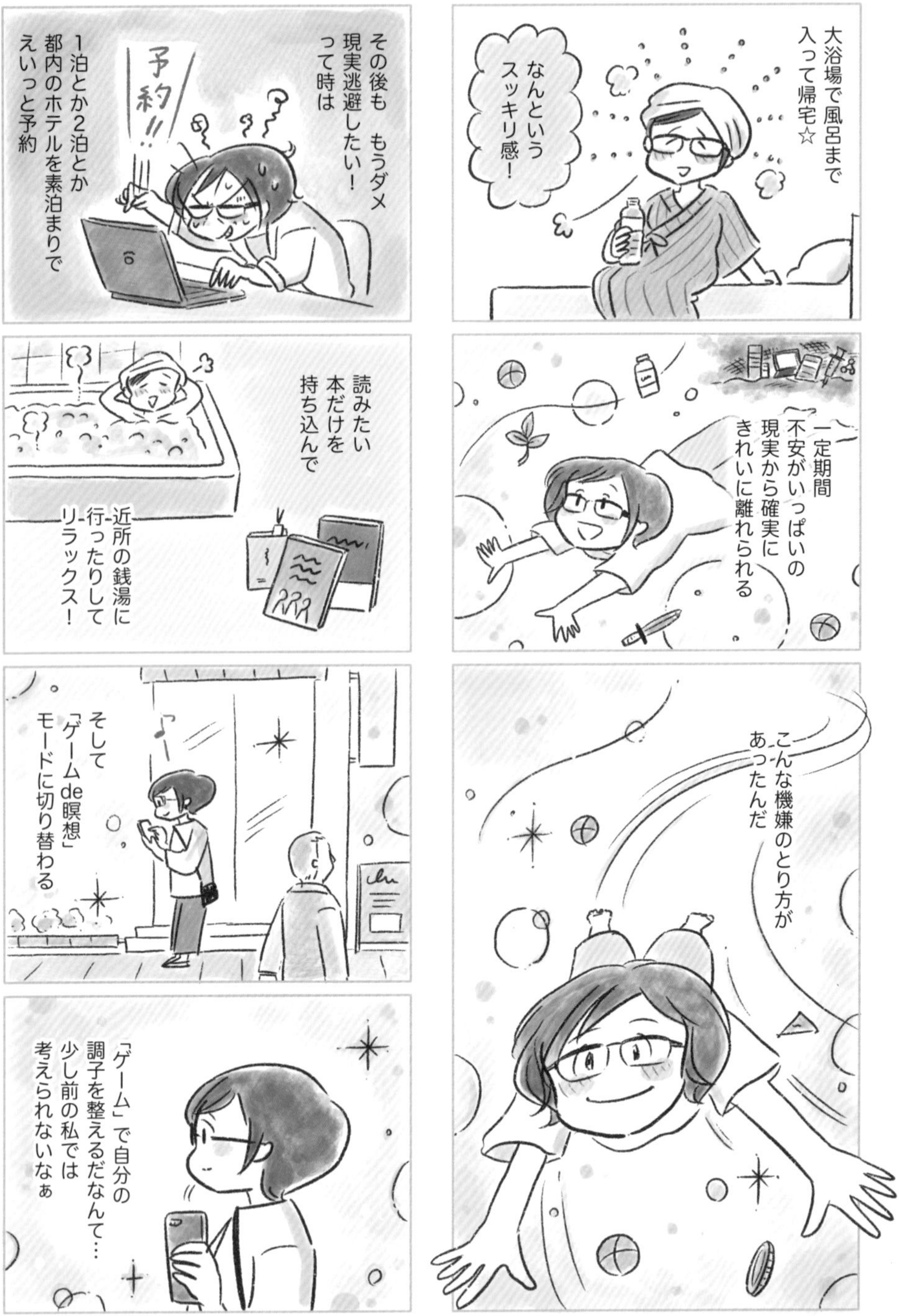
大浴場で風呂まで入って帰宅☆
なんというスッキリ感！
その後も　もうダメ現実逃避したい！って時は
予約!!
1泊とか2泊とか都内のホテルを素泊まりでえいっと予約
一定期間不安がいっぱいの現実から確実にきれいに離れられる
読みたい本だけを持ち込んで
近所の銭湯に行ったりしてリラックス！
こんな機嫌のとり方があったんだ
そして「ゲームde瞑想」モードに切り替わる
「ゲーム」で自分の調子を整えるだなんて…少し前の私では考えられないなぁ

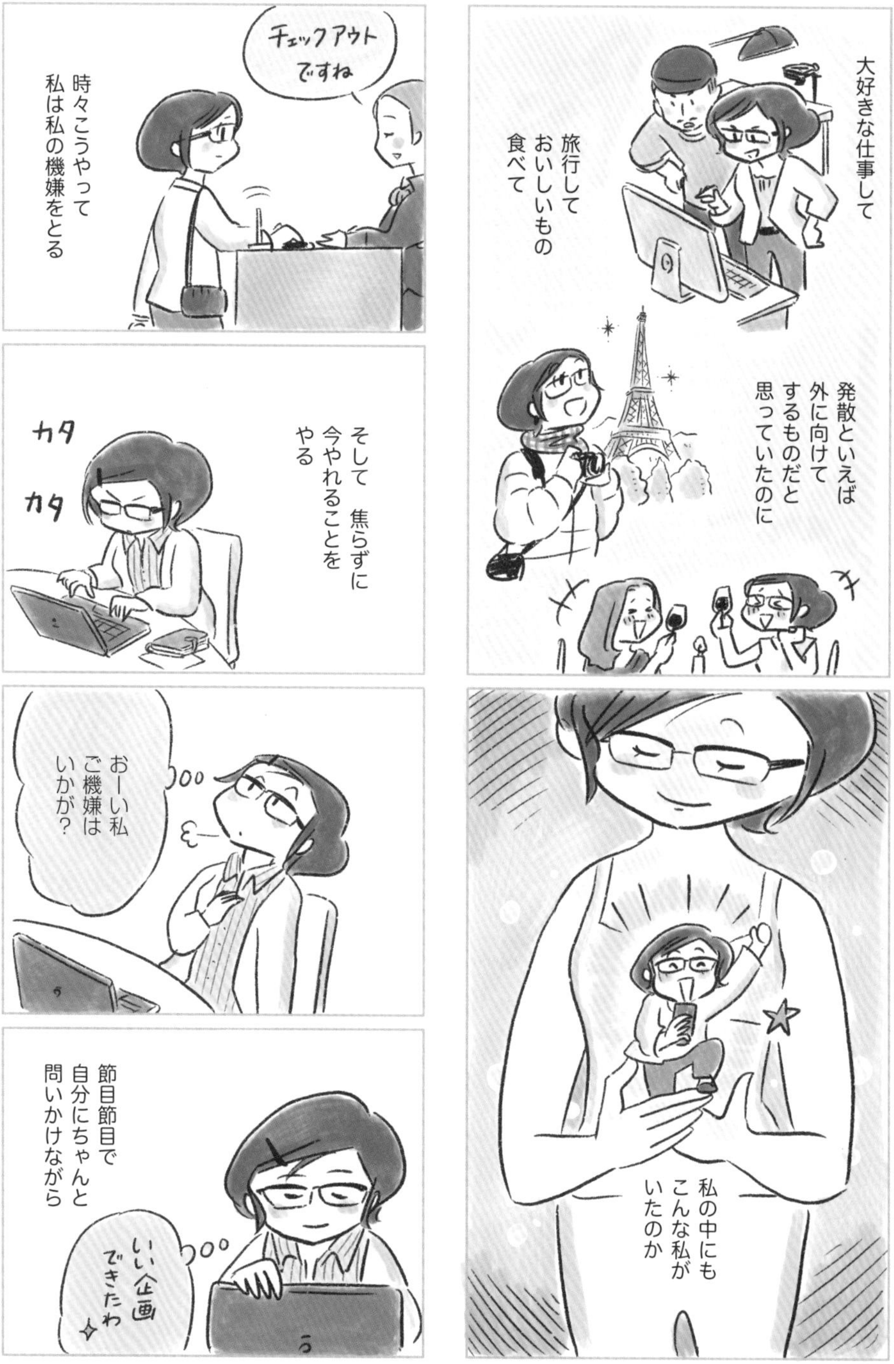
大好きな仕事して
旅行して
おいしいもの
食べて
発散といえば
外に向けて
するものだと
思っていたのに
私の中にも
こんな私が
いたのか
チェックアウトですね
時々こうやって
私は私の機嫌をとる
カタ
カタ
そして 焦らずに
今やれることを
やる
おーい私
ご機嫌は
いかが?
節目節目で
自分にちゃんと
問いかけながら
いい企画
できたわ

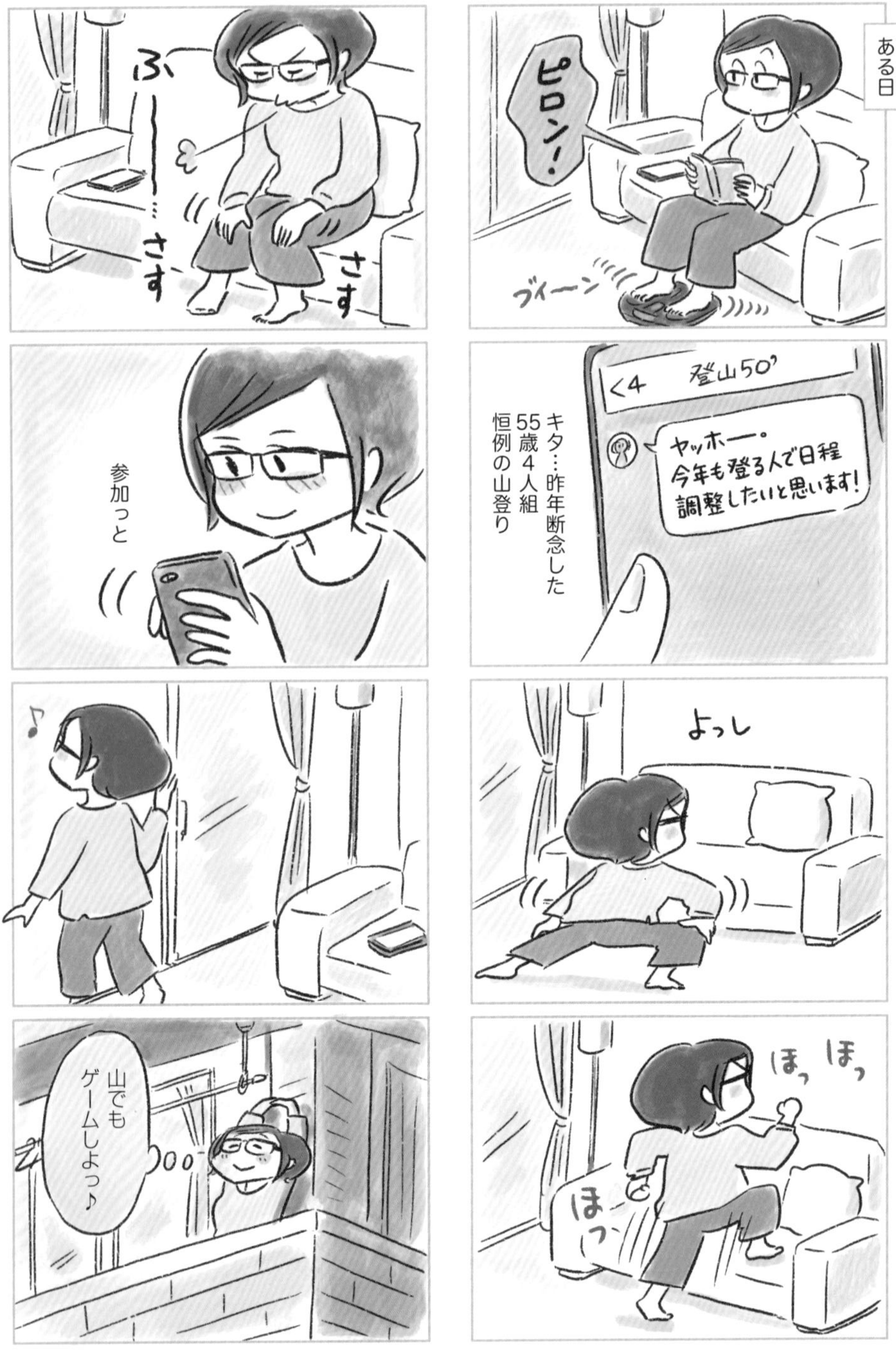

ある日
ピロン!
ブィーン
ふー…
さす さす
さす さす
<4 登山50'
ヤッホー。今年も登る人で日程調整したいと思います!
キタ…昨年断念した55歳4人組恒例の山登り
参加っと
よっし
ほっ ほっ
ほっ
山でもゲームしよっ♪

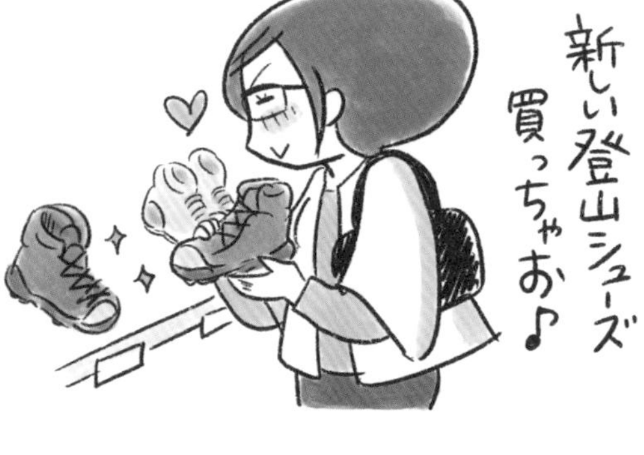
新しい登山シューズ
買っちゃお♪

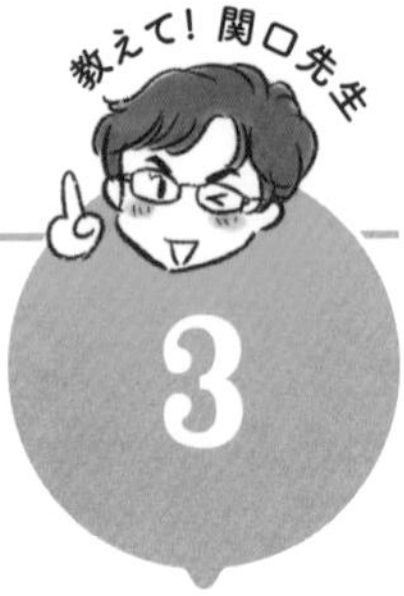

今、私は「更年期」なのかな？

私のホルモンは、はかれますか？

血液検査だけでわかります。婦人科受診のメリットは大きいわよ

関口 ともこさんが抱えていた「変形性ひざ関節症」は、閉経後にかかりやすい症状です。もし、他の医療機関にかかってもイマイチ原因不明の不調があって、不安を抱えているなら、婦人科で血液検査を受けてみてほしい。私は、月経に変化があって不定愁訴《ふていしゅうそ》もある40～60歳の女性の患者さんなら、血液検査をしてホルモンチェックをすることが多いです。血液から、女性ホルモンの数値はもちろん、閉経したかどうかもわかるのよ。

原 そうなんですね！　でも私も、婦人科の内診がどうも苦手で…。

関口 内診は必須じゃないけど、メリットは大きいわ。ついでに検査や検診ができるし、しかも日本は保険がきく。さらに、膣の乾燥や萎縮、尿道の状態もすぐにわかるから、更年期から閉経後に起こりやすいフェムゾーン（膣と外陰部）トラブルのシグナルにも早めに気がつけるの。婦人科が苦手な人こそ、月経が変だなとか、体や心にいつもと違う不調を感じたら、簡単にメモしておくといいわ。不具合が続いて受診するか迷った時、背中を押してくれる味方になりますよ。

婦人科受診の流れ

START

❶婦人科へ
(女性外来・更年期外来)

事前にホームページや電話で、予約制かどうか／診療項目に「更年期」があるか／どんな治療を行っているか／自費診療の項目は何か／などを確認しておくと安心です。総合病院や産科併設の婦人科は、緊急分娩や手術が優先されることも。

紹介状は必要なし

❷問診票記入

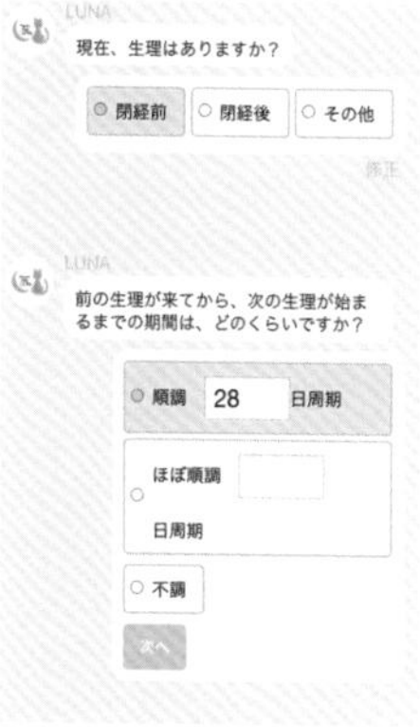
LUNA
現在、生理はありますか？
閉経前
閉経後
その他
修正
LUNA
前の生理が来てから、次の生理が始まるまでの期間は、どのくらいですか？
順調 28 日周期
ほぼ順調
日周期
不調
次へ

婦人科はしっかり問診をします。予約時にWEB問診を導入しているクリニックも。現在の症状／最終月経日／最近の月経周期／性交・妊娠・出産経験／病歴（親族含む）／服用中の薬などを記入。

❸診察

医療機関によりますが、更年期での初診は大体10分が目安。月経の状態や心身の症状を「いつから」「特に困っていること」を含めて伝えるとスムーズです。症状により内診を行うこともあるので、下着をさっと着脱できるスカートや靴で行くのがおすすめ。

ついでにやっておく?

がん検診

1年以上検診を受けていない場合は、内診のついでにぜひ。一般的な子宮がん検診は「子宮頸《けい》がん」が対象ですが、40代以降に多い「子宮体がん」検診なども検討しましょう。内診、腟鏡（クスコ）を挿入しての視診、細胞診で検査しますが、短時間で終わります。

❹血液検査

採血をして、女性ホルモン値を調べます。症状に応じて、甲状腺ホルモン値、コレステロール値、中性脂肪、肝機能、貧血などを検査することも。検査結果は後日になります。症状が重い場合は、次の診察まで薬を処方してもらえることもあります。

❺お会計

診療は保険適応。その他に検査費用がかかる場合があるため、初診時は1万円程度を持参すると安心です。

診療明細書

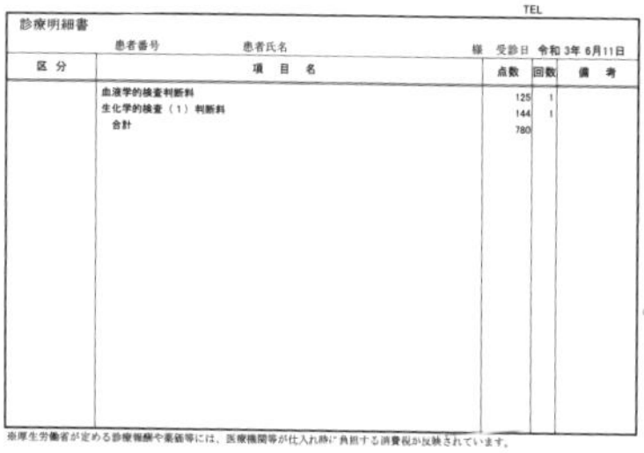
TEL

診療明細書

患者番号　患者氏名　様　受診日 令和 3年 6月11日

区 分	項 目 名	点数	回数	備 考
	血液学的検査判断料	125	1	
	生化学的検査（1）判断料	144	1	
	合計	780		

※厚生労働省が定める診療報酬や薬価等には、医療機関等が仕入れ時に負担する消費税が反映されています。

＊問診票、診療明細書は参考イメージです。
クリニックや診察内容により異なります。

関口先生コメント

一般的に、「E2」の数値が下がっていて、「FSH」が上がっていたら、女性ホルモンの変動が認められる。つまり、卵巣機能が低下してきていることがわかります。
また「E2」は基準値で「FSH」だけが上がっている場合もあります。脳が卵巣に対して指令を出し続けている状態なので、更年期症状が強く出ているケースも多いのです。

❻検査結果

次の診察（1～2週間後）で、検査結果がわかります。結果を郵送してくれたり、オンライン再診を導入しているクリニックも。まずチェックするのが、女性ホルモンの「E2（エストロゲン・エストラジオールと表記されることも）」と「FSH（卵胞刺激ホルモン）」の数値。これを基準に、今後の方針を決めていきます。提案された治療法に不安や疑問があれば相談し、納得の上で治療に入ります。

FSH＝卵胞刺激ホルモン

脳下垂体から分泌される、エストロゲン（E2）の分泌を促すホルモン（P25参照）。最も安定している「性成熟期（20～30代）」の基準値は3.0～20mIU/ml。エストロゲンが足りないと多く分泌されるので、「更年期」の基準値は35.0 mIU/ml 以上になります。

血液検査結果

検査結果

女性　52歳3ヵ月

検査項目	基準値	単 位	2020年 12月 1日	
黄体形成ホルモン(LH)		mIU/mL	41.45	
卵胞刺激ホルモン(FSH)		mIU/mL	108.63	
プロラクチン(PRL)	6.1 ～ 30.5	ng/mL	11.9	
甲状腺刺激ホルモン(TSH)	0.50 ～ 5.00	μIU/mL	1.34	
エストラジオール(E2)妊婦 血清		pg/mL	10未満	
D−Dダイマー	～ 1.00	μg/mL		0.50以下

E2＝エストロゲン（エストラジオール）

卵巣から分泌される、卵胞ホルモン。排卵前に最も多く分泌されます。分泌量が一番高い「性成熟期」の基準値は10.0～1000pg/ml。そこから年齢を重ねるごとに下がっていき、「更年期」の基準値は30.0pg/ml以下です。

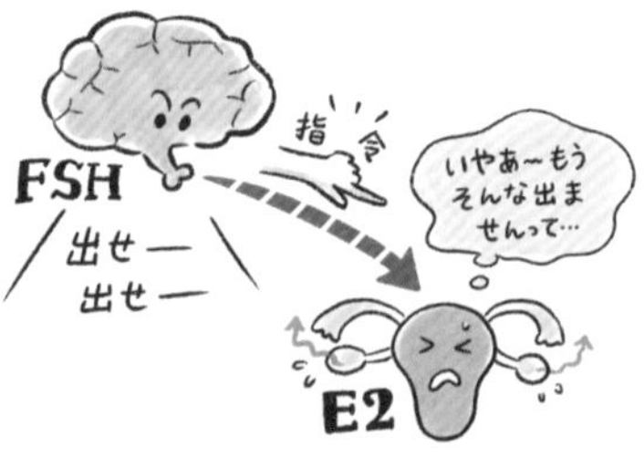
FSH
出せー
出せー
指令
いやあ～もう
そんな出ま
せんって…
E2

＊基準値は検査会社によって異なります。＊検査結果は見本です。クリニックや診察内容により異なります。

私の生理
の
しまい方

CASE
4

大丈夫。
きっと上を向ける

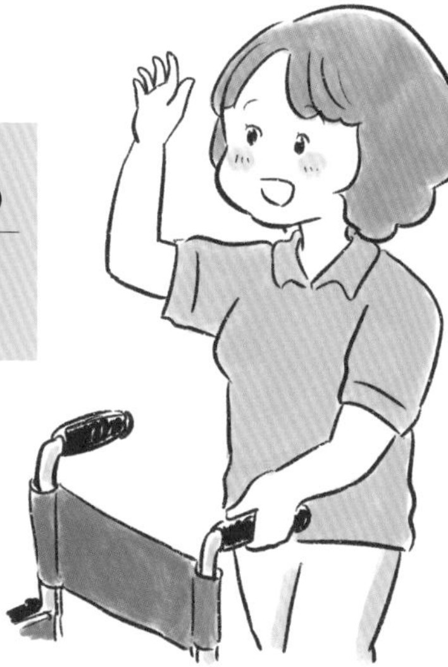

はるみ
元看護師（58歳）

夫（62歳）
と2人暮らし

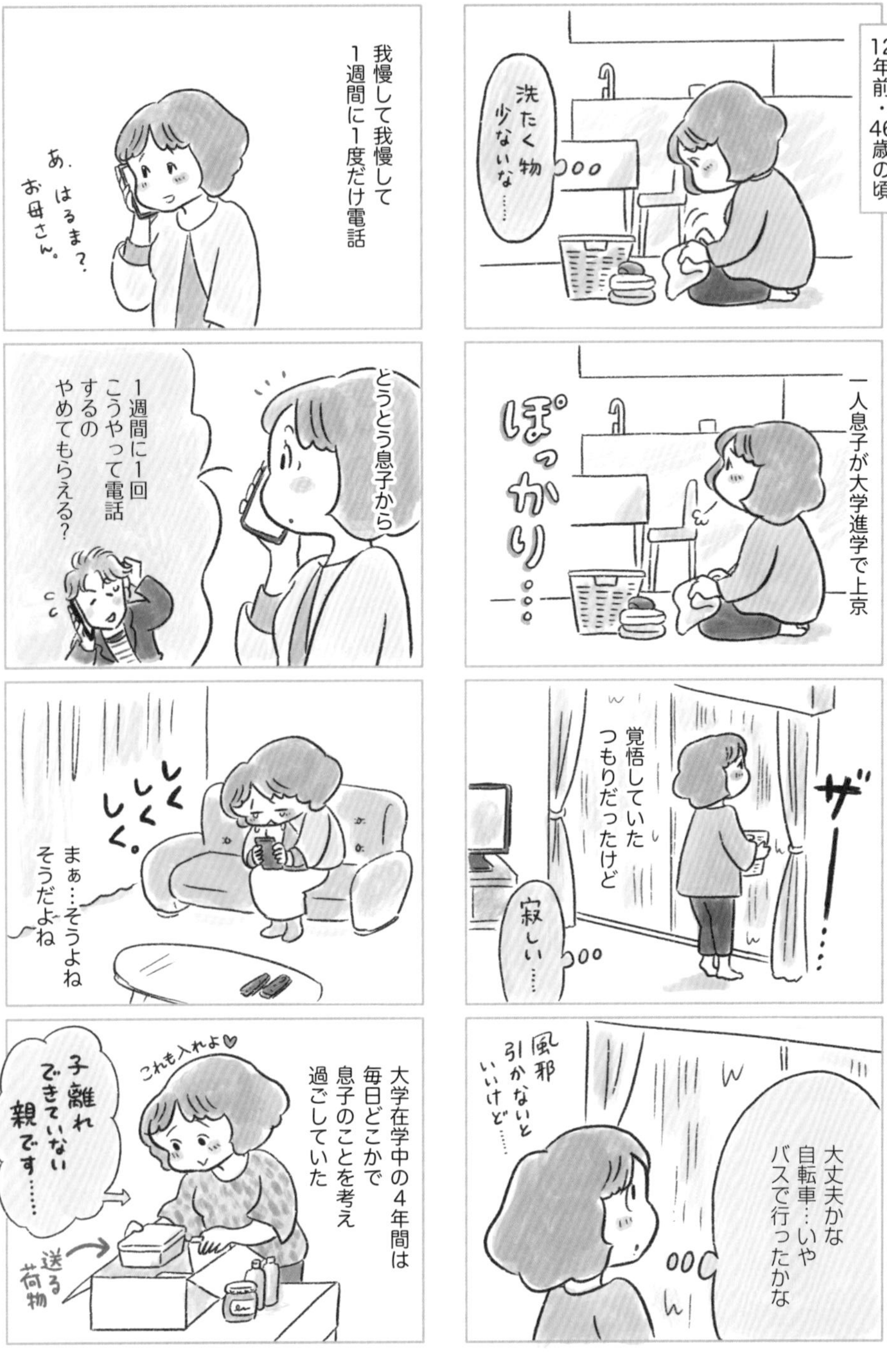
12年前・46歳の頃
洗たく物少ないな……
我慢して我慢して1週間に1度だけ電話
あ、はるま？お母さん。
一人息子が大学進学で上京
ぽっかり。。。
とうとう息子から
1週間に1回こうやって電話するのやめてもらえる？
覚悟していたつもりだったけど
ザー……
寂しい……
しくしくしく。
まぁ…そうよねそうだよね
風邪引かないといいけど……
大丈夫かな自転車…いやバスで行ったかな
大学在学中の4年間は毎日どこかで息子のことを考え過ごしていた
これも入れよ♡
子離れできていない親です……
送る荷物

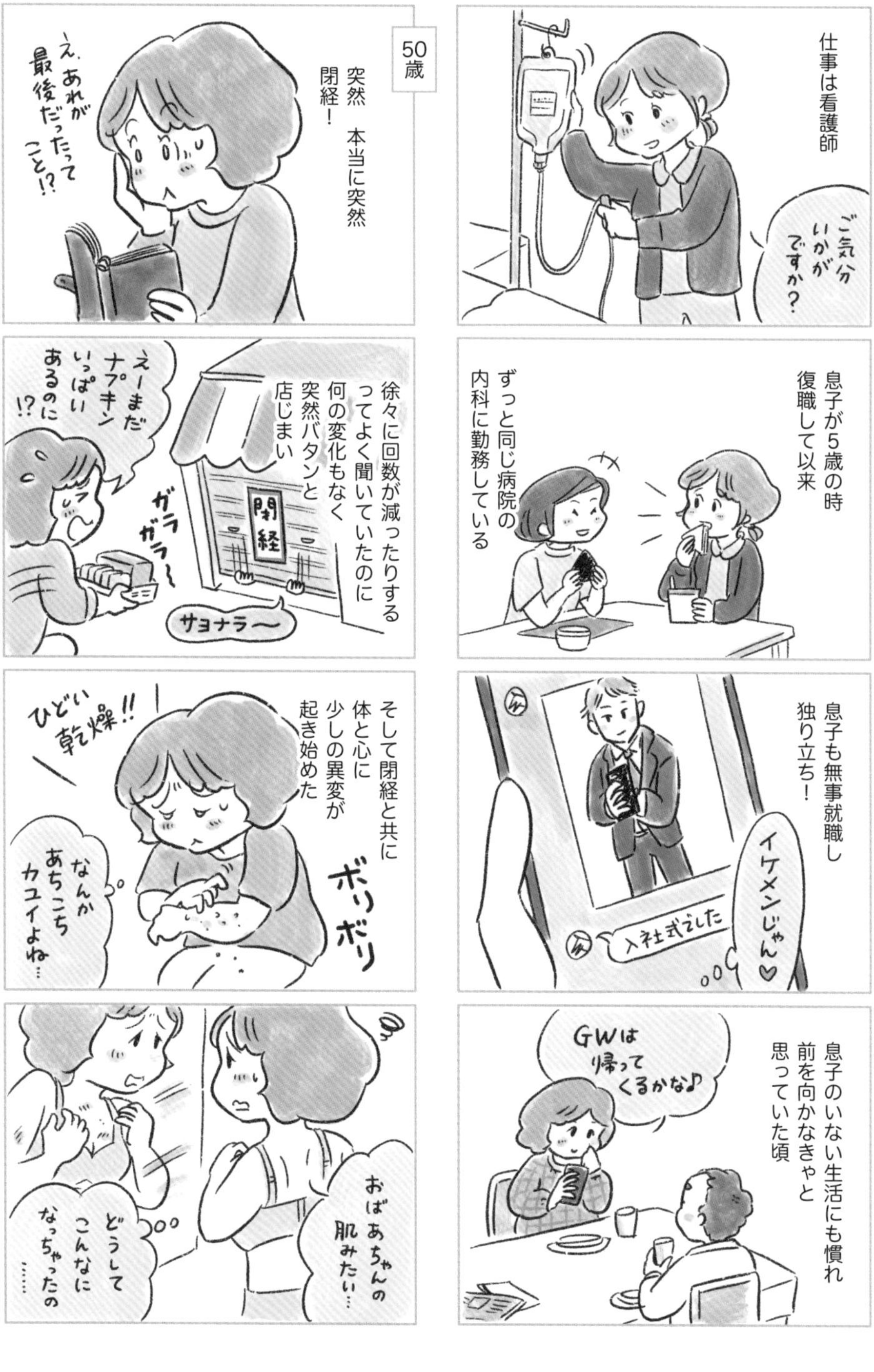
仕事は看護師
ご気分いかがですか？
息子が5歳の時復職して以来
ずっと同じ病院の内科に勤務している
息子も無事就職し独り立ち！
入社式でした
イケメンじゃん♡
息子のいない生活にも慣れ前を向かなきゃと思っていた頃
GWは帰ってくるかな♪
50歳
突然　本当に突然閉経！
え、あれが最後だったってこと!?
徐々に回数が減ったりするってよく聞いていたのに何の変化もなく突然バタンと店じまい
閉経
ガラガラ〜
サヨナラ〜
え〜まだナプキンいっぱいあるのに!?
そして閉経と共に体と心に少しの異変が起き始めた
ひどい乾燥!!
ボリボリ
なんかあちこちカユイよね…
おばあちゃんの肌みたい…
どうしてこんなになっちゃったの……

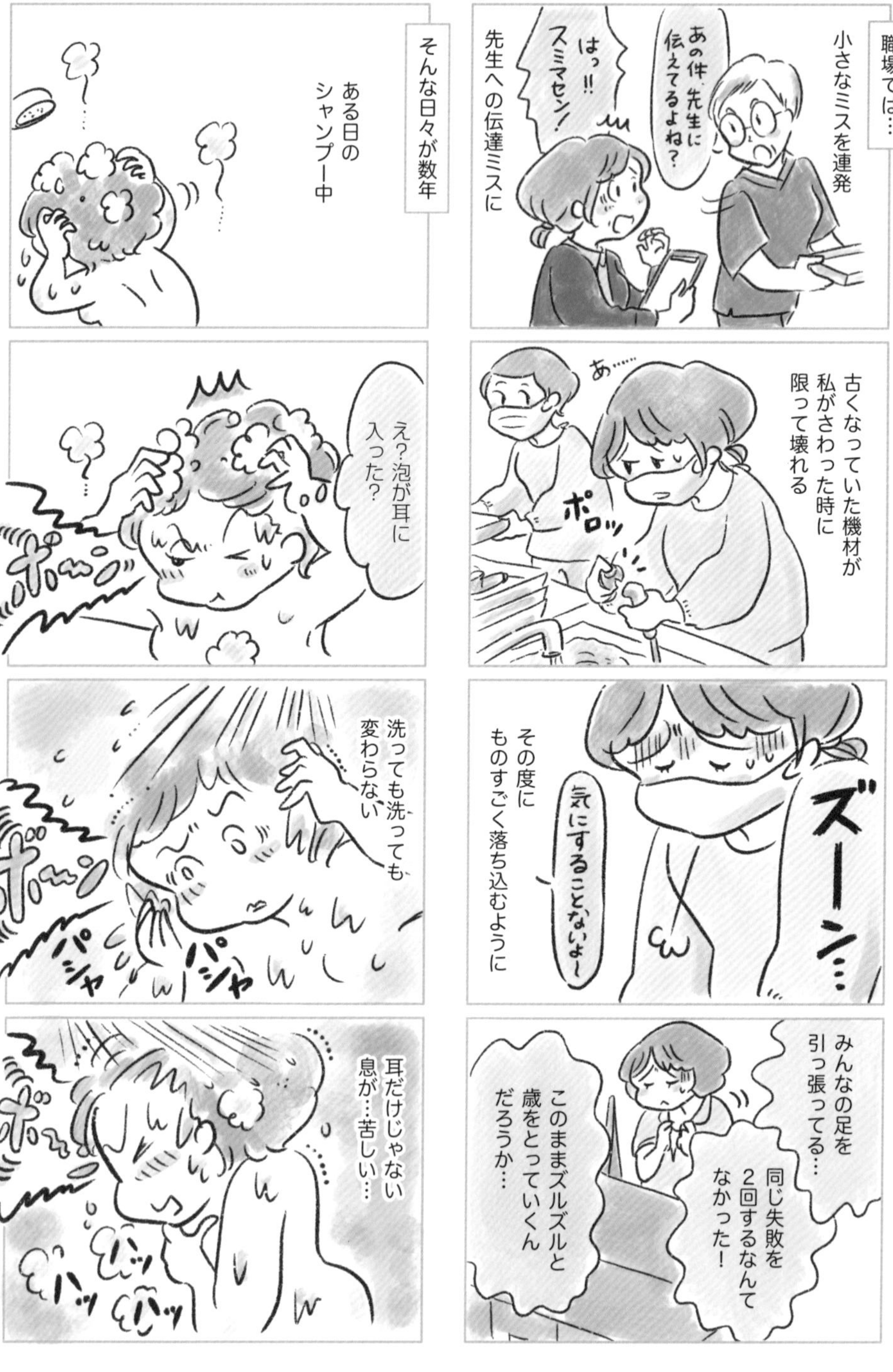
職場では…
小さなミスを連発
あの件 先生に伝えてるよね?
はっ!! スミマセン!
先生への伝達ミスに
古くなっていた機材が私がさわった時に限って壊れる
あ……
ポロッ
その度にものすごく落ち込むように
気にすることないよ~
ズーン…
みんなの足を引っ張ってる…
同じ失敗を2回するなんてなかった!
このままズルズルと歳をとっていくんだろうか…
そんな日々が数年
ある日のシャンプー中
え? 泡が耳に入った?
洗っても洗っても変わらない
パシャ
パシャ
耳だけじゃない 息が…苦しい…
ハッ
ハッ
ハッ
ハッ

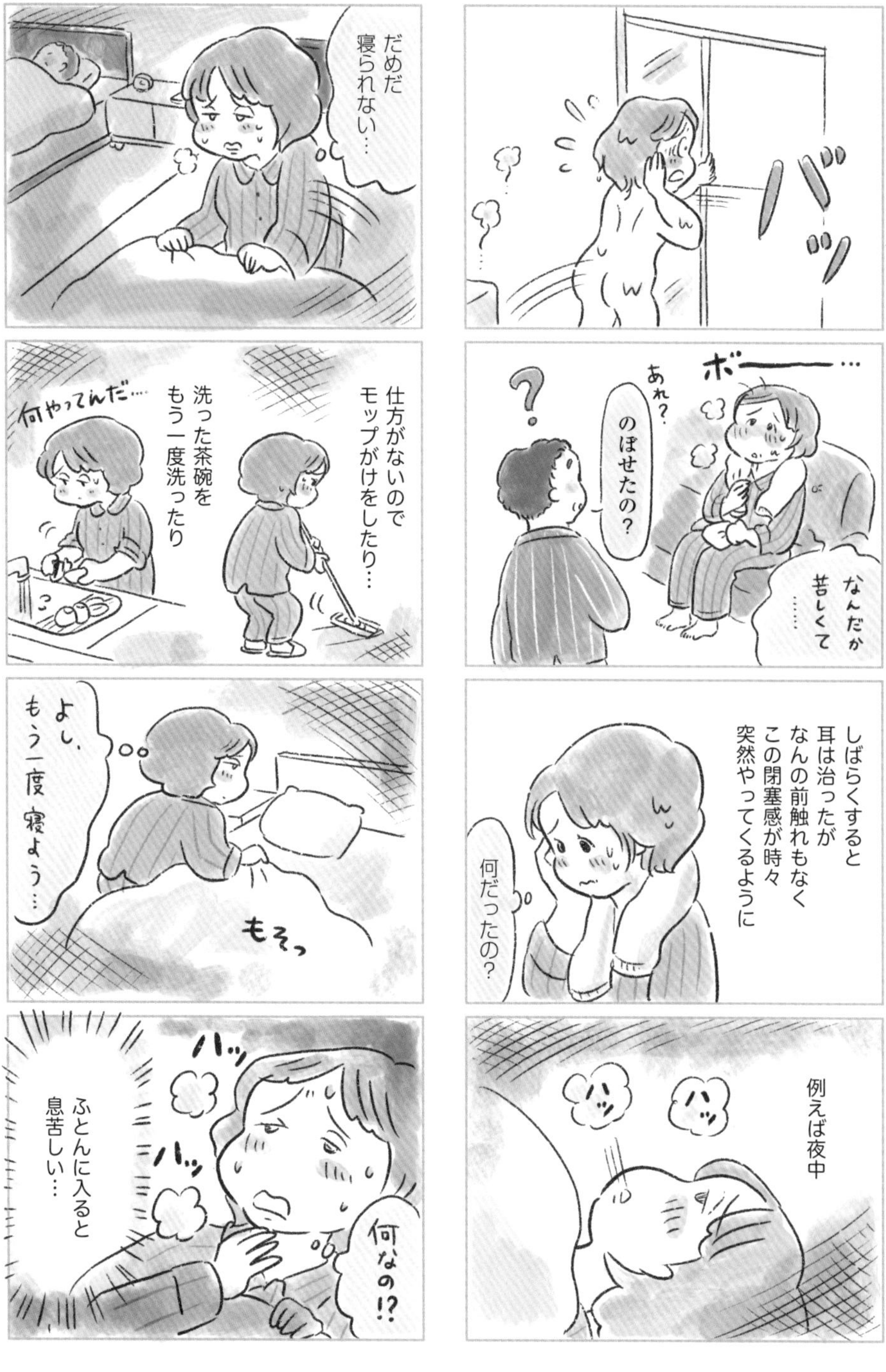

バッ
ボーー…
?
あれ?
のぼせたの?
なんだか苦しくて……
しばらくすると
耳は治ったが
なんの前触れもなく
この閉塞感が時々
突然やってくるように
何だったの?
例えば夜中
ハッ
ハッ
だめだ
寝られない…
仕方がないので
モップがけをしたり…
洗った茶碗を
もう一度洗ったり
何やってんだ…
よし、もう一度寝よう…
もそっ
ハッ
ハッ
ふとんに入ると
息苦しい…
何なの!?

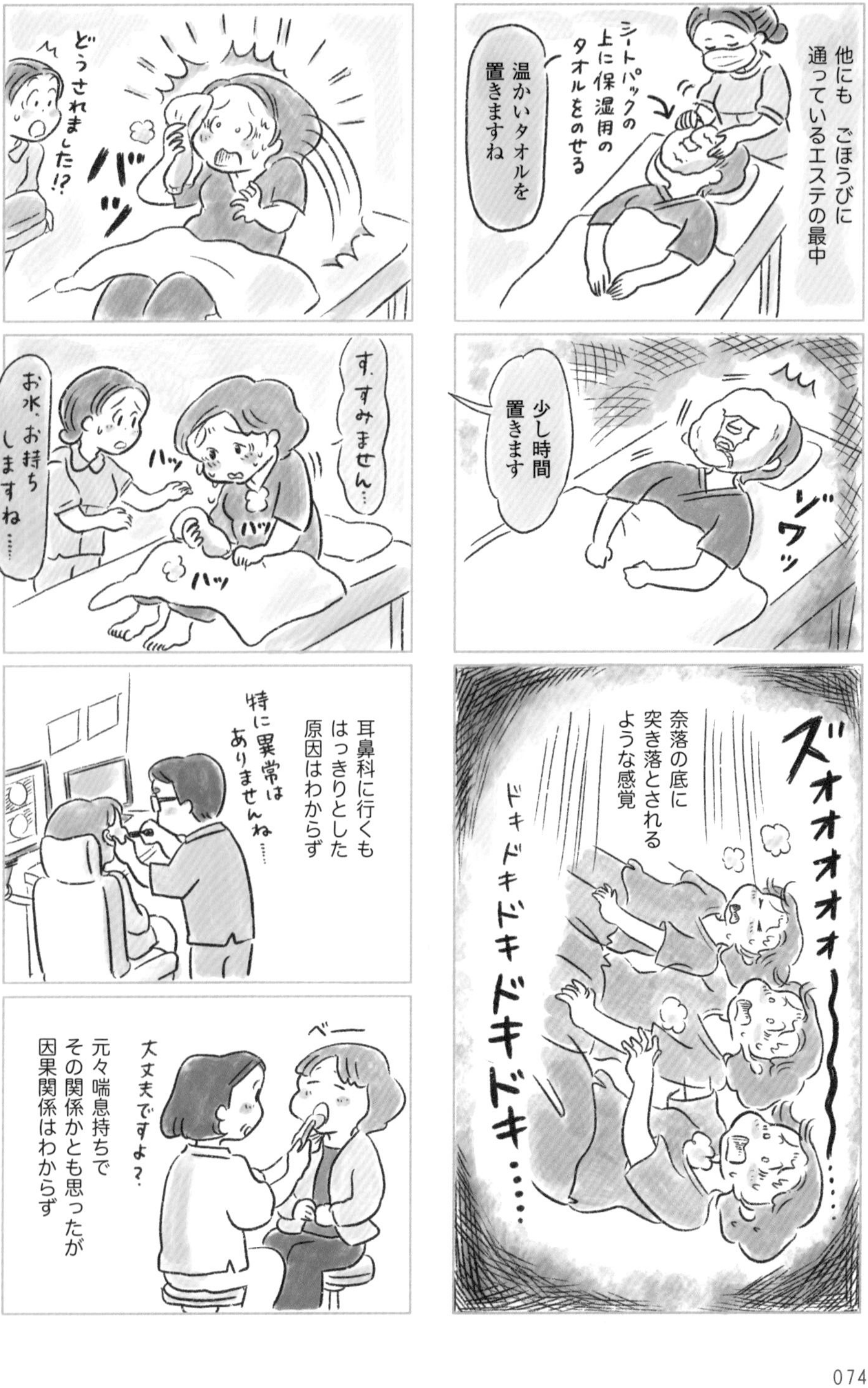
他にも　ごほうびに通っているエステの最中
シートパックの上に保湿用のタオルをのせる
温かいタオルを置きますね
少し時間置きます
ジワッ
奈落の底に突き落とされるような感覚
ズオオオオオー〜〜〜……
ドキドキドキドキドキ……
バッ
どうされました!?
す、すみません…
ハッ
ハッ
ハッ
お水、お持ちしますね……
耳鼻科に行くもはっきりとした原因はわからず
特に異常はありませんね……
べー
大丈夫ですよ？
元々喘息持ちでその関係かとも思ったが因果関係はわからず

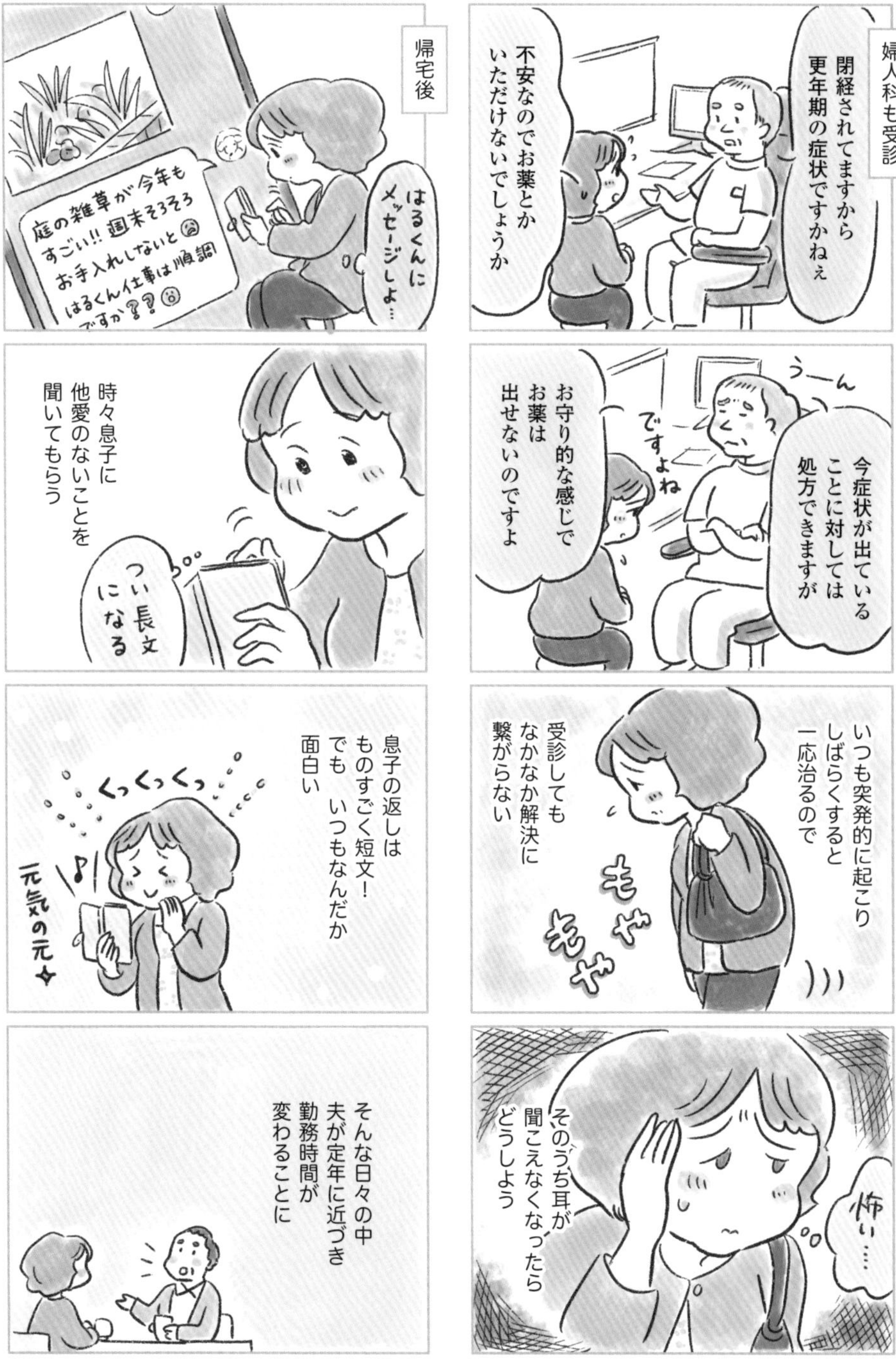
婦人科も受診
閉経されてますから更年期の症状ですかねぇ
不安なのでお薬とかいただけないでしょうか
帰宅後
はるくんにメッセージしよ…
庭の雑草が今年もすごい!! 週末そろそろお手入れしないと
はるくん仕事は順調ですか???
うーん
今症状が出ていることに対しては処方できますが
お守り的な感じでお薬は出せないのですよ
ですよね
時々息子に他愛のないことを聞いてもらう
つい長文になる
いつも突発的に起こりしばらくすると一応治るので
受診してもなかなか解決に繋がらない
もやもや
息子の返しはものすごく短文! でも いつもなんだか面白い
くっくっくっ
元気の元
そのうち耳が聞こえなくなったらどうしよう
怖い…
そんな日々の中夫が定年に近づき勤務時間が変わることに

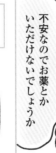

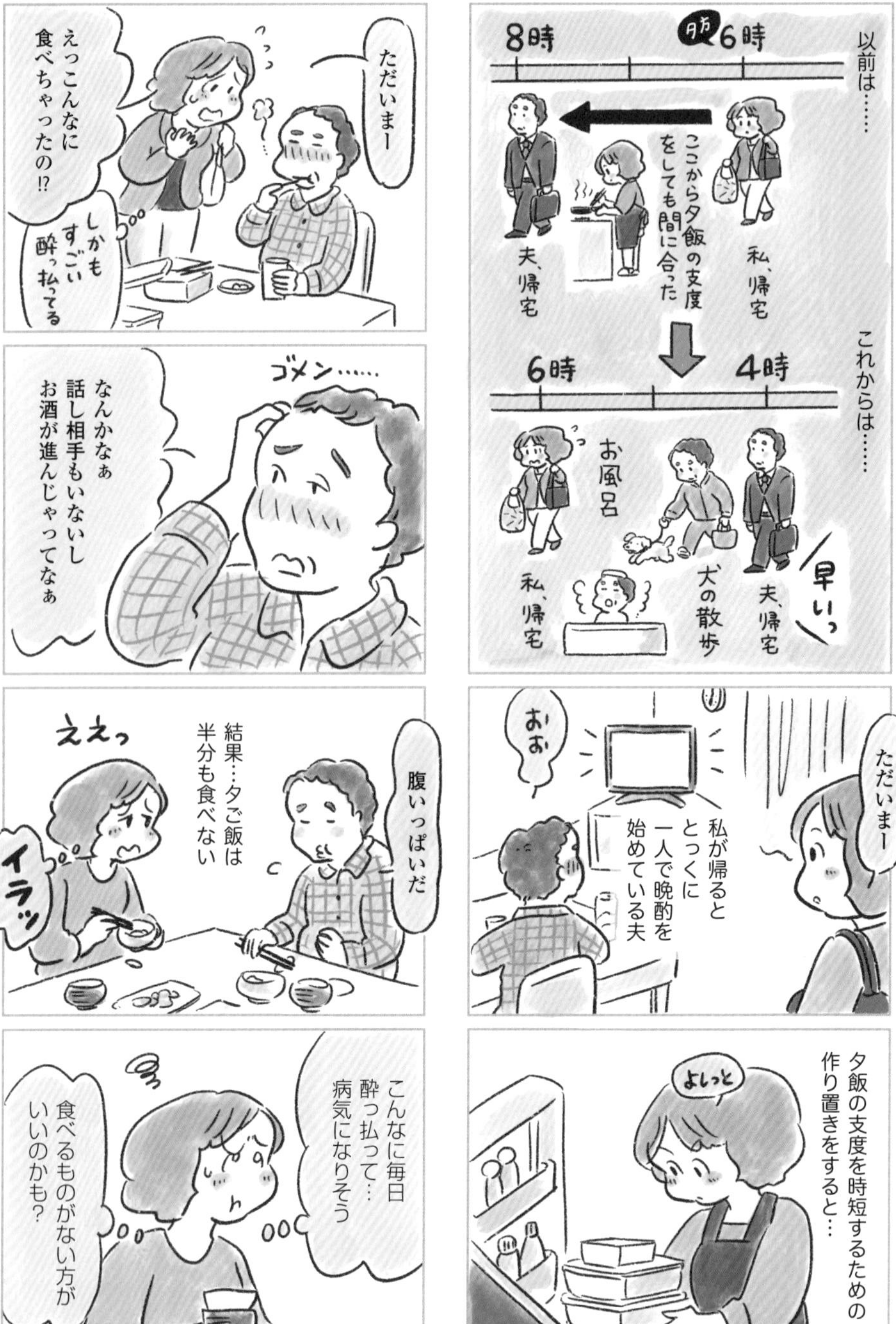
以前は……
8時
夕方
6時
ここから夕飯の支度をしても間に合った
夫、帰宅
私、帰宅
これからは……
6時
4時
お風呂
私、帰宅
犬の散歩
夫、帰宅
早いっ
ただいまー
おお
私が帰るととっくに一人で晩酌を始めている夫
夕飯の支度を時短するための作り置きをすると…
よしっと
ただいまー
えっこんなに食べちゃったの!?
しかもすごい酔っ払ってる
ゴメン……
なんかなぁ話し相手もいないしお酒が進んじゃってなぁ
腹いっぱいだ
結果…夕ご飯は半分も食べない
ええっ
イラッ
こんなに毎日酔っ払って…病気になりそう
食べるものがない方がいいのかも?

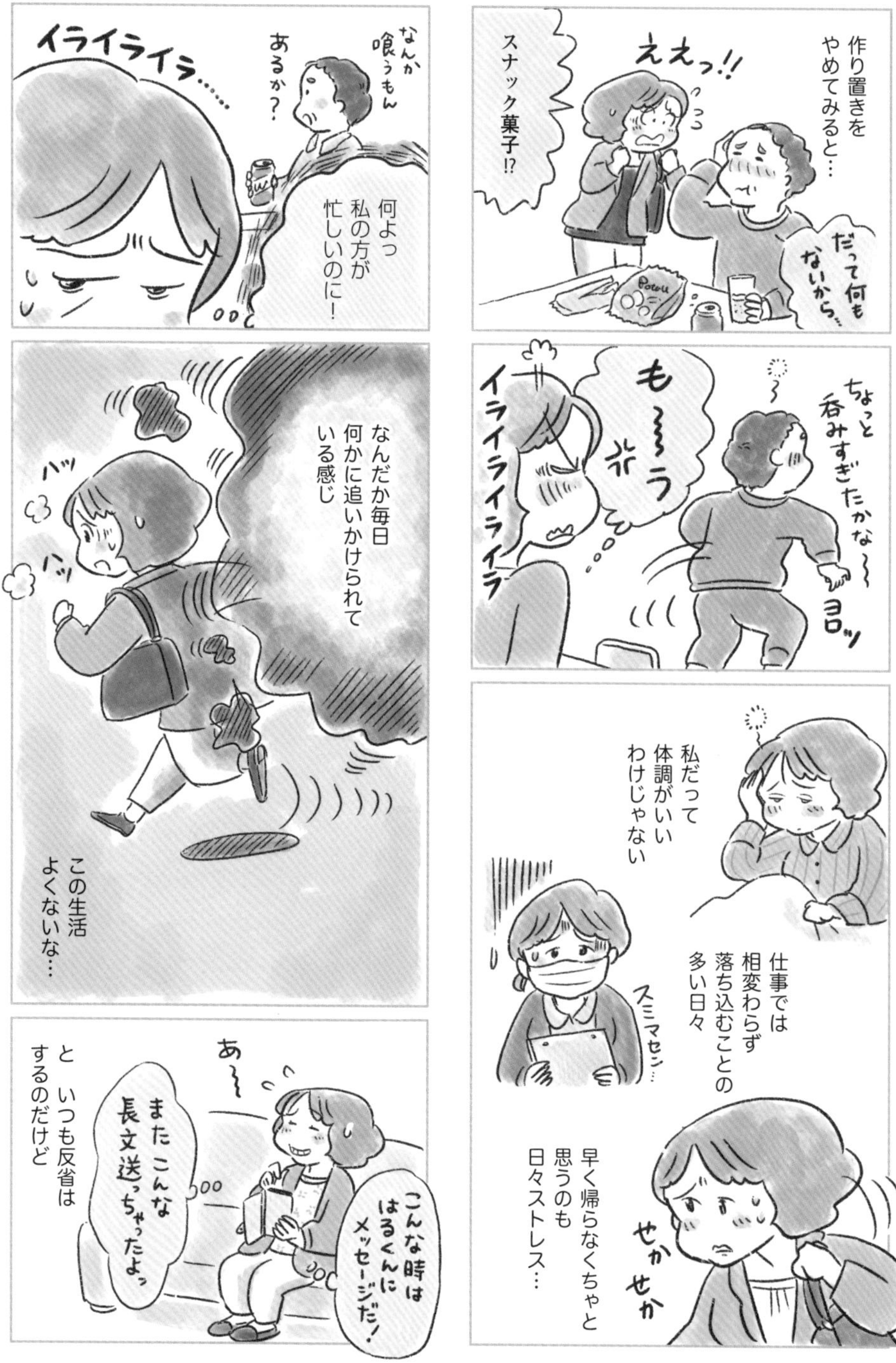

作り置きをやめてみると…
ええっ!!
スナック菓子!?
だって何もないから…
なんか喰うもんあるか?
イライライラ……
何よっ私の方が忙しいのに!
ちょっと呑みすぎたかな～
ヨロッ
も～ホラ
イライライライラ
なんだか毎日何かに追いかけられている感じ
ハッ
ハッ
この生活よくないな…
私だって体調がいいわけじゃない
仕事では相変わらず落ち込むことの多い日々
スミマセン…
早く帰らなくちゃと思うのも日々ストレス…
せかせか
と いつも反省はするのだけど
こんな時ははるくんにメッセージだ!
あ～
またこんな長文送っちゃったよっ

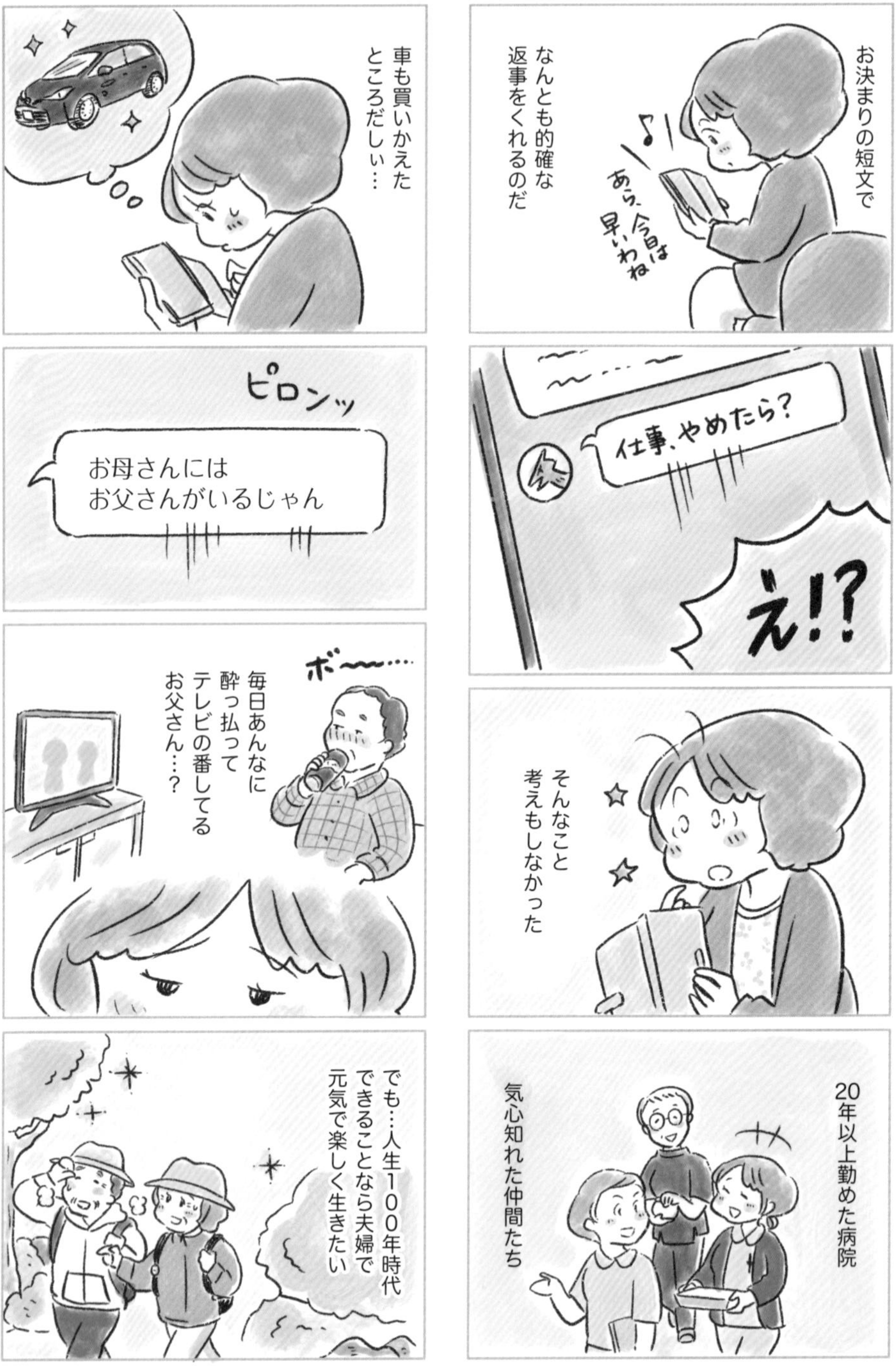
お決まりの短文で
なんとも的確な
返事をくれるのだ
あら、今日は
早いわね
車も買いかえた
ところだしぃ…
仕事、やめたら？
え!?
ピロンッ
お母さんには
お父さんがいるじゃん
そんなこと
考えもしなかった
ボ〜〜…
毎日あんなに
酔っ払って
テレビの番してる
お父さん…？
20年以上勤めた病院
気心知れた仲間たち
でも…人生100年時代
できることなら夫婦で
元気で楽しく生きたい

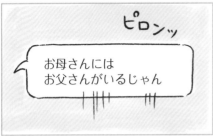

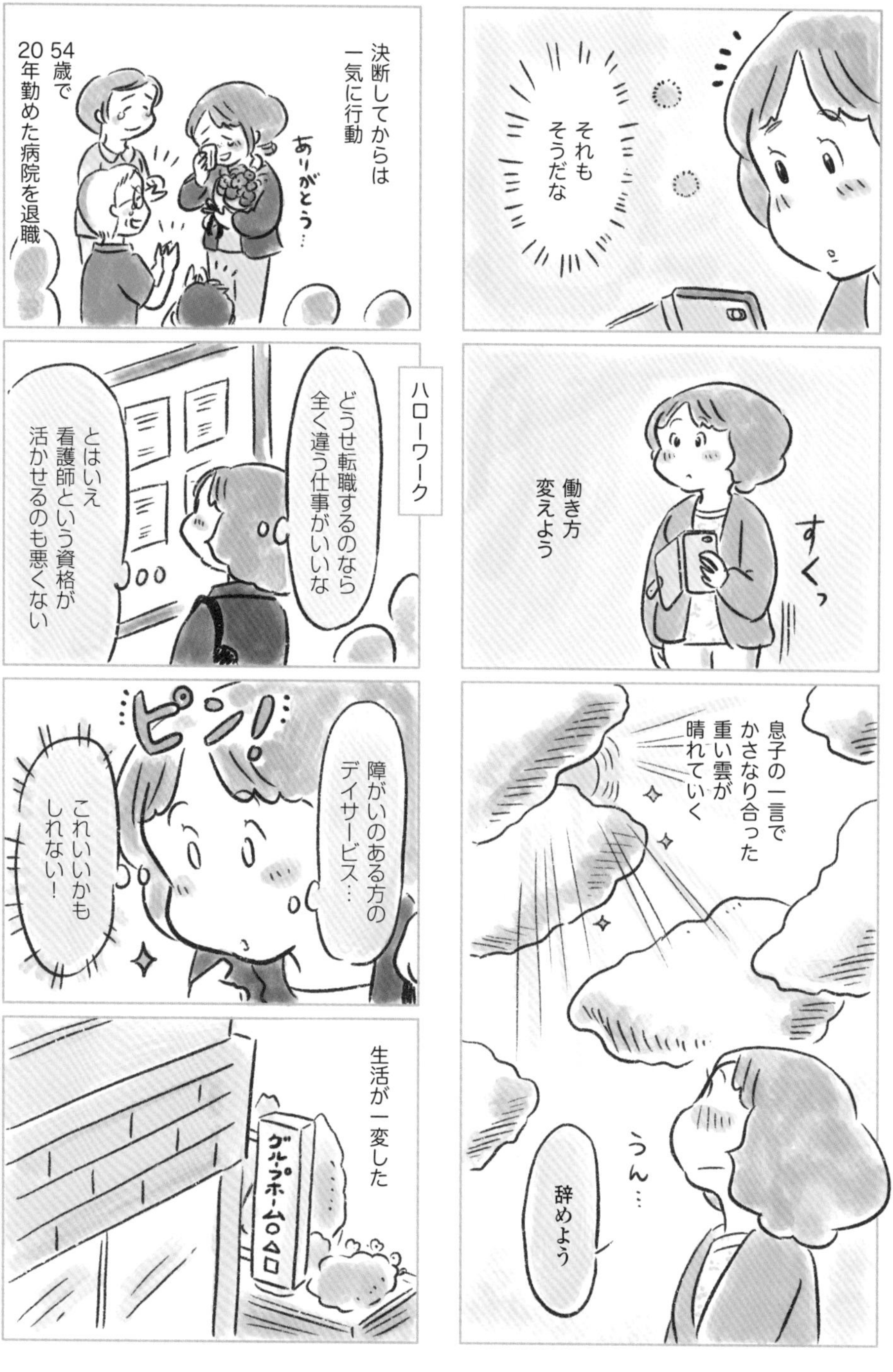
それも
そうだな
働き方
変えよう
すくっ
息子の一言で
かさなり合った
重い雲が
晴れていく
うん…
辞めよう
決断してからは
一気に行動
ありがとう…
54歳で
20年勤めた病院を退職
ハローワーク
どうせ転職するのなら
全く違う仕事がいいな
とはいえ
看護師という資格が
活かせるのも悪くない
ピン!
障がいのある方の
デイサービス…
これいいかも
しれない!
生活が一変した

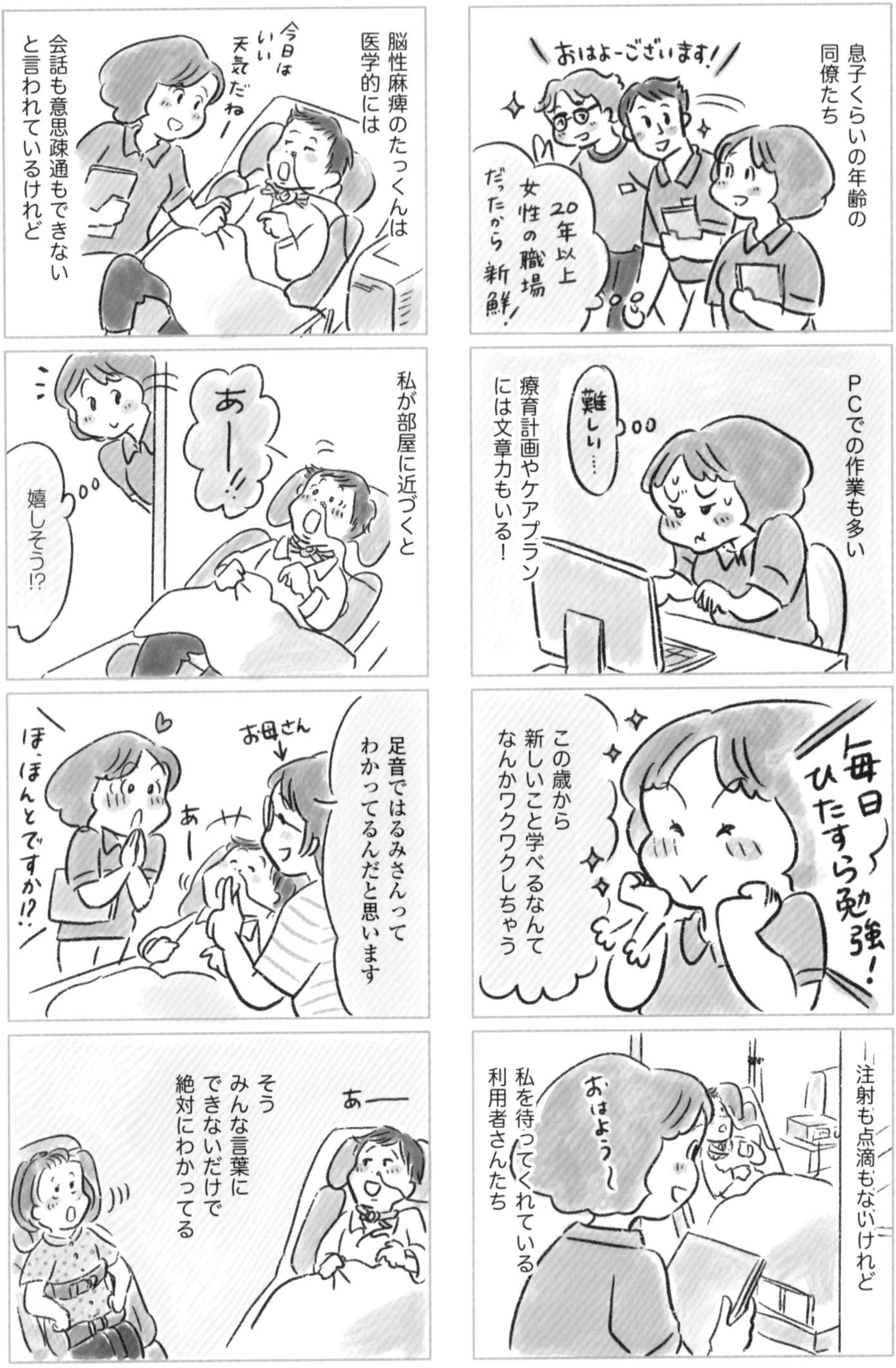
息子くらいの年齢の同僚たち
おはよーございます!
20年以上女性の職場だったから新鮮!
PCでの作業も多い
療育計画やケアプランには文章力もいる!
難しい……
毎日ひたすら勉強!
この歳から新しいこと学べるなんてなんかワクワクしちゃう
注射も点滴もないけれど
私を待ってくれている利用者さんたち
おはよう~
脳性麻痺のたっくんは医学的には
今日はいい天気だね!
会話も意思疎通もできないと言われているけれど
私が部屋に近づくと
あー!!
嬉しそう!?
足音ではるみさんってわかってるんだと思います
お母さん
あー
ほ、ほんとですか!?
あーー
そう
みんな言葉にできないだけで
絶対にわかってる

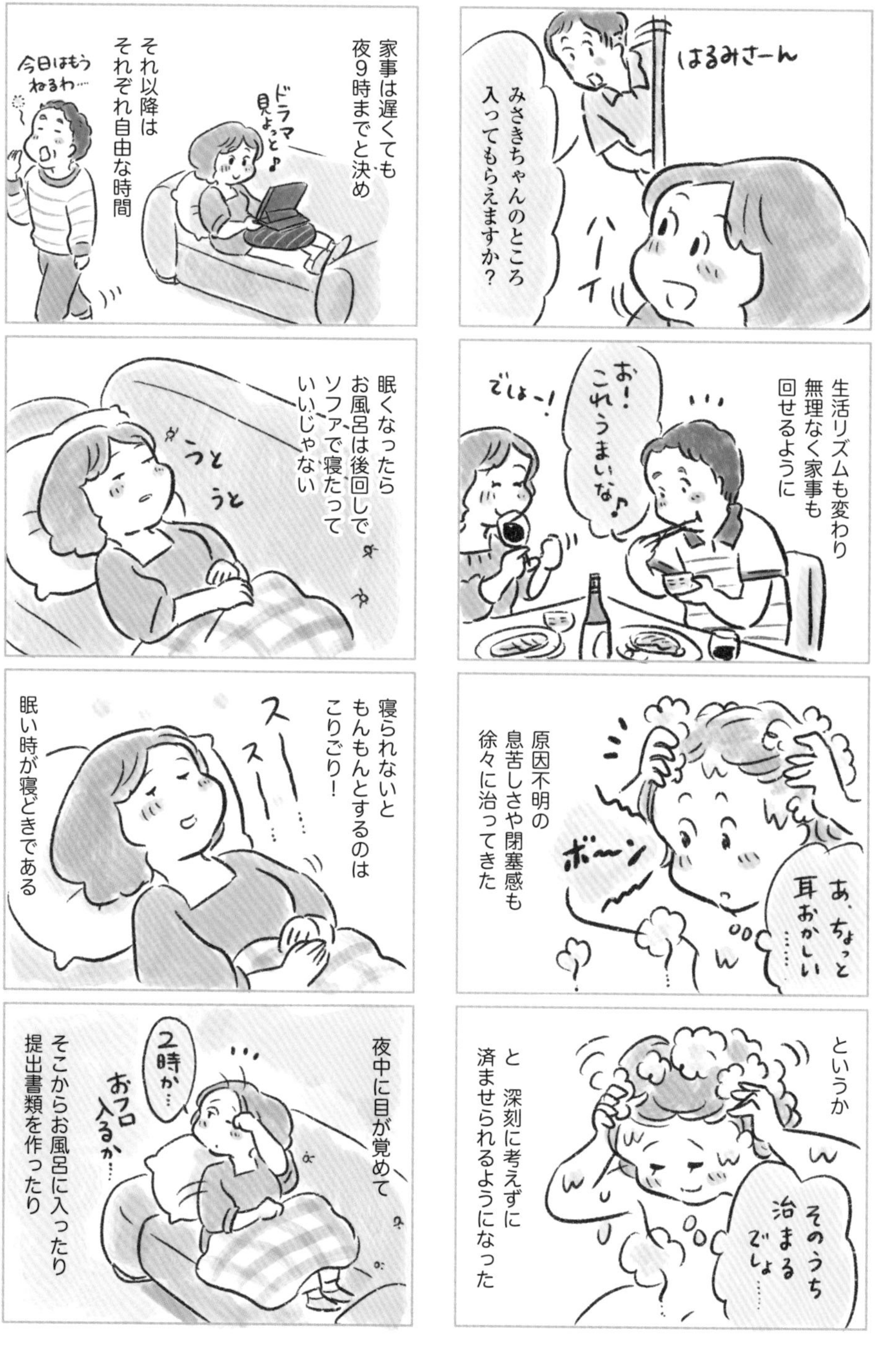
はるみさーん
みさきちゃんのところ入ってもらえますか？
ハーイ
生活リズムも変わり無理なく家事も回せるように
お！これうまいな♪
でしょー！
原因不明の息苦しさや閉塞感も徐々に治ってきた
ボ〜ン
あ、ちょっと耳おかしい……
というか
と　深刻に考えずに済ませられるようになった
そのうち治まるでしょ……
家事は遅くても夜9時までと決め
ドラマ見ようっと♪
それ以降はそれぞれ自由な時間
今日はもうねるわ…
眠くなったらお風呂は後回しでソファで寝たっていいじゃない
うと　うと
寝られないともんもんとするのはこりごり！
スー　スー…
眠い時が寝どきである
夜中に目が覚めて
…
2時か…
おフロ入るか…
そこからお風呂に入ったり提出書類を作ったり

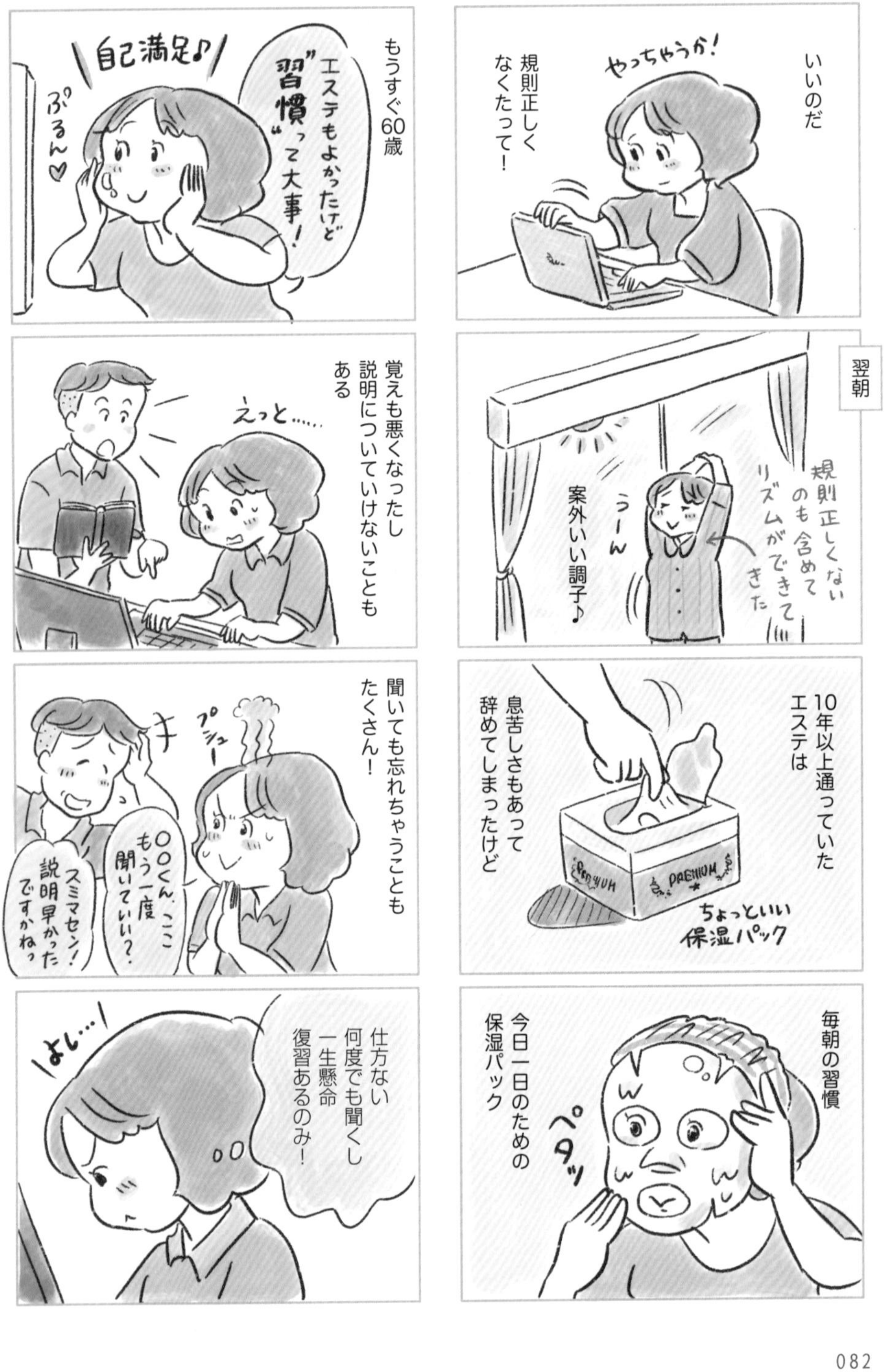
いいのだ
規則正しくなくたって!
やっちゃうか!
翌朝
規則正しくないのも含めてリズムができてきた
う〜ん
案外いい調子♪
10年以上通っていたエステは
息苦しさもあって辞めてしまったけど
PREMIUM
ちょっといい保湿パック
毎朝の習慣
今日一日のための保湿パック
ペタッ
もうすぐ60歳
エステもよかったけど"習慣"って大事!
自己満足♪
ぷるん♡
覚えも悪くなったし説明についていけないこともある
えっと……
聞いても忘れちゃうこともたくさん!
プシュー
○○くん、ここもう一度聞いていい?
スミマセン!説明早かったですかねっ
仕方ない何度でも聞くし一生懸命復習あるのみ!
よし…!

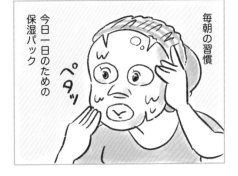

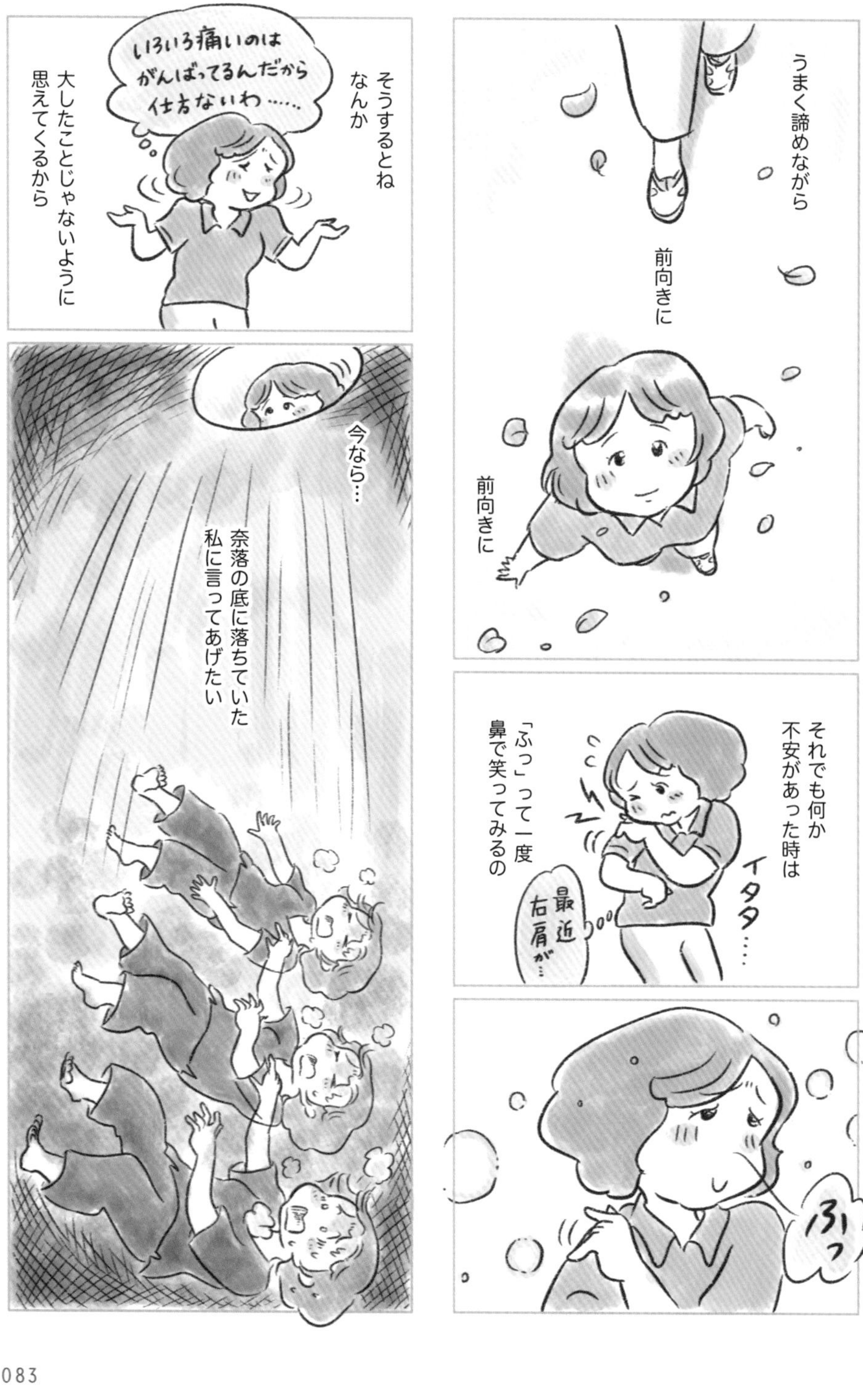
うまく諦めながら
前向きに
前向きに
それでも何か不安があった時は
イタタ……
最近右肩が…
「ふっ」って一度鼻で笑ってみるの
ふっ
そうするとね
なんか
いろいろ痛いのは
がんばってるんだから
仕方ないわ……
大したことじゃないように
思えてくるから
今なら…
奈落の底に落ちていた
私に言ってあげたい

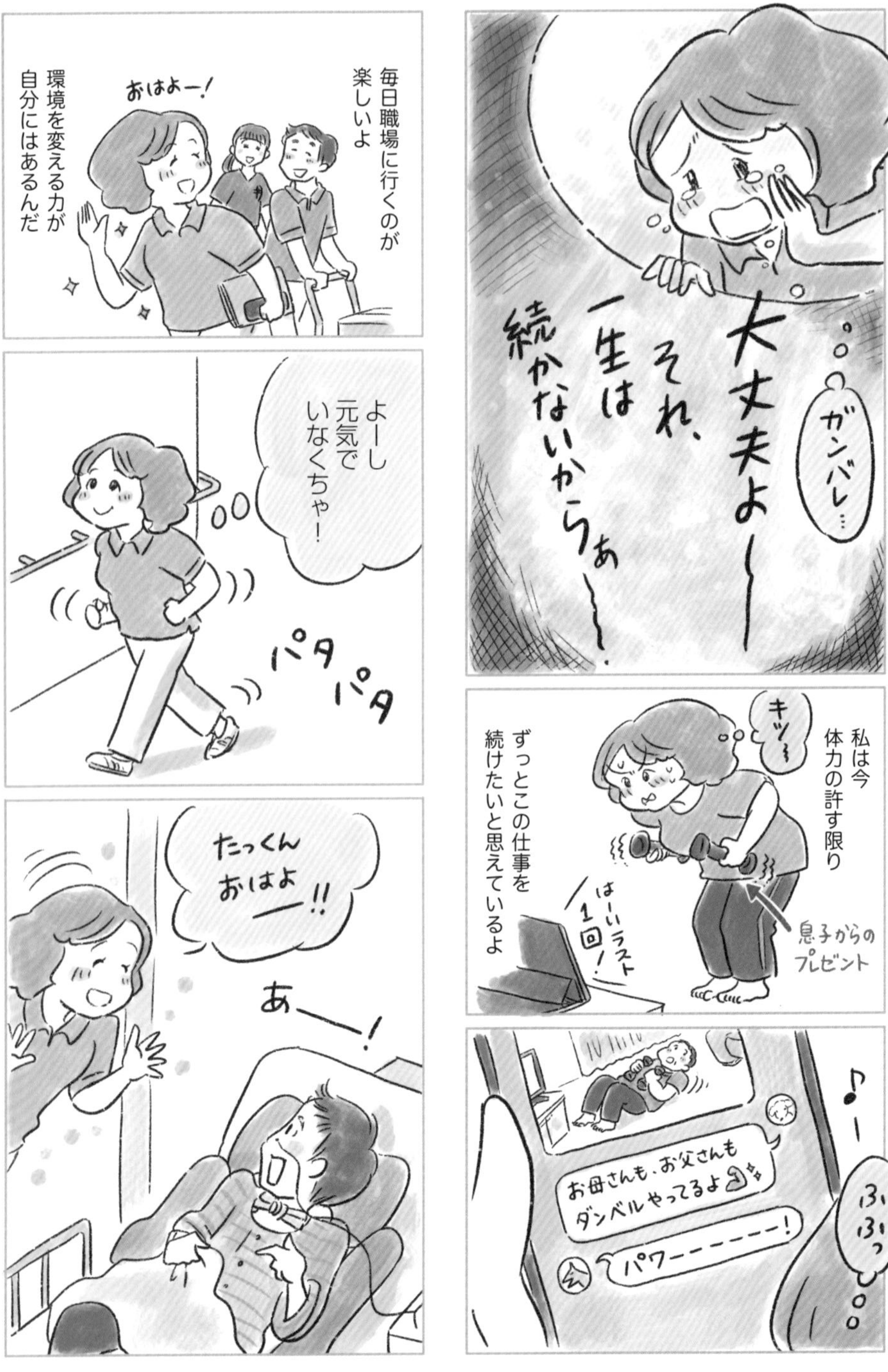
ガンバレ…
大丈夫よ〜〜
それ、一生は続かないからぁ〜〜。
私は今体力の許す限り
キッ〜
はーいラスト1回！
息子からのプレゼント
ずっとこの仕事を続けたいと思えているよ
♪〜
お母さんも、お父さんもダンベルやってるよ
パワーーーーーー！
ふふっ
毎日職場に行くのが楽しいよ
おはよー！
環境を変える力が自分にはあるんだ
よーし元気でいなくちゃ！
パタパタ
たっくんおはよ——!!
あ——！

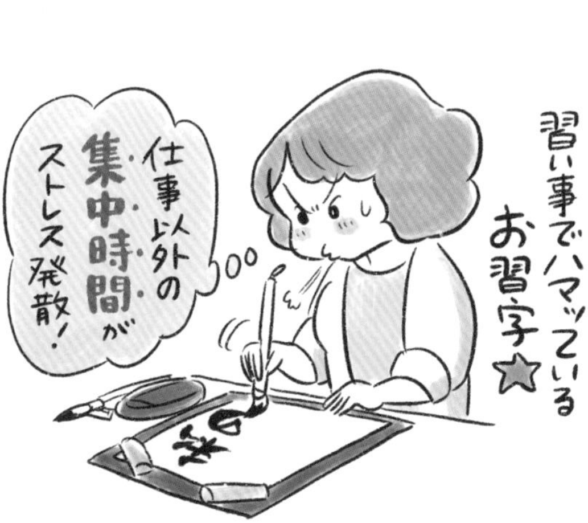
習い事でハマッているお習字★
仕事以外の集中時間がストレス発散！

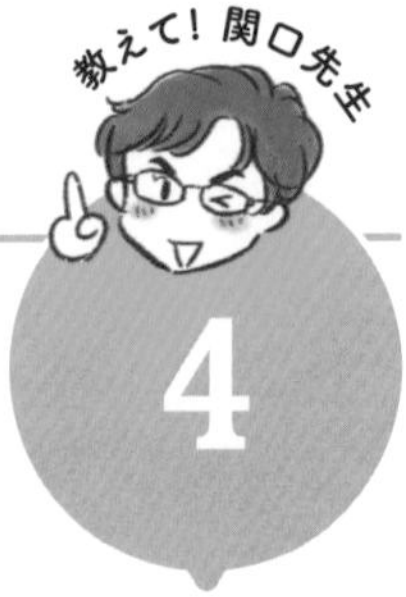

HRT（ホルモン補充療法）は進化中！
早めに手を打てば、ラクになります

ホルモン補充療法・漢方薬・サプリメント

更年期症状は、病院や薬で改善するの？

関口 「更年期症状」の原因は、女性ホルモン量が乱高下しながら減っていくこと。だから、その乱高下をなだらかにすることが治療になります。**治療の中心は、「HRT（ホルモン補充療法）」と「漢方薬」**ですね。

原 **HRT、「ホルモン補充療法」**というネーミングから、「更年期症状」が重い人向けかな？　というイメージです。

関口 というわけでもないのよ。HRTは、**必要最小量のエストロゲンを薬で補う治療法。**補充するエストロゲン量は、低用量ピルよりずっと少ないの。治療は基本的に**「エストロゲン製剤」の処方薬で、健康保険も適用されます。**パッチ（貼り薬）、ジェル（塗り薬）、飲み薬、膣剤や注射もあって。パッチやジェルは、皮膚から吸収されて血管に入るから、肝臓や胃に負担がかからないの。エストロゲンを補充すると自律神経に作用して、特にホットフラッシュなどの自律神経失調症状に高い効果があると言われています。あとは、イライラや不安感といったメンタルトラブルね。それに加えて、エストロゲンは肌とか骨とかを維持する役割もあ

漢方は、処方薬も市販薬も成分は同じ。オーダーメイド感覚で微調整できるの

るから、皮膚や粘膜の乾燥、コレステロール値、骨密度がよくなることも。つまり、**閉経後のトラブル予防にもなる**わけね。だから最近はエストロゲン値が下がりきる前から使う傾向にあって、治療に取り入れる医師も増えています。一方でHRTを実施していない医療機関もあるから、事前に確認してね。あと、**HRTが受けられない人もいます**。例えば、乳がん・子宮体がん・血栓症の治療中もしくは経験者。ヘビースモーカー、肥満、基礎疾患がある人も、受けられない可能性があって。なぜかと言うと、ごくまれに血栓症を起こすことがあるからなの。だからHRT前に子宮がん・乳がんなどしっかり検査をします。副作用としては、不正出血、乳房の張り、胃の不調などが報告されている。そのあたりもきちんと説明して、相談し合える医師の元で治療を受けられるといいわよね。

原　なるほど〜。一方の「漢方薬」は、昔からの治療法ですよね。

関口　そう。**漢方薬は、直接的にエストロゲン量を上げることはないんだけど、エストロゲンの乱高下による全身症状を緩和する**ことがわかっていて。HRTと併用したり、初診の検査結果が出るまで漢方薬をすすめることもあるわね。漢方では、**症状と同時に「証《しょう》」、その人の体力や体質ね、も診る**から、同じ症状でも人によって処方は違ったりするの。よく使われる〝婦人科三大漢方〟、「当帰芍薬《とうきしゃくやく》散《さん》」（虚弱体質の人向け）、「加味《かみ》逍遙散《しょうようさん》」（やや虚弱体質の人向け）、「桂枝茯苓丸《けいしぶくりょうがん》」（比較的体力がある人向け）は、比較的即効性もあるのよ。

原　ああ！　私も「更年期症状かも？」と思い始めた時期に、ドラッグストアに見に

関口　行って、覚えがあります。あの、市販薬と処方薬は、やっぱり違うんですか？

ここが日本のすごいところなんだけど、市販薬と処方薬の中身は全く同じなの。ただ生薬の量が違う。市販薬は、処方薬の半分。だから服用回数が少なかったりするわ。市販薬を選ぶ時は、配合されている生薬の数を見てみて。多種類のものは、マイルドに全般的に効かせるイメージ。軽めの症状がいくつかある人が、長期間服用してゆっくり治すのに向いています。反対に、強めの症状は生薬の数が少なめのもので、ピンポイントでしっかり効かせる。空腹時に白湯で飲むといいんだけど、タイミングより服用回数を守ることかな。

サプリメントは治療のサポート役。閉経後のケアにもおすすめよ

関口　そうやって治療して症状が改善してきた人、あとは「いきなりHRTはちょっと…」って人、逆にそもそも症状が軽めの人には、女性ホルモン様《よう》の抗酸化物質サプリメントを処方しますね。具体的に言うと「イソフラボンエクオール」という成分なんだけど、更年期症状の改善や骨粗しょう症予防効果、メタボ改善効果なども報告され始めています。

原　大豆イソフラボンに、女性ホルモンに似た働きがあると聞いたことがあります。

関口　イソフラボン自体にその働きはなく、イソフラボンを摂取すると、腸内細菌が「エクオール」という成分を生成するの。でも、エクオールを生成する腸内細菌を持つ人は、日本人では2人に1人の割合。生成できる人でも、エクオールは毎日排出されてしまうから、閉経後のトラブル予防としても、覚えておくといいわよ。

私の生理のしまい方

CASE 5

それでも踊る、私

リサ
会社員／
ダンサー（49歳）

夫（50歳）
長女（中3）
次女（小6）
と4人暮らし

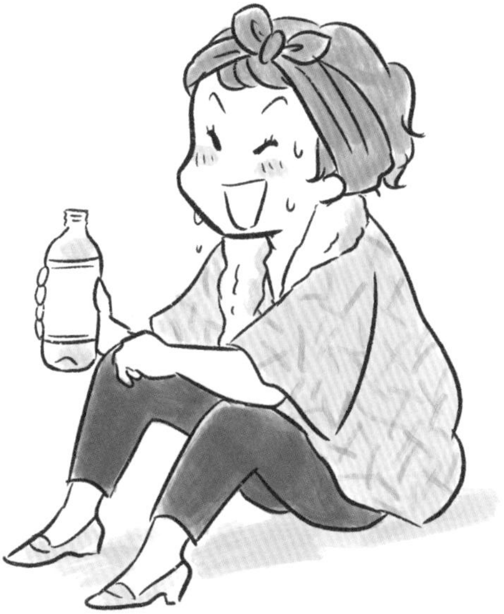

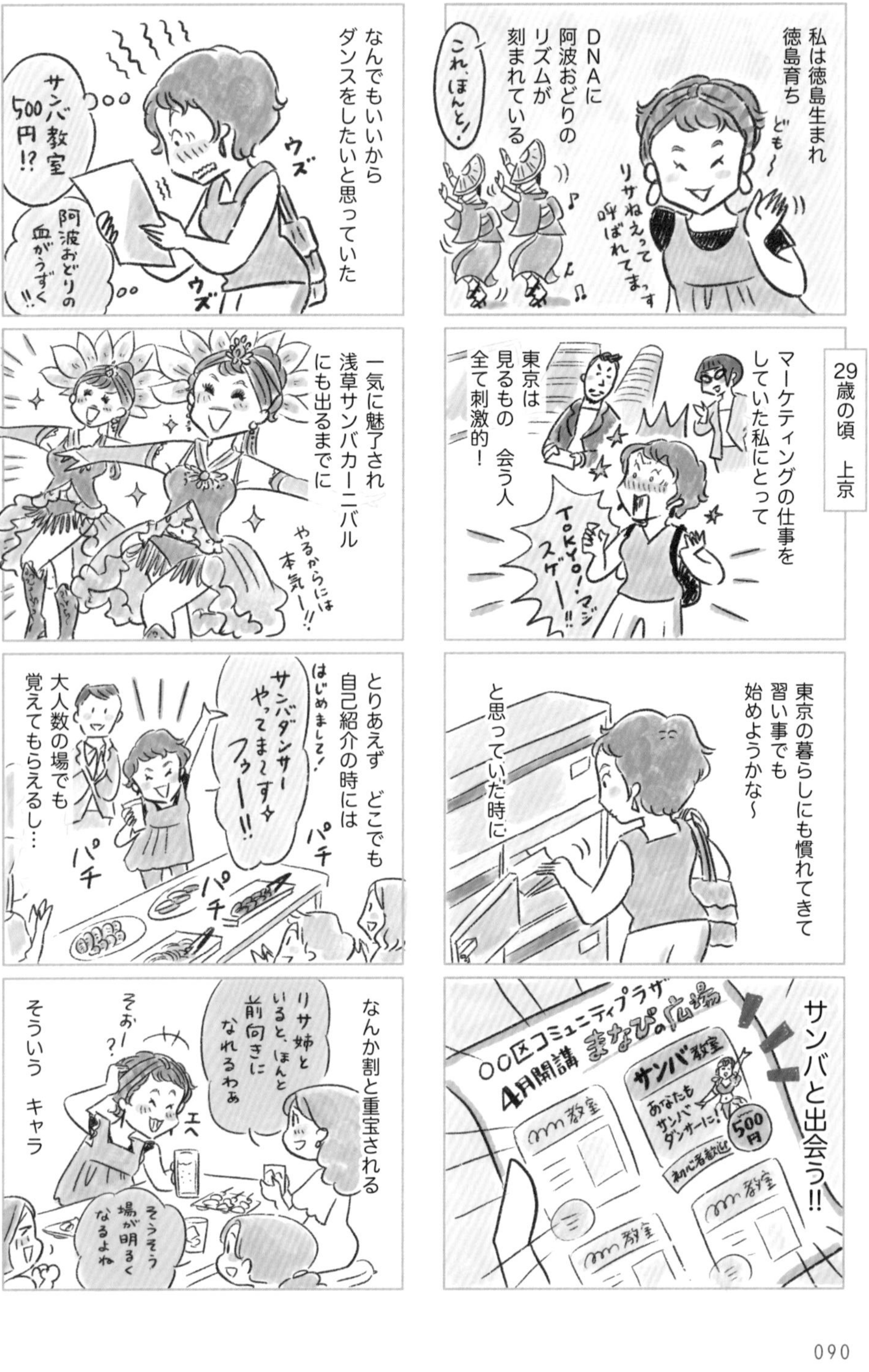

私は徳島生まれ
徳島育ち
ども〜
リサねえって呼ばれてまっす
DNAに
阿波おどりの
リズムが
刻まれている
これ、ほんと!
29歳の頃　上京
マーケティングの仕事を
していた私にとって
東京は
見るもの　会う人
全て刺激的!
TOKYO! マジスゲー!!
東京の暮らしにも慣れてきて
習い事でも
始めようかな〜
と思っていた時に
サンバと出会う!!
○○区コミュニティプラザ まなびの広場
4月開講
サンバ教室
あなたもサンバダンサーに!
500円
初心者歓迎
なんでもいいから
ダンスをしたいと思っていた
ウズ
ウズ
サンバ教室500円!?
阿波おどりの血がうずく!!
一気に魅了され
浅草サンバカーニバル
にも出るまでに
やるからには本気ー!!
とりあえず　どこでも
自己紹介の時には
はじめまして!
サンバダンサーやってまーす☆フゥー!!
パチ
パチ
パチ
大人数の場でも
覚えてもらえるし…
なんか割と重宝される
リサ姉といると、ほんと前向きになれるわぁ
そぉ!?
エヘ
そうそう場が明るくなるよね
そういう　キャラ

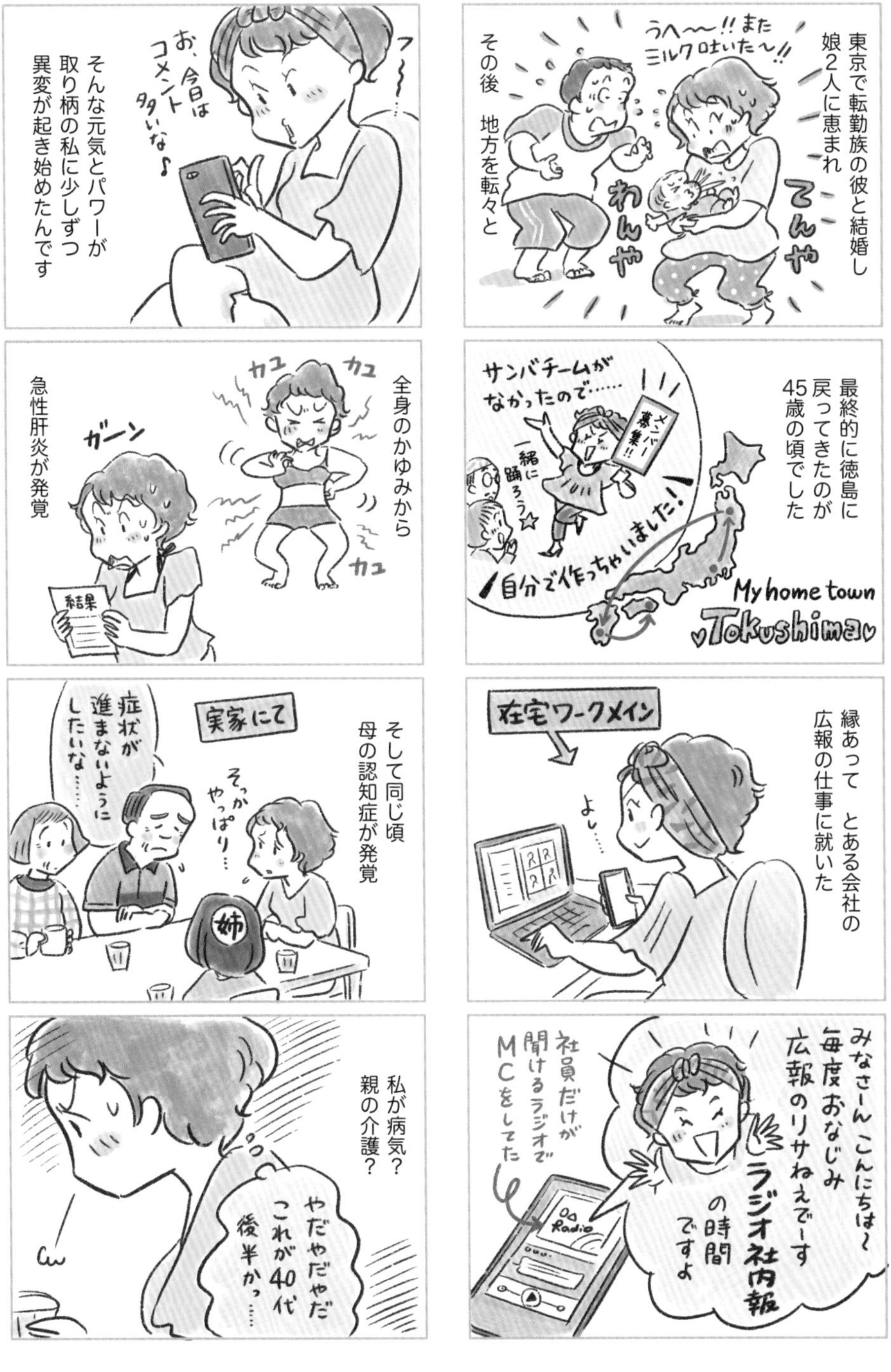

東京で転勤族の彼と結婚し
娘2人に恵まれ
うへ〜〜!!また
ミルク吐いた〜!!
てんや
わんや
その後　地方を転々と
最終的に徳島に
戻ってきたのが
45歳の頃でした
サンバチームが
なかったので……
メンバー募集!!
一緒に踊ろう☆
自分で作っちゃいました!
My home town
Tokushima
縁あって　とある会社の
広報の仕事に就いた
在宅ワークメイン
よし……
みなさーん こんにちは〜
毎度おなじみ
広報のリサねえでーす
ラジオ社内報
の時間ですよ
社員だけが
聞けるラジオで
MCをしてた
そんな元気とパワーが
取り柄の私に少しずつ
異変が起き始めたんです
お、今日は
コメント
多いな♪
フ〜……
全身のかゆみから
カユ
カユ
カユ
ガーン
結果
急性肝炎が発覚
そして同じ頃
母の認知症が発覚
実家にて
症状が
進まないように
したいな……
そっか
やっぱり…
姉
私が病気?
親の介護?
やだやだやだ
これが40代
後半かっ……

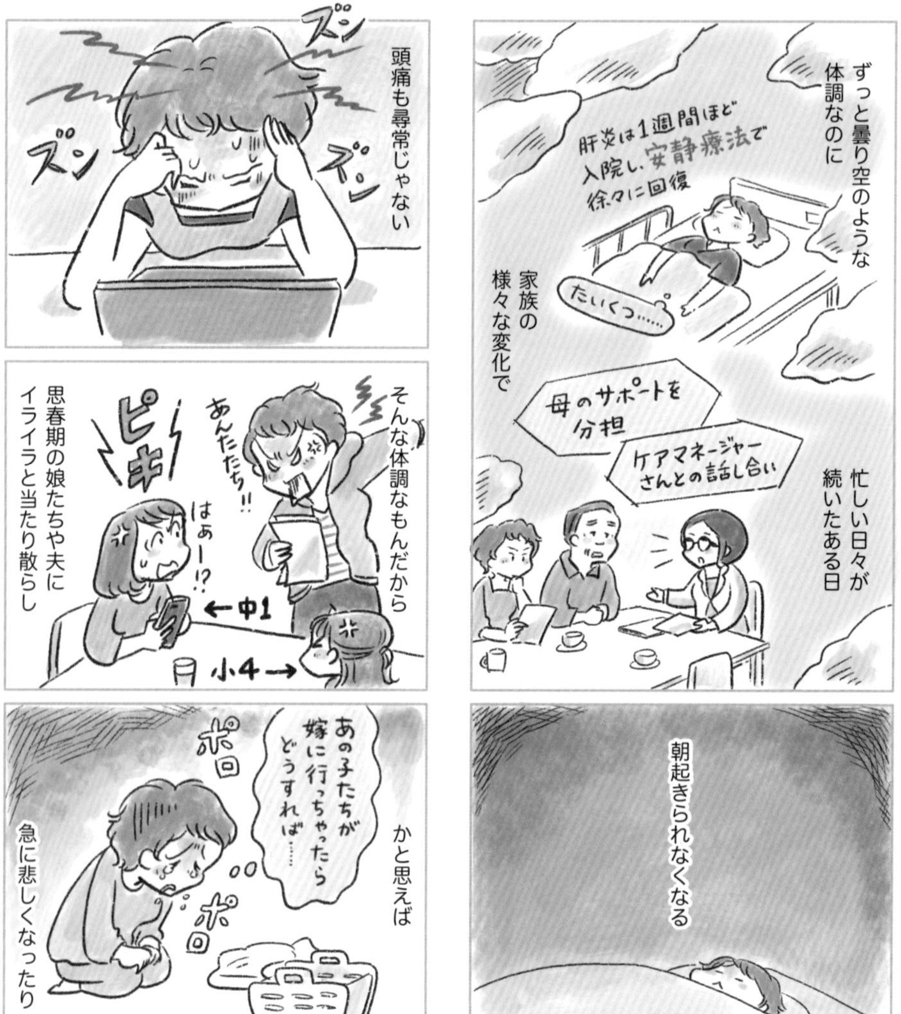

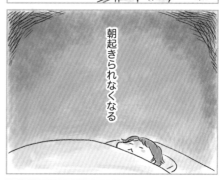

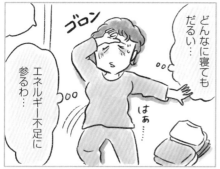

ずっと曇り空のような体調なのに
肝炎は1週間ほど入院し、安静療法で徐々に回復
たいくつ……
家族の様々な変化で
母のサポートを分担
ケアマネージャーさんとの話し合い
忙しい日々が続いたある日
朝起きられなくなる
やっと起きても目が猛烈に見づらい
だめだ……仕事にならん
少しの作業ですぐに眼精疲労…
ズン
ズン
ズン
頭痛も尋常じゃない
そんな体調なもんだから
あんたたち!!
ピキ
はぁー!?
←中1
小4→
思春期の娘たちや夫にイライラと当たり散らし
かと思えば
あの子たちが嫁に行っちゃったらどうすれば……
ポロ
ポロ
急に悲しくなったり
ゴロン
どんなに寝てもだるい…
はぁ……
エネルギー不足に参るわ…

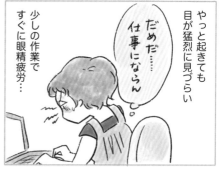

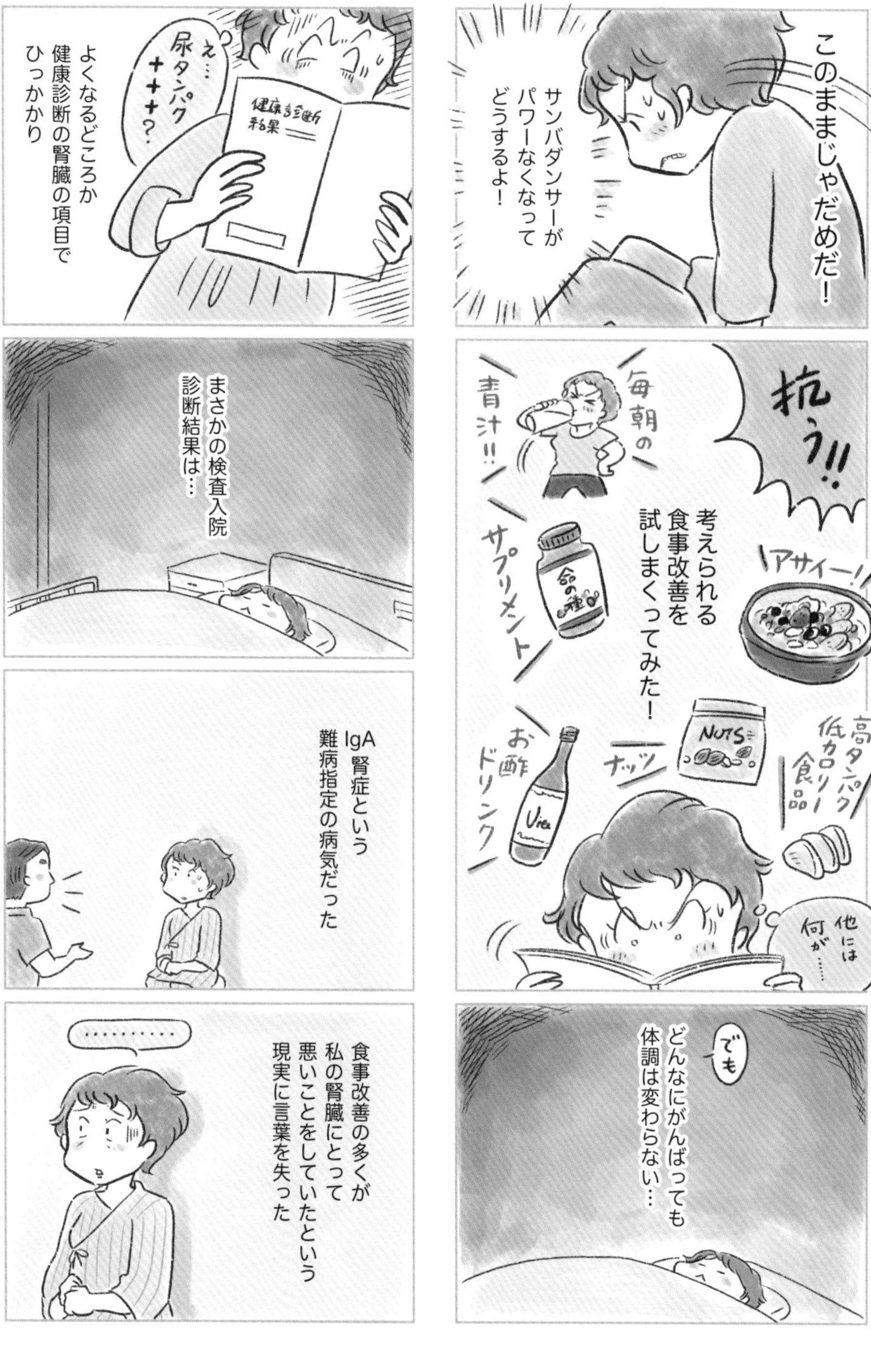

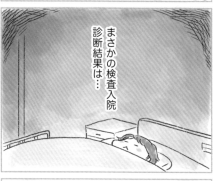

このままじゃだめだ!
サンバダンサーがパワーなくなってどうするよ!
抗う!!
考えられる食事改善を試しまくってみた!
毎朝の青汁!!
サプリメント
命の種
アサイー!
高タンパク低カロリー食品
NUTS
ナッツ
お酢ドリンク
他には何が……
でも
どんなにがんばっても体調は変わらない…
え…尿タンパク++++?
健康診断結果
よくなるどころか健康診断の腎臓の項目でひっかかり
まさかの検査入院
診断結果は…
IgA腎症という難病指定の病気だった
…………
食事改善の多くが私の腎臓にとって悪いことをしていたという現実に言葉を失った

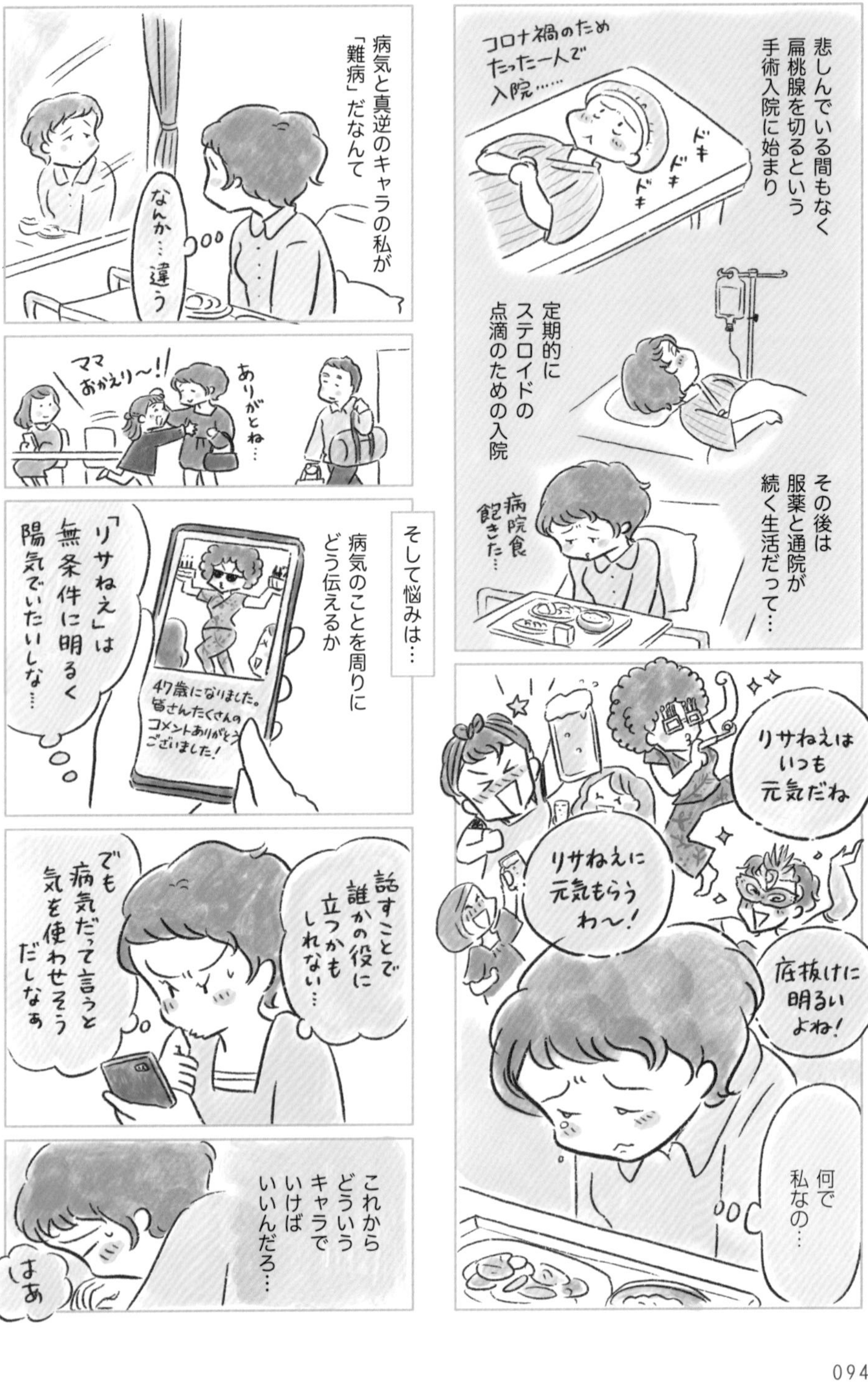
悲しんでいる間もなく扁桃腺を切るという手術入院に始まり
コロナ禍のため たった一人で 入院……
ドキ ドキ ドキ
定期的にステロイドの点滴のための入院
その後は服薬と通院が続く生活だって…
病院食 飽きた…
リサねえは いつも 元気だね
リサねえに 元気もらうわ〜!
底抜けに 明るいよね!
何で私なの…
病気と真逆のキャラの私が「難病」だなんて
なんか…違う
ママ おかえり〜!
ありがとね…
そして悩みは…
病気のことを周りにどう伝えるか
47歳になりました。皆さんたくさんのコメントありがとうございました!
「リサねえ」は 無条件に明るく 陽気でいたいしな…
話すことで 誰かの役に 立つかも しれない…
でも 病気だって言うと 気を使わせそう だしなぁ
これから どういう キャラで いけば いいんだろ…
はあ

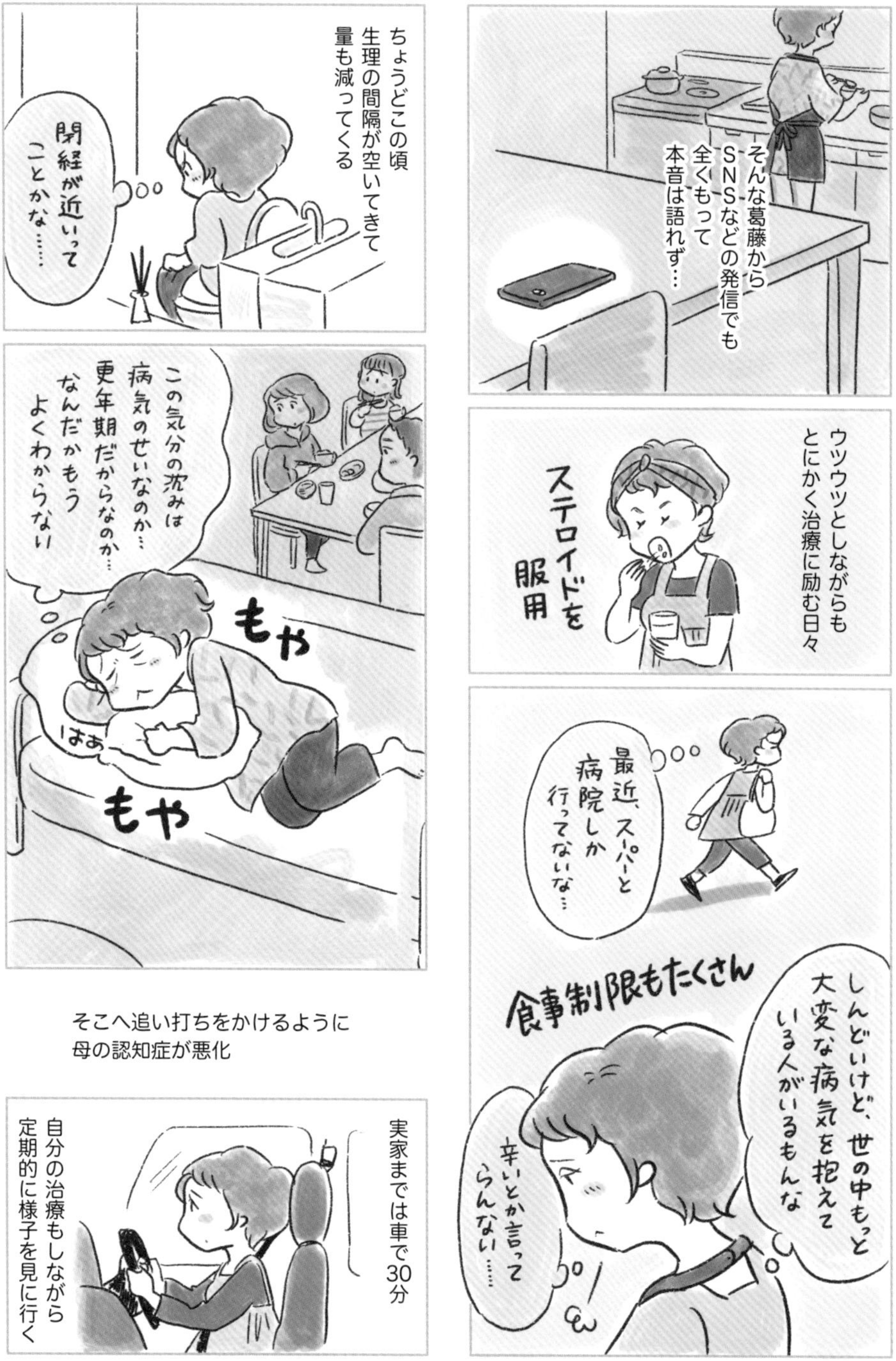
そんな葛藤から
SNSなどの発信でも
全くもって
本音は語れず…
ウツウツとしながらも
とにかく治療に励む日々
ステロイドを服用
最近、スーパーと病院しか行ってないな…
食事制限もたくさん
しんどいけど、世の中もっと大変な病気を抱えている人がいるもんな
辛いとか言ってらんない……
ちょうどこの頃
生理の間隔が空いてきて
量も減ってくる
閉経が近いってことかな……
この気分の沈みは病気のせいなのか…更年期だからなのか…なんだかもうよくわからない
もや
はぁ
もや
そこへ追い打ちをかけるように
母の認知症が悪化
実家までは車で30分
自分の治療もしながら
定期的に様子を見に行く

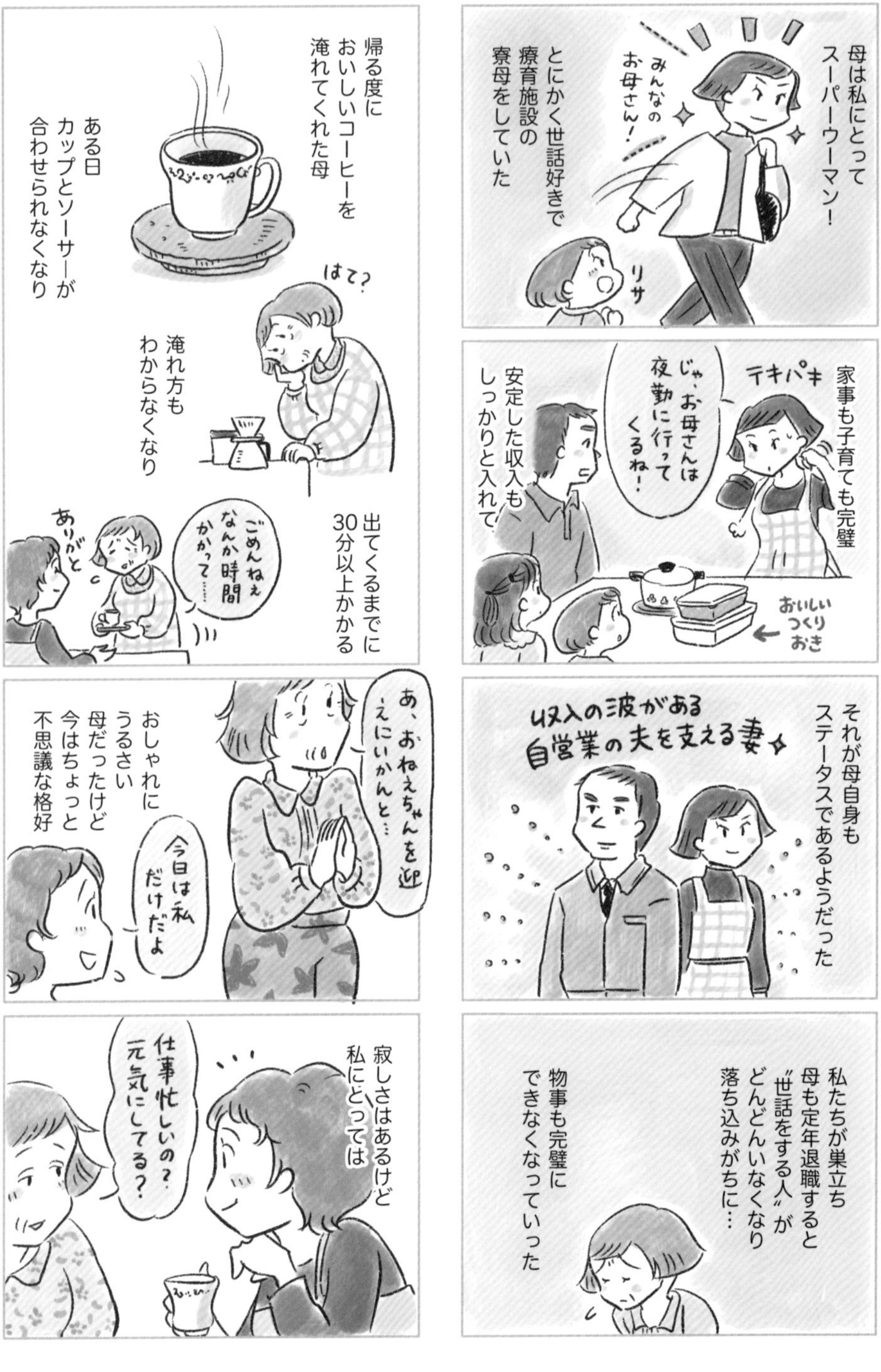

母は私にとって
スーパーウーマン！
みんなのお母さん！
とにかく世話好きで
療育施設の
寮母をしていた
リサ
家事も子育ても完璧
テキパキ
じゃ、お母さんは
夜勤に行って
くるね！
安定した収入も
しっかりと入れて
おいしい
つくり
おき
それが母自身も
ステータスであるようだった
収入の波がある
自営業の夫を支える妻
私たちが巣立ち
母も定年退職すると
“世話をする人”が
どんどんいなくなり
落ち込みがちに…
物事も完璧に
できなくなっていった
帰る度に
おいしいコーヒーを
淹れてくれた母
ある日
カップとソーサーが
合わせられなくなり
はて？
淹れ方も
わからなくなり
出てくるまでに
30分以上かかる
ごめんねぇ
なんか時間
かかって……
ありがと
あ、おねえちゃんを迎
えにいかんと…
おしゃれに
うるさい
母だったけど
今はちょっと
不思議な格好
今日は私
だけだよ
寂しさはあるけど
私にとっては
仕事忙しいの？
元気にしてる？

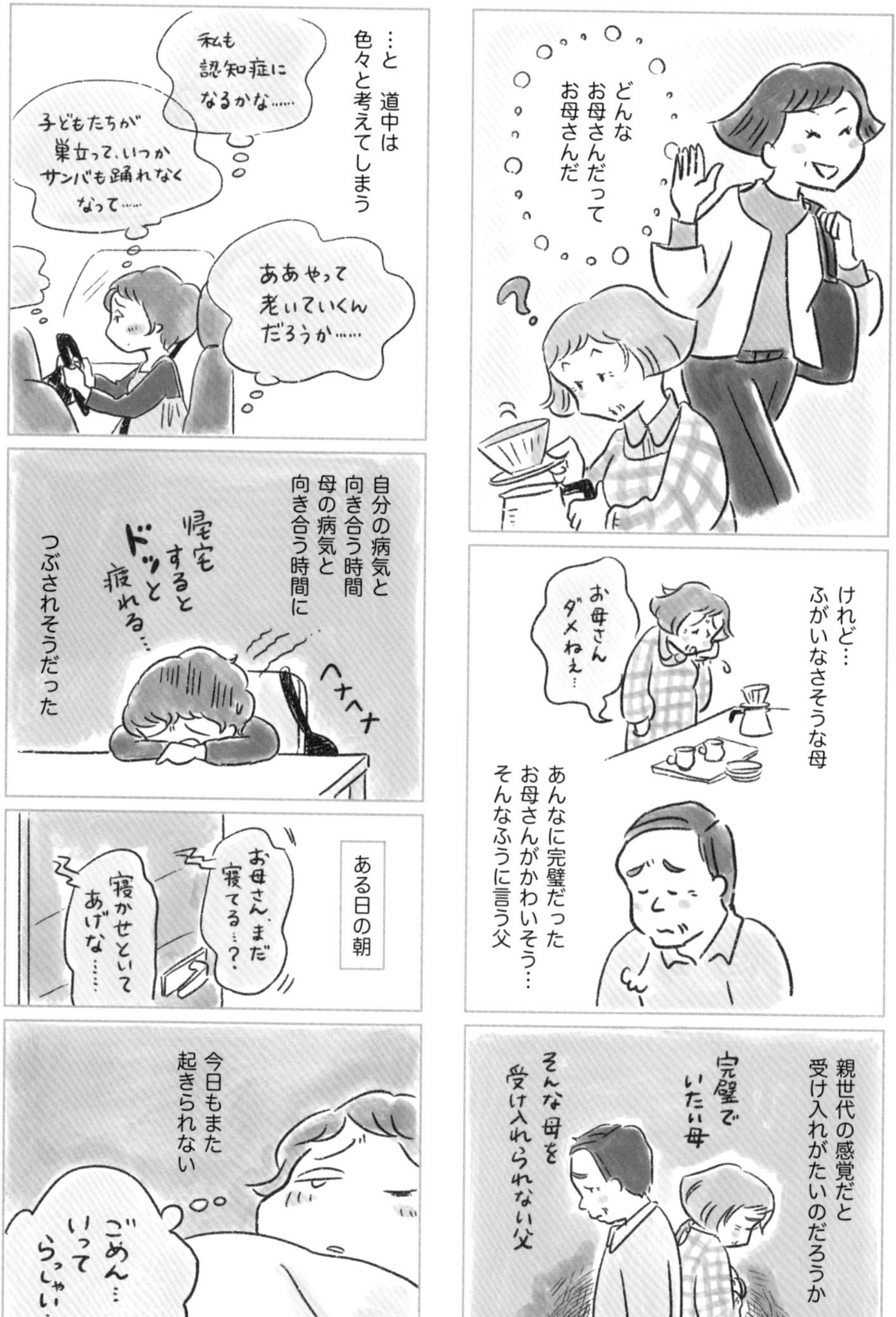
どんな お母さんだって お母さんだ
けれど… ふがいなさそうな母
お母さん ダメねぇ…
あんなに完璧だった お母さんがかわいそう… そんなふうに言う父
親世代の感覚だと 受け入れがたいのだろうか
完璧でいたい母
そんな母を受け入れられない父
…と 道中は 色々と考えてしまう
私も 認知症に なるかな……
子どもたちが 巣立って、いつか サンバも踊れなく なって……
ああやって 老いていくんだろうか……
自分の病気と 向き合う時間 母の病気と 向き合う時間に
帰宅 すると ドッと 疲れる…
ヘナヘナ
つぶされそうだった
ある日の朝
お母さん、まだ 寝てる…？
寝かせといて あげな……
今日もまた 起きられない
ごめん… いってらっしゃい…

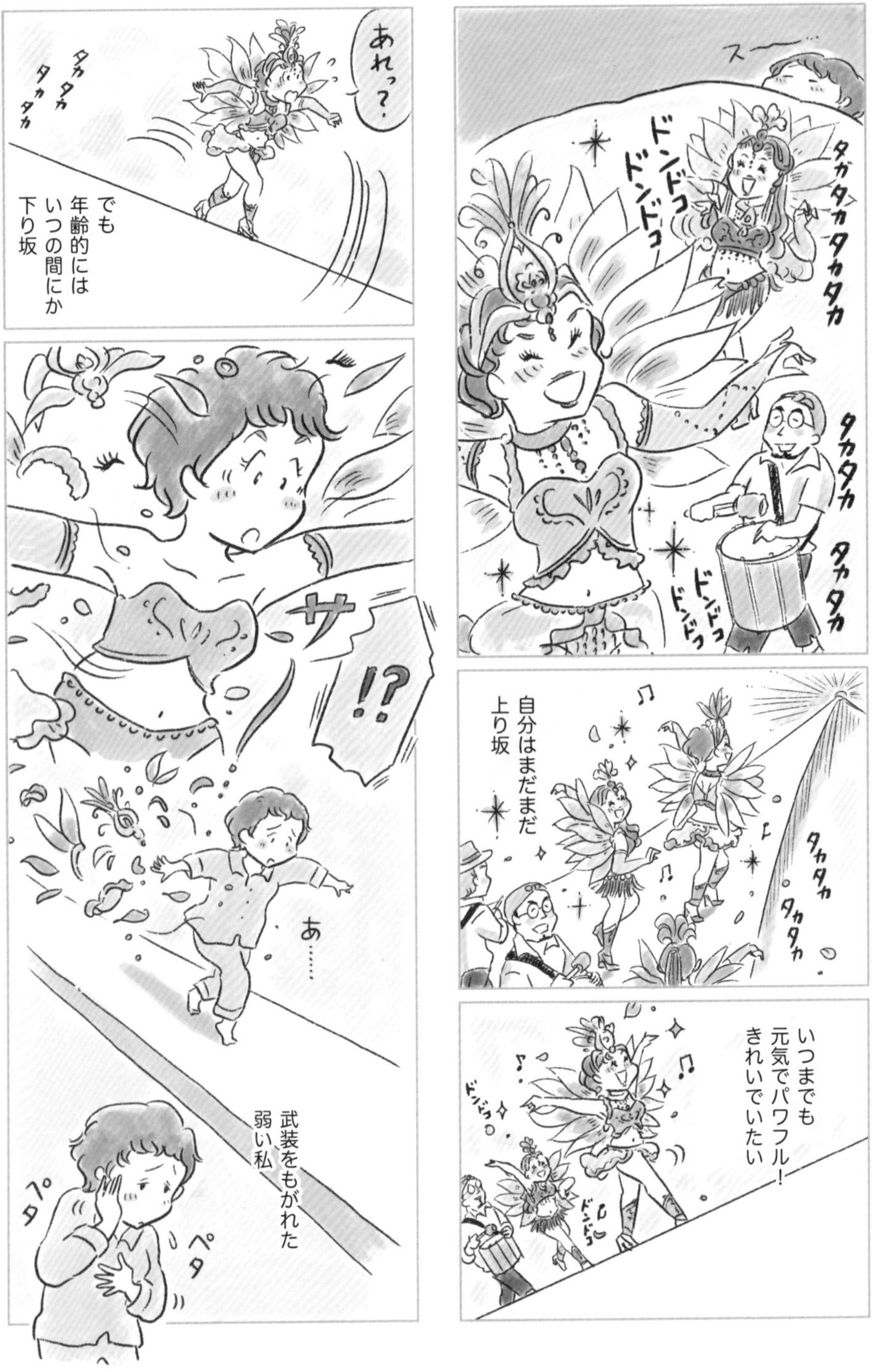
ス〜〜…
ドンドコドンドコ
タカタカタカタカタカタカ
タカタカ
タカタカ
ドンドコドンドコ
自分はまだまだ上り坂
タカタカ
タカタカ
いつまでも元気でパワフル！きれいでいたい
ドンドコ
ドンドコ
でも年齢的にはいつの間にか下り坂
あれっ？
タカタカタカタカ
サ
!?
あ……
武装をもがれた弱い私
ペタ
タプ

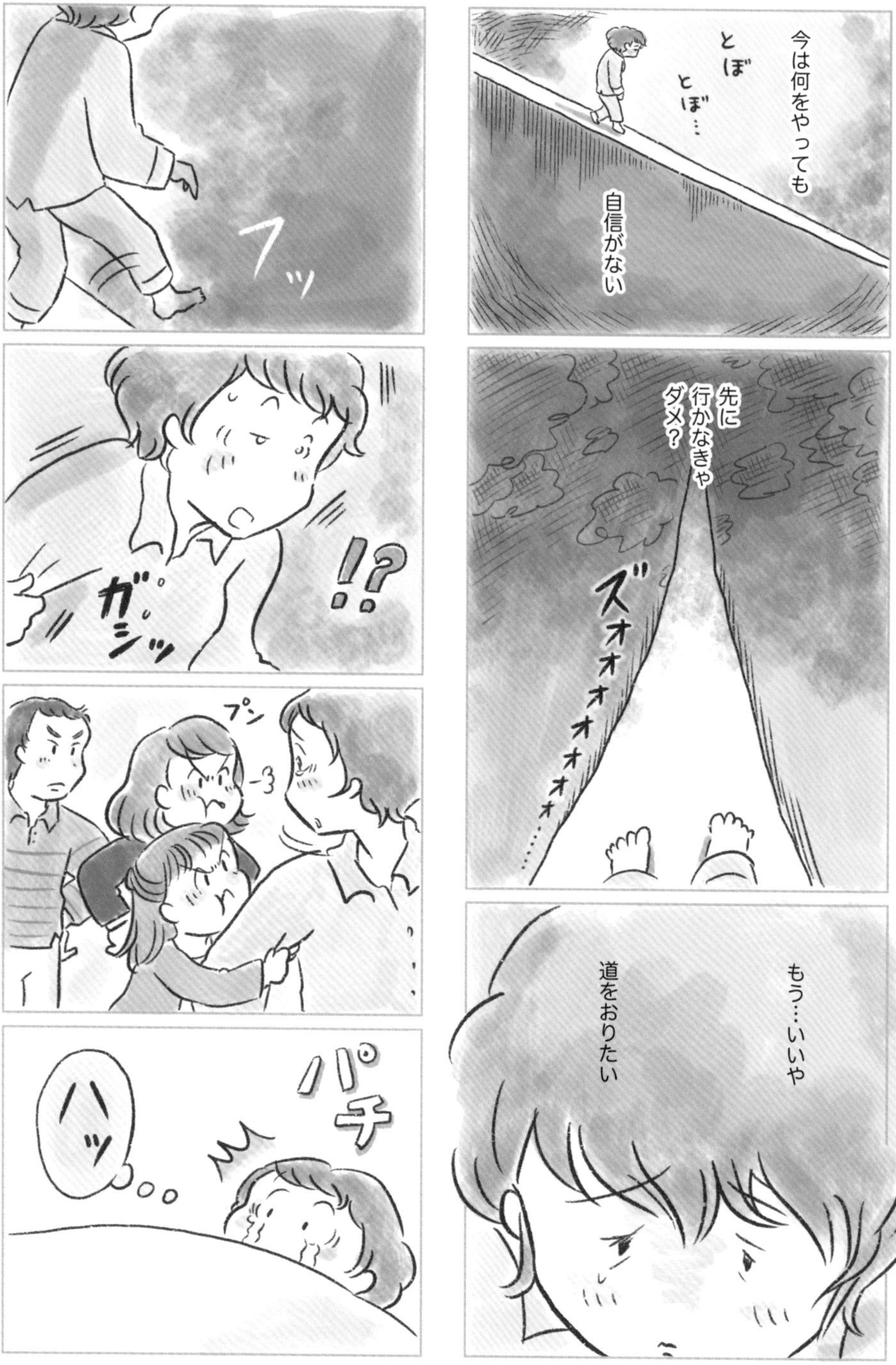

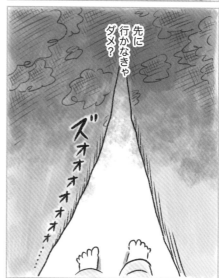

今は何をやっても
とぼ
とぼ…
自信がない
先に行かなきゃダメ？
ズオオオオオオオ……
もう…いいや
道をおりたい
フッ
ガシッ
!?
プン
ハッ
パチ

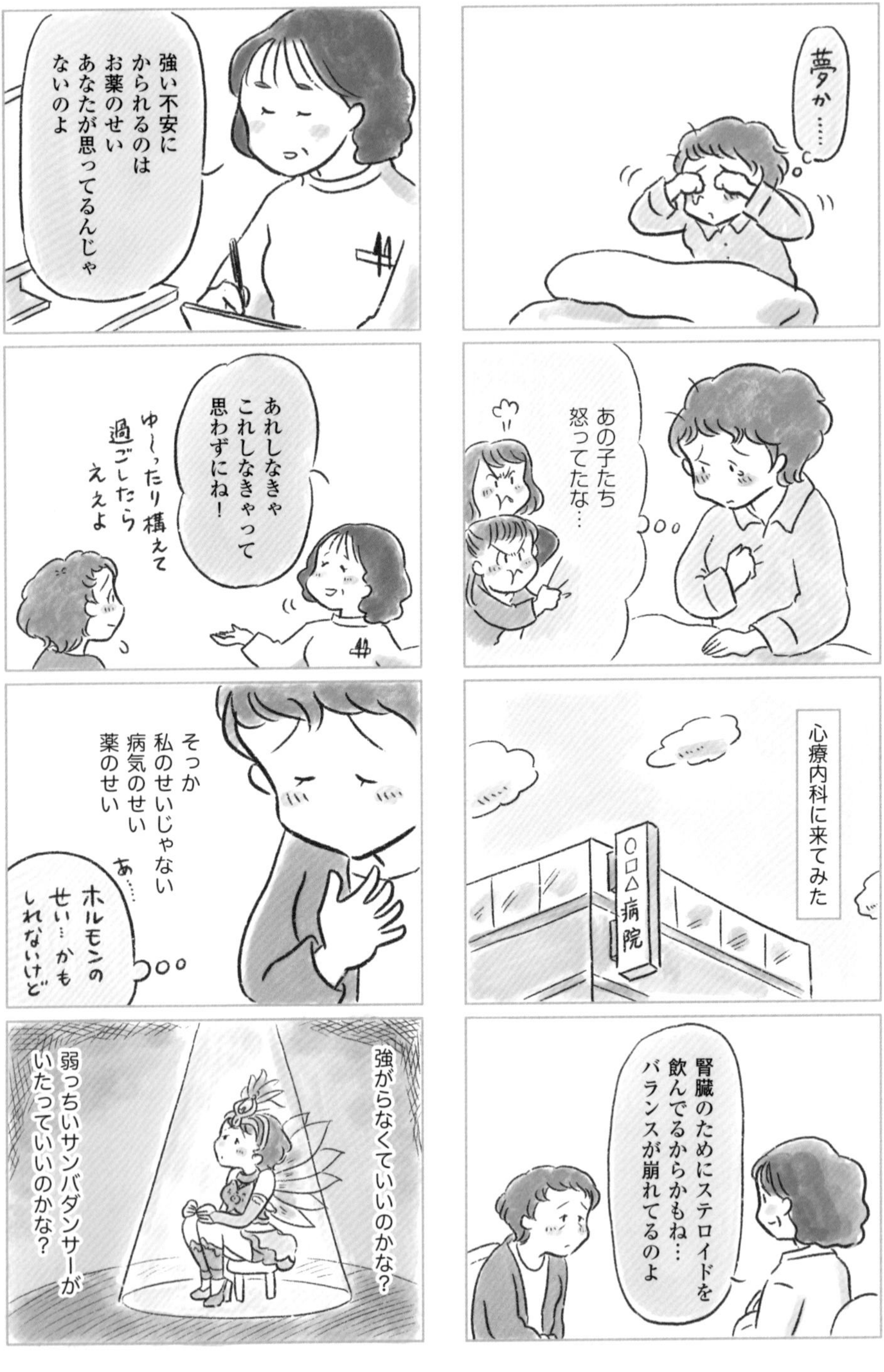

夢か……
あの子たち怒ってたな…
心療内科に来てみた
○□△病院
腎臓のためにステロイドを飲んでるからかもね…バランスが崩れてるのよ
強い不安にかられるのはお薬のせいあなたが思ってるんじゃないのよ
あれしなきゃこれしなきゃって思わずにね！
ゆ〜ったり構えて過ごしたらええよ
そっか私のせいじゃない病気のせい薬のせい
あ……
ホルモンのせい…かもしれないけど
強がらなくていいのかな？
弱っちいサンバダンサーがいたっていいのかな？

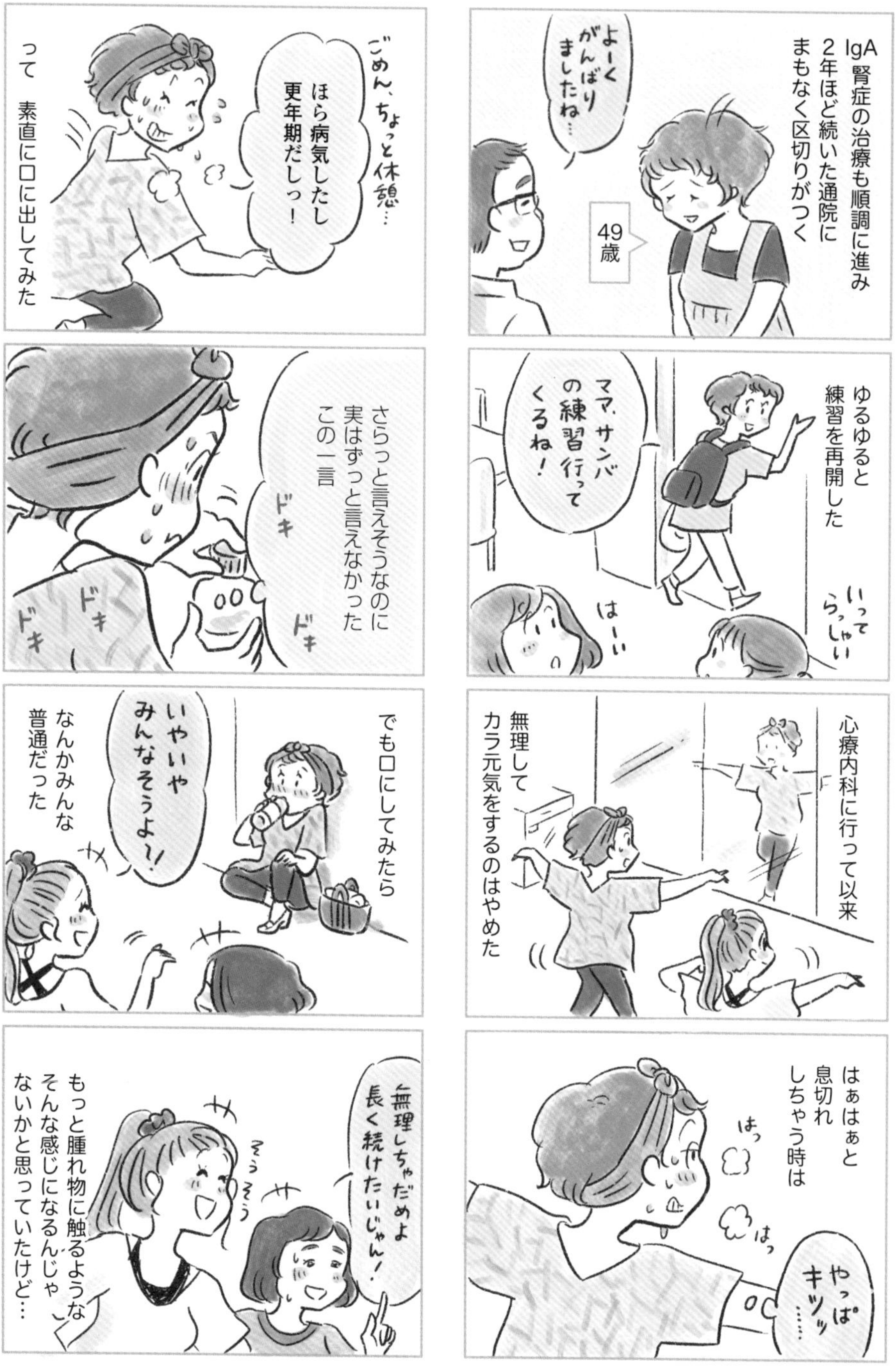
IgA腎症の治療も順調に進み
2年ほど続いた通院に
まもなく区切りがつく
よーくがんばりましたね…
49歳
ゆるゆると練習を再開した
ママ、サンバの練習行ってくるね！
いってらっしゃい
はーい
心療内科に行って以来
無理してカラ元気をするのはやめた
はぁはぁと息切れしちゃう時は
はっ
はっ
やっぱキツッ……
ごめん、ちょっと休憩…
ほら病気したし更年期だしっ！
って 素直に口に出してみた
さらっと言えそうなのに
実はずっと言えなかった
この一言
ドキ
ドキ
ドキ
ドキ
でも口にしてみたら
いやいやみんなそうよ?!
なんかみんな
普通だった
無理しちゃだめよ
長く続けたいじゃん！
そうそう
もっと腫れ物に触るような
そんな感じになるんじゃ
ないかと思っていたけど…

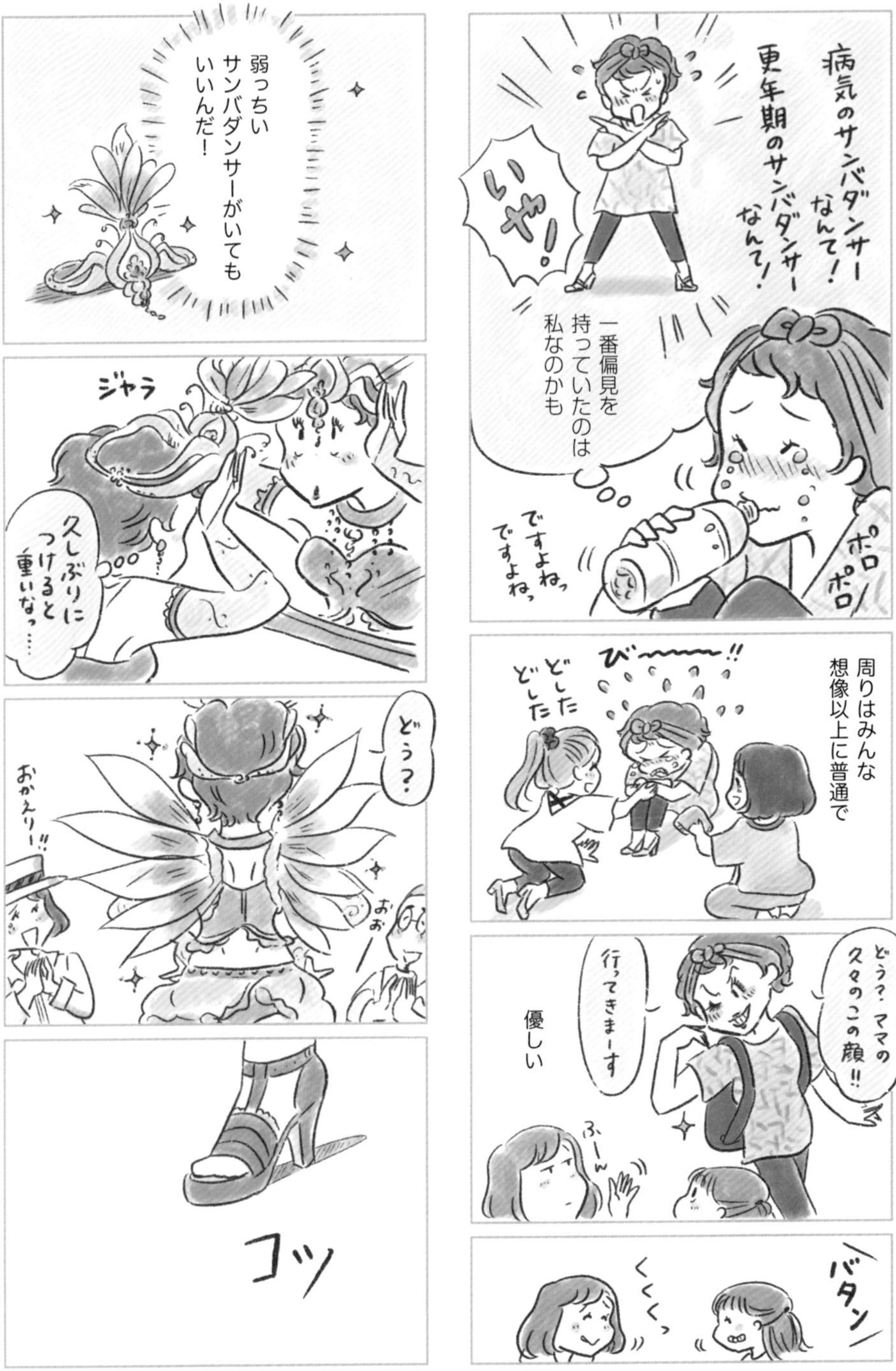

病気のサンバダンサーなんて！
更年期のサンバダンサーなんて！
いや！
一番偏見を持っていたのは私なのかも
ですよねっ ですよねっ
ポロポロ
周りは想像以上にみんな普通で
び〜〜〜!!
どしたどした
どう？ママの久々のこの顔!!
行ってきまーす
優しい
ふーん
バタン
くくくっ
弱っちいサンバダンサーがいてもいいんだ！
ジャラ
久しぶりにつけると重いなっ……
どう？
おかえりー!!
おお
コッ

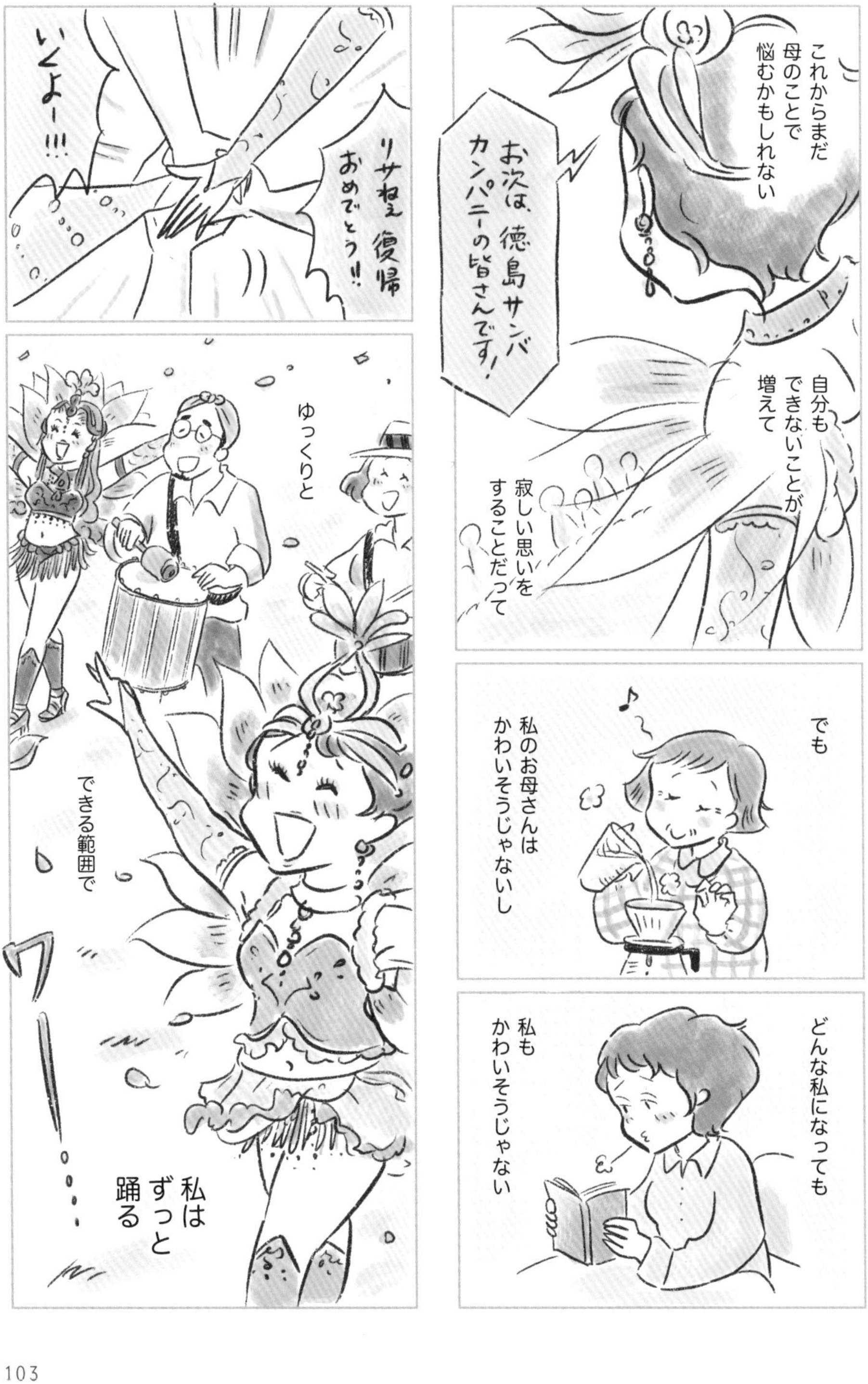

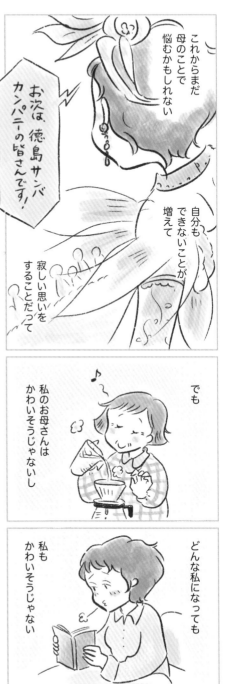

これからまだ
母のことで
悩むかもしれない
お次は、徳島サンバカンパニーの皆さんです！
自分も
できないことが
増えて
寂しい思いを
することだって
でも
私のお母さんは
かわいそうじゃないし
どんな私になっても
私も
かわいそうじゃない
リサねえ 復帰
おめでとう!!
いくよー!!!
ゆっくりと
できる範囲で
ワー…
私は
ずっと
踊る

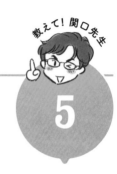

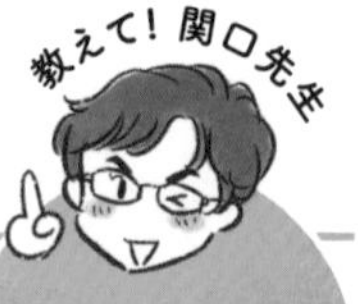

5

かかりつけ医になかなか出会えません

いい病院って、どう探せばいいですか？

3つめでやっといい病院にたどり着ける、そのくらいの気持ちでね

関口 リサさんのような超元気女子で、若い頃から生理による不定愁訴がほとんどなかった人が更年期を迎えると、エストロゲンの不安定さに体が慣れていないせいなのか、すごく調子が悪くなるケースもあるのよね。

原 なるほど…。リサさんは調子が悪くなって、がんばってセルフケアをしたんだけど、それがかえって腎臓に負担をかけていたわけですよね。

関口 セルフケア自体は悪くないのよ。まずは本やネットで情報を得て「これをすると調子が戻る」という対処法を知っておくのはいいことです。ただ、それでも全体の生活満足度が80%以下なら、医療機関に相談してみてください。違う病気が隠れていることもあるから…。不調が複数あって、どこに相談したらいいのかわからなければ、婦人科や女性外来にいらっしゃい。例えばうちは、月経に変化があって、原因がよくわからない不調を抱えている40～60歳は、血液検査をします。

原 関口先生のところみたいに、いい病院はどうやって探したらいいんですか？

関口 一つの病院に固執しないことかしら。最初は、ホームページや評判、建物の外観

といった〝見た目〟から選ぶと思うのだけれど、大切なのはやっぱり中身。しっくりきたらそこでOKだし、なんとなく不服があったり、違和感があったら、あっさりと2つめの病院に変えましょう。

原 病院の選び方だけじゃなく、人間関係の築き方にもつながるお話ですね。

関口 そうね。医者も患者も人間同士だから、相性がある。評判のいい病院でも、あなたには合わないこともあるでしょう。それに、ひとくくりに婦人科といっても、がん・妊娠関連・女性ホルモン関連などがあって、医師によって得意な分野が少しずつ違うのよ。だから今の自分が通える範囲で、相性もいい病院に出会える確率は1／3ぐらい、3ヶ所行けば出会えるくらいに思っておくのがコツかな。「更年期症状」が得意な病院は、看板やホームページに書いてあると思うから、あらかじめ確認しておくのもいいわよね。日本の医療制度のいいところの一つは、患者が自由に医師を選べることなのよ。

今、あなたは年齢的に「更年期」だから、閉経までに起こることに関心が強いかもしれない。でも、P136〜やP174〜で説明するように、閉経後にも女性特有の症状があるのよね。つまり、これからも病院や医師との付き合いはあるかもしれないの。治療だけではなく、悩みを相談できたり解決してくれる病院と出会うことも、閉経後の30年を楽しく生きる秘訣だと思うわ。

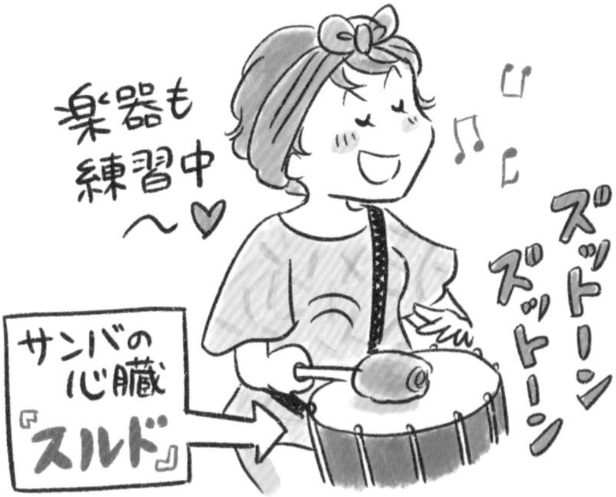
楽器も
練習中
〜♡
サンバの
心臓
『スルド』
ズットーン
ズットーン

CASE 6

私は運がいい

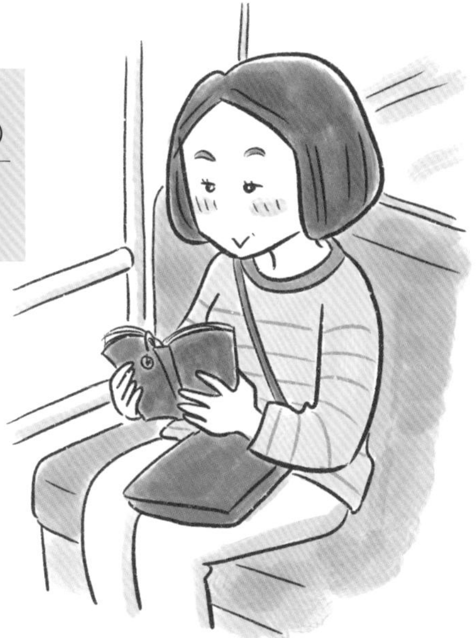

きよこ
元経理職員（66歳）

母（95歳）
と2人暮らし

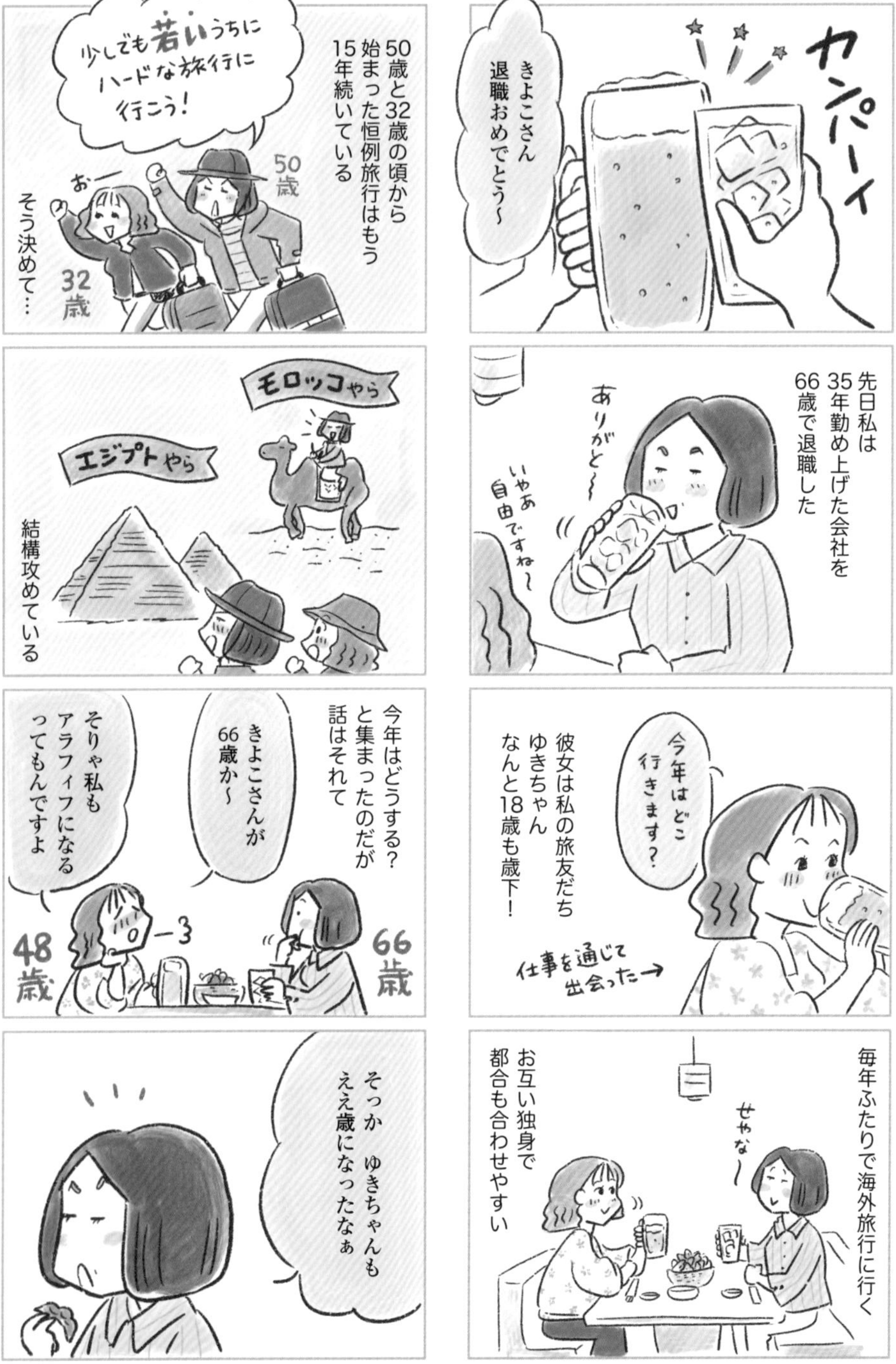
カンパーイ
きよこさん退職おめでとう〜
先日私は35年勤め上げた会社を66歳で退職した
ありがとー
いやあ自由ですね〜
彼女は私の旅友だちゆきちゃんなんと18歳も歳下!
今年はどこ行きます?
仕事を通じて出会った→
毎年ふたりで海外旅行に行く
お互い独身で都合も合わせやすい
せやな〜
50歳と32歳の頃から始まった恒例旅行はもう15年続いている
少しでも若いうちにハードな旅行に行こう!
50歳
おー
32歳
そう決めて…
モロッコやら
エジプトやら
結構攻めている
今年はどうする?と集まったのだが話はそれて
きよこさんが66歳か〜
そりゃ私もアラフィフになるってもんですよ
66歳
48歳
そっか ゆきちゃんもええ歳になったなぁ

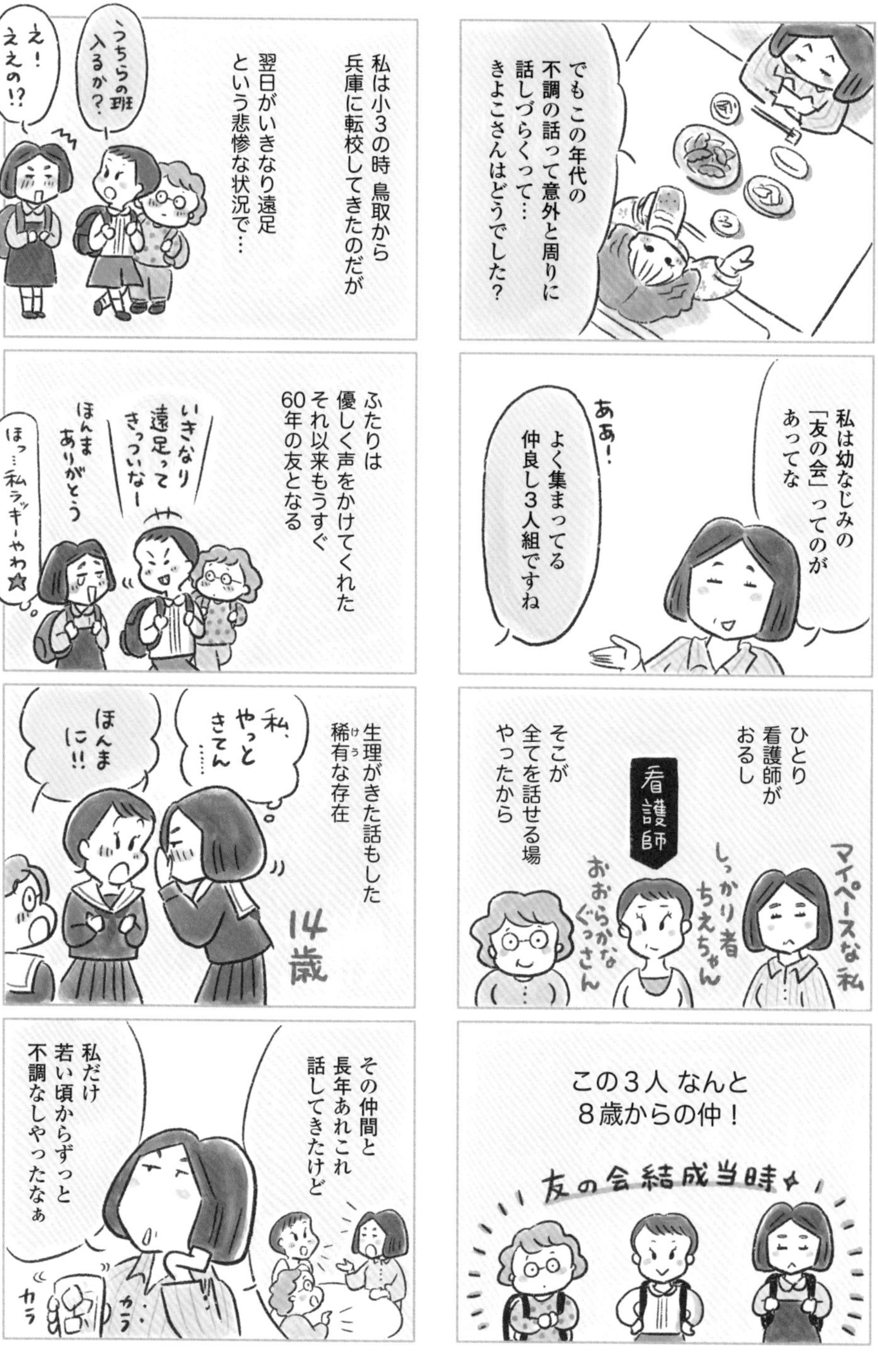

でもこの年代の
不調の話って意外と周りに
話しづらくって…
きよこさんはどうでした?
私は幼なじみの
「友の会」ってのが
あってな
ああ!
よく集まってる
仲良し3人組ですね
ひとり
看護師が
おるし
看護師
そこが
全てを話せる場
やったから
マイペースな私
しっかり者
ちえちゃん
おおらかな
ぐっさん
この3人 なんと
8歳からの仲!
友の会結成当時
私は小3の時 鳥取から
兵庫に転校してきたのだが
翌日がいきなり遠足
という悲惨な状況で…
うちらの班
入るか?
え!
ええの!?
ふたりは
優しく声をかけてくれた
それ以来もうすぐ
60年の友となる
いきなり
遠足って
きっついなー
ほんま
ありがとう
ほっ…私ラッキーやわ
生理がきた話もした
稀有《けう》な存在
私、
やっと
きてん
……
ほんま
に!!
14
歳
その仲間と
長年あれこれ
話してきたけど
私だけ
若い頃からずっと
不調なしやったなぁ
カラ
カラ

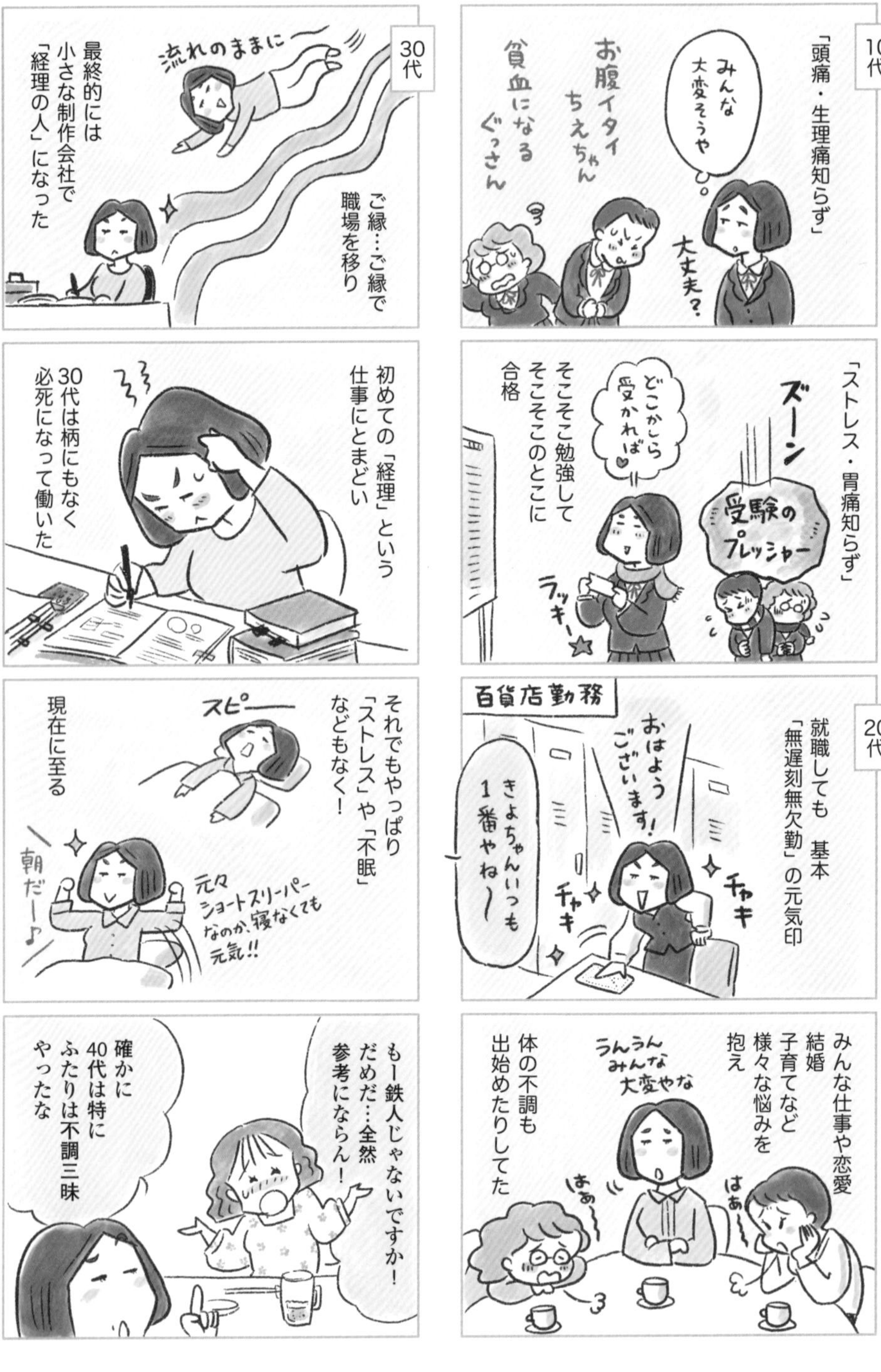
10代
「頭痛・生理痛知らず」
みんな大変そうや
お腹イタイちえちゃん
貧血になるぐっさん
大丈夫？
「ストレス・胃痛知らず」
ズーン
受験のプレッシャー
どこかしら受かれば♡
そこそこ勉強してそこそこのとこに合格
ラッキー☆
20代
就職しても 基本「無遅刻無欠勤」の元気印
百貨店勤務
おはようございます！
きよちゃんいっつも1番やね〜
チャキチャキ
みんな仕事や恋愛結婚子育てなど様々な悩みを抱え
うんうんみんな大変やな
体の不調も出始めたりしてた
はぁ〜
はぁ〜
30代
ご縁…ご縁で職場を移り
流れのままに〜
最終的には小さな制作会社で「経理の人」になった
初めての「経理」という仕事にとまどい
30代は柄にもなく必死になって働いた
それでもやっぱり「ストレス」や「不眠」などもなく！
スピー
現在に至る
朝だー♪
元々ショートスリーパーなのか、寝なくても元気!!
もー鉄人じゃないですか！だめだ…全然参考にならん！
確かに40代はふたりは特に不調三昧やったな

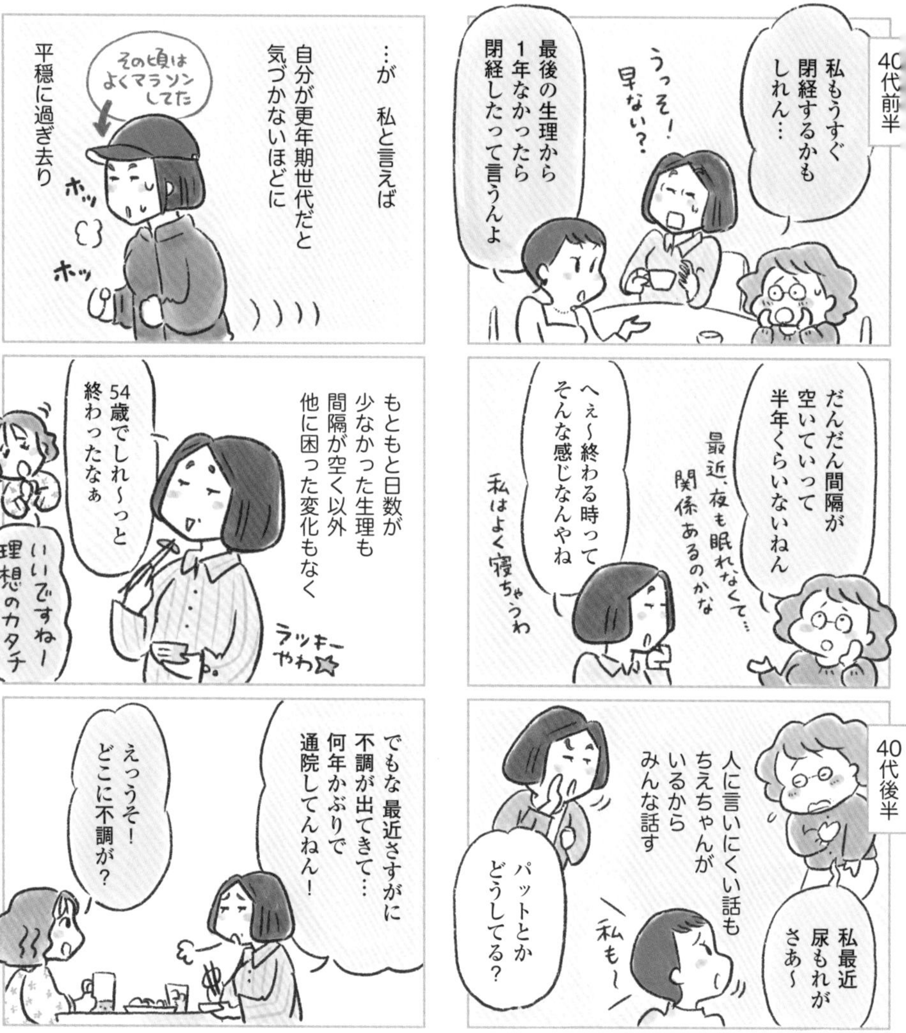
40代前半
私もうすぐ閉経するかもしれん…
うっそ！早ない？
最後の生理から1年なかったら閉経したって言うんよ
だんだん間隔が空いていって半年くらいないねん
最近、夜も眠れなくて…関係あるのかな
へぇ〜終わる時ってそんな感じなんやね
私はよく寝ちゃうわ
40代後半
私最近尿もれがさあ〜
人に言いにくい話もちえちゃんがいるからみんな話す
私も〜
パットとかどうしてる？
50代
私も生理終わったみたい！
私はまだやけどリズムがおかしい旅行もあるしもうはよ終わってほしいくらい！
なくなってラクチンよ♡
みんな赤裸々
…が 私と言えば自分が更年期世代だと気づかないほどに
その頃はよくマラソンしてた
ホッ
ホッ
平穏に過ぎ去り
もともと日数が少なかった生理も間隔が空く以外他に困った変化もなく
54歳でしれ〜っと終わったなぁ
ラッキーやわ☆
いいですねー理想のカタチ
でもな最近さすがに不調が出てきて…何年かぶりで通院してんねん！
えっうそ！どこに不調が？
五十肩
しんどいねん
66歳にして五十肩ー!? さっすがきよこさん！
なんかほほえましい

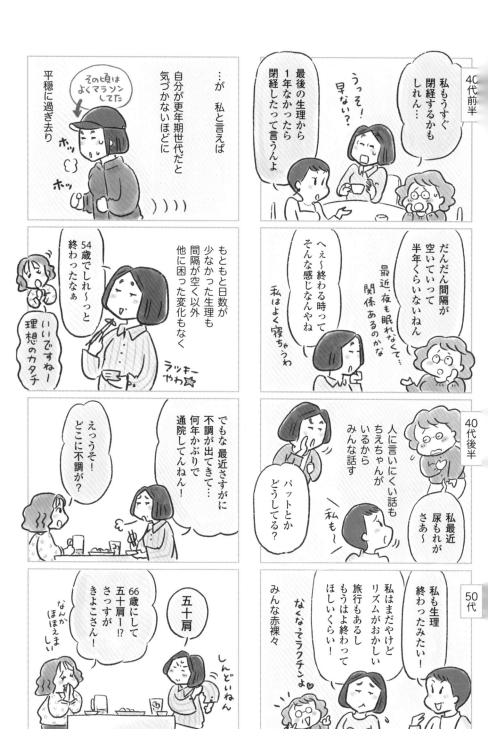

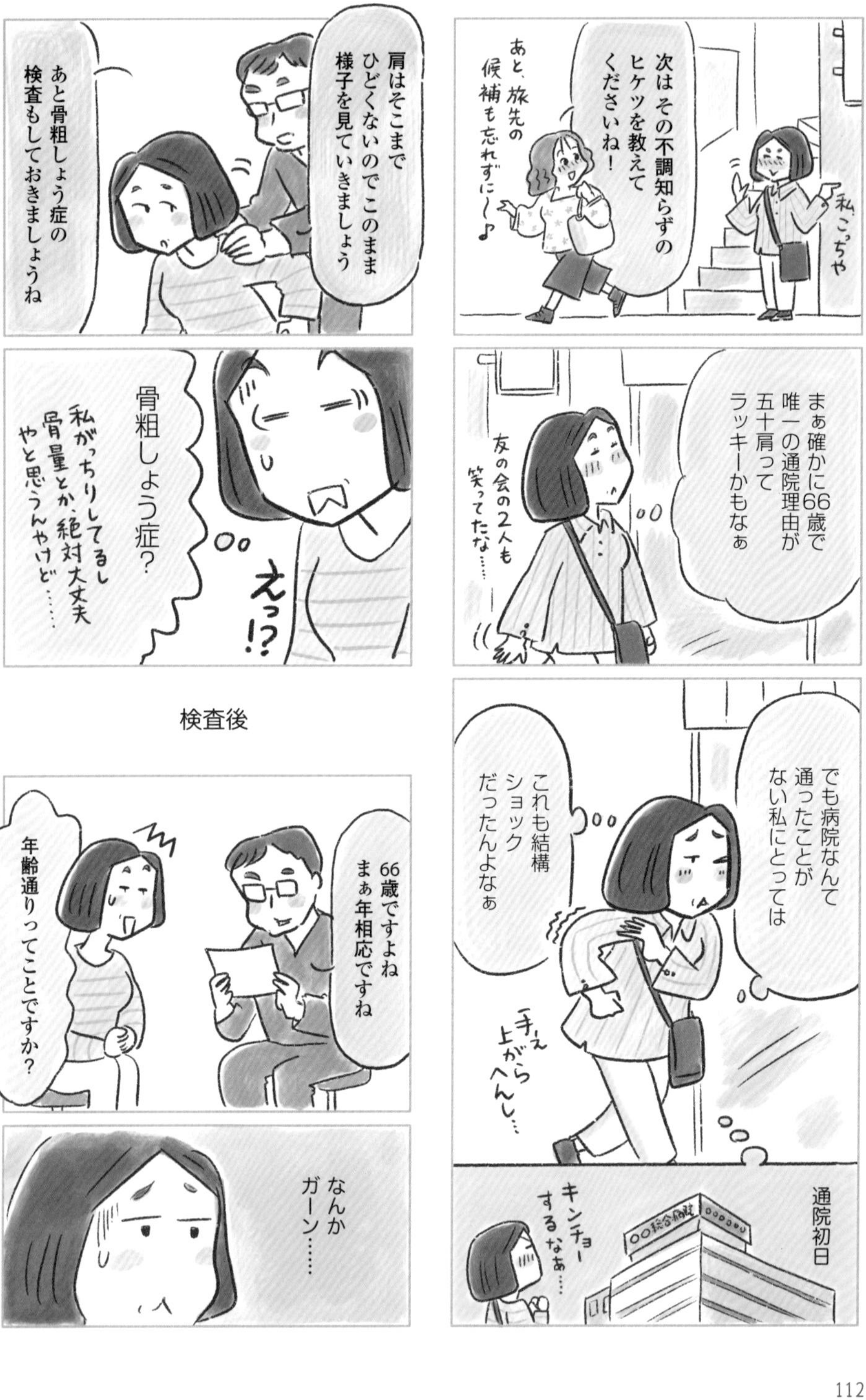

私、こっちや
次はその不調知らずのヒケツを教えてくださいね！
あと、旅先の候補も忘れずに〜♪
まぁ確かに66歳で唯一の通院理由が五十肩ってラッキーかもなぁ
友の会の２人も笑ってたな……
でも病院なんて通ったことがない私にとっては
これも結構ショックだったんよなぁ
手ぇ上がらへんし…
通院初日
キンチョーするなぁ…
〇〇総合病院
肩はそこまでひどくないのでこのまま様子を見ていきましょう
あと骨粗しょう症の検査もしておきましょうね
えっ!?
骨粗しょう症？
私がっちりしてるし骨量とか、絶対大丈夫やと思うんやけど……
検査後
66歳ですよねまぁ年相応ですね
年齢通りってことですか？
なんかガーーン……

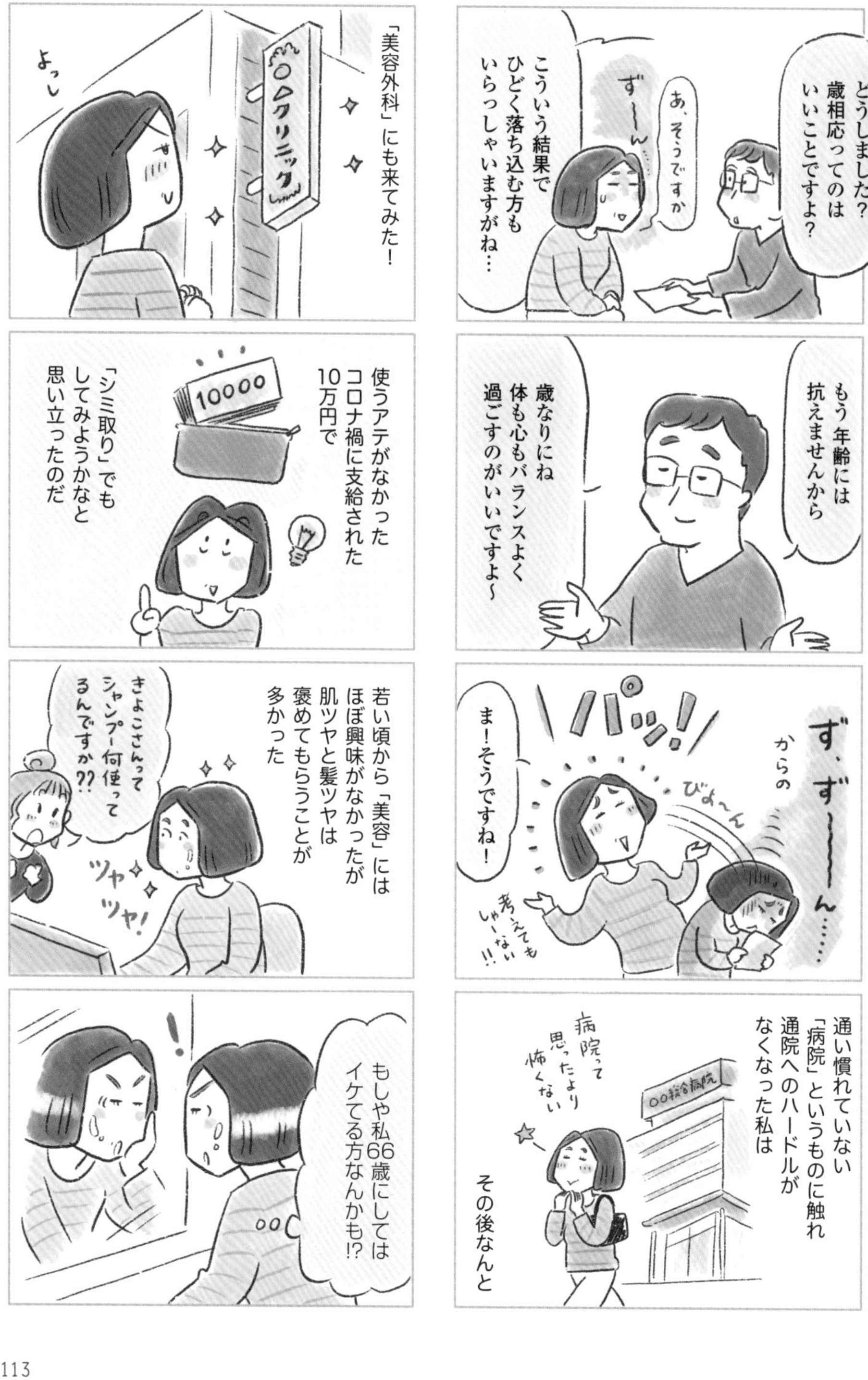
どうしました？
歳相応ってのはいいことですよ？
あ、そうですか
ず〜〜ん……
こういう結果でひどく落ち込む方もいらっしゃいますがね…
もう年齢には抗えませんから
歳なりにね体も心もバランスよく過ごすのがいいですよ〜
ず、ず〜〜〜ん……
からの
びよ〜ん
パッ!!
ま！そうですね！
考えてもしゃーない!!
通い慣れていない「病院」というものに触れ通院へのハードルがなくなった私は
○○総合病院
病院って思ったより怖くない
その後なんと
よっし
○△クリニック
「美容外科」にも来てみた！
10000
使うアテがなかったコロナ禍に支給された10万円で
「シミ取り」でもしてみようかなと思い立ったのだ
若い頃から「美容」にはほぼ興味がなかったが肌ツヤと髪ツヤは褒めてもらうことが多かった
きよこさんってシャンプー何使ってるんですか??
ツヤツヤ!
もしや私66歳にしてはイケてる方なんかも!?

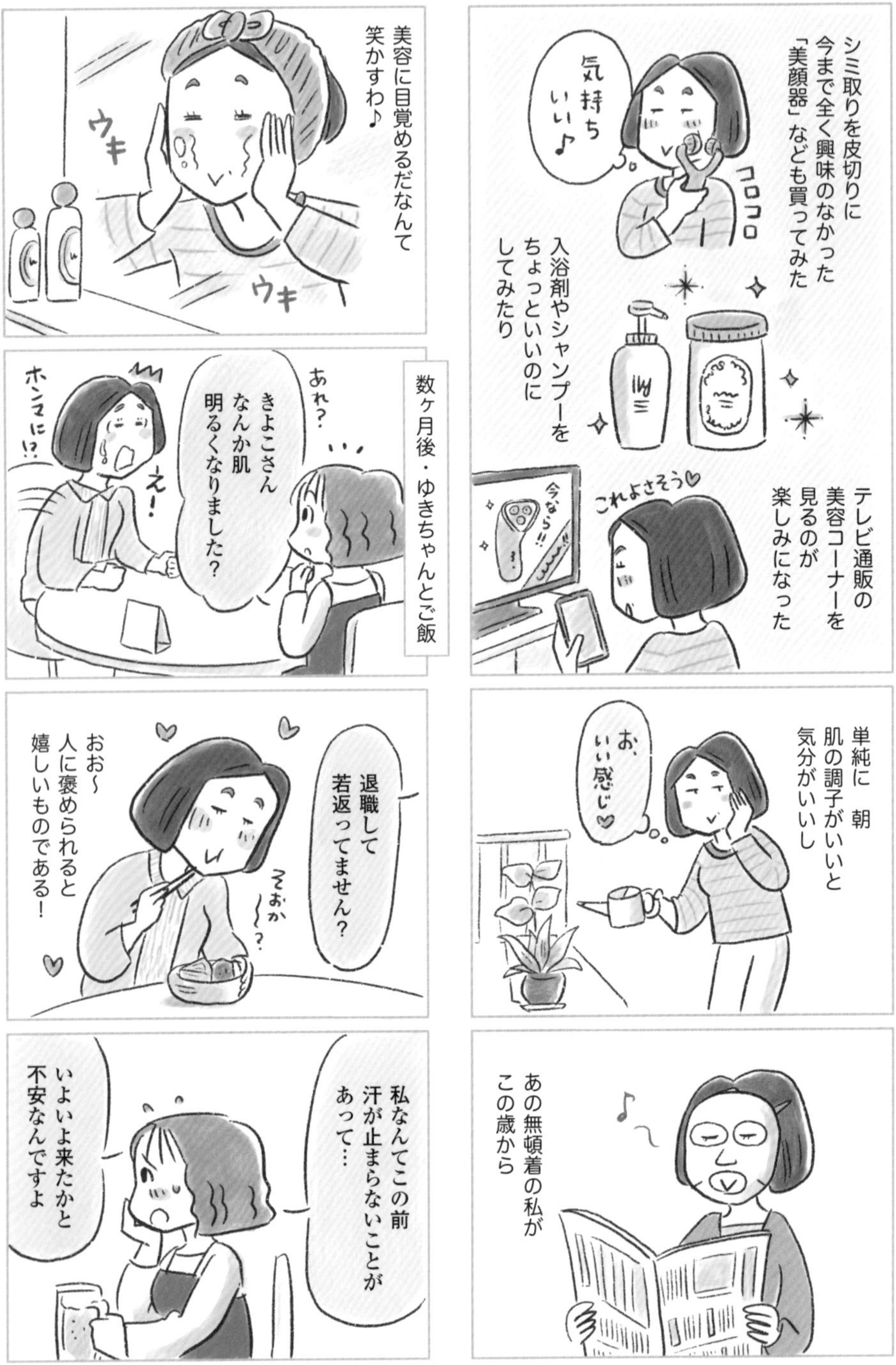

シミ取りを皮切りに
今まで全く興味のなかった
「美顔器」なども買ってみた
気持ちいい♪
コロコロ
入浴剤やシャンプーを
ちょっといいのに
してみたり
テレビ通販の
美容コーナーを
見るのが
楽しみになった
これよさそう♡
今なら!!
単純に　朝
肌の調子がいいと
気分がいいし
お、いい感じ♡
あの無頓着の私が
この歳から
美容に目覚めるだなんて
笑かすわ♪
ウキ
ウキ
数ヶ月後・ゆきちゃんとご飯
あれ？
きよこさん
なんか肌
明るくなりました？
え！
ホンマに!?
退職して
若返ってません？
そおか〜？
おお〜
人に褒められると
嬉しいものである！
私なんてこの前
汗が止まらないことが
あって…
いよいよ来たかと
不安なんですよ

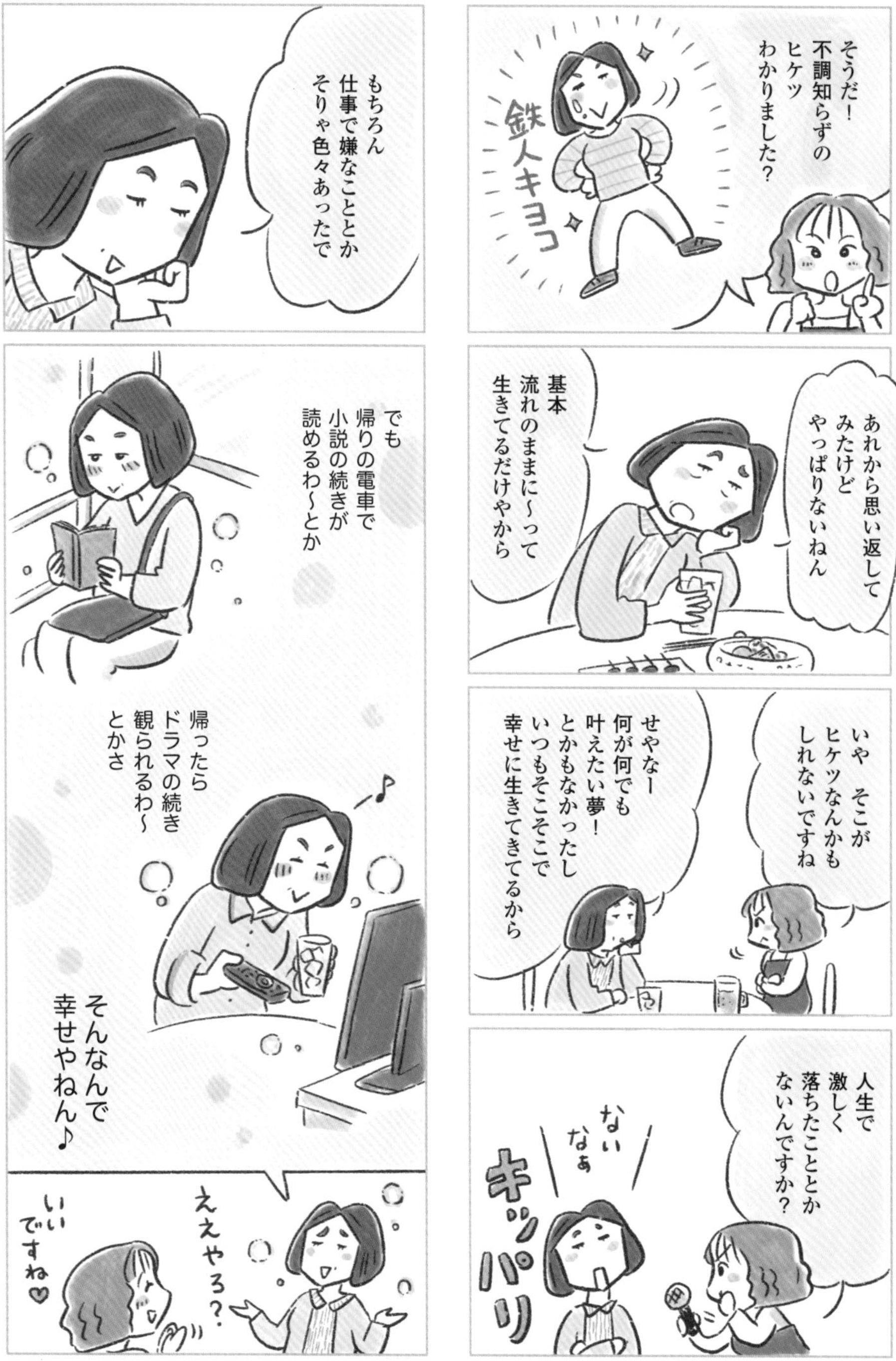
そうだ！
不調知らずの
ヒケツ
わかりました？
鉄人キヨコ
あれから思い返して
みたけど
やっぱりないねん
基本
流れのままに〜って
生きてるだけやから
いや　そこが
ヒケツなんかも
しれないですね
せやなー
何が何でも
叶えたい夢！
とかもなかったし
いつもそこそこで
幸せに生きてきてるから
人生で
激しく
落ちたこととか
ないんですか？
ないなぁ
キッパリ
もちろん
仕事で嫌なこととか
そりゃ色々あったで
でも
帰りの電車で
小説の続きが
読めるわ〜とか
帰ったら
ドラマの続き
観られるわ〜
とかさ
そんなんで
幸せやねん♪
ええやろ？
いいですね♡

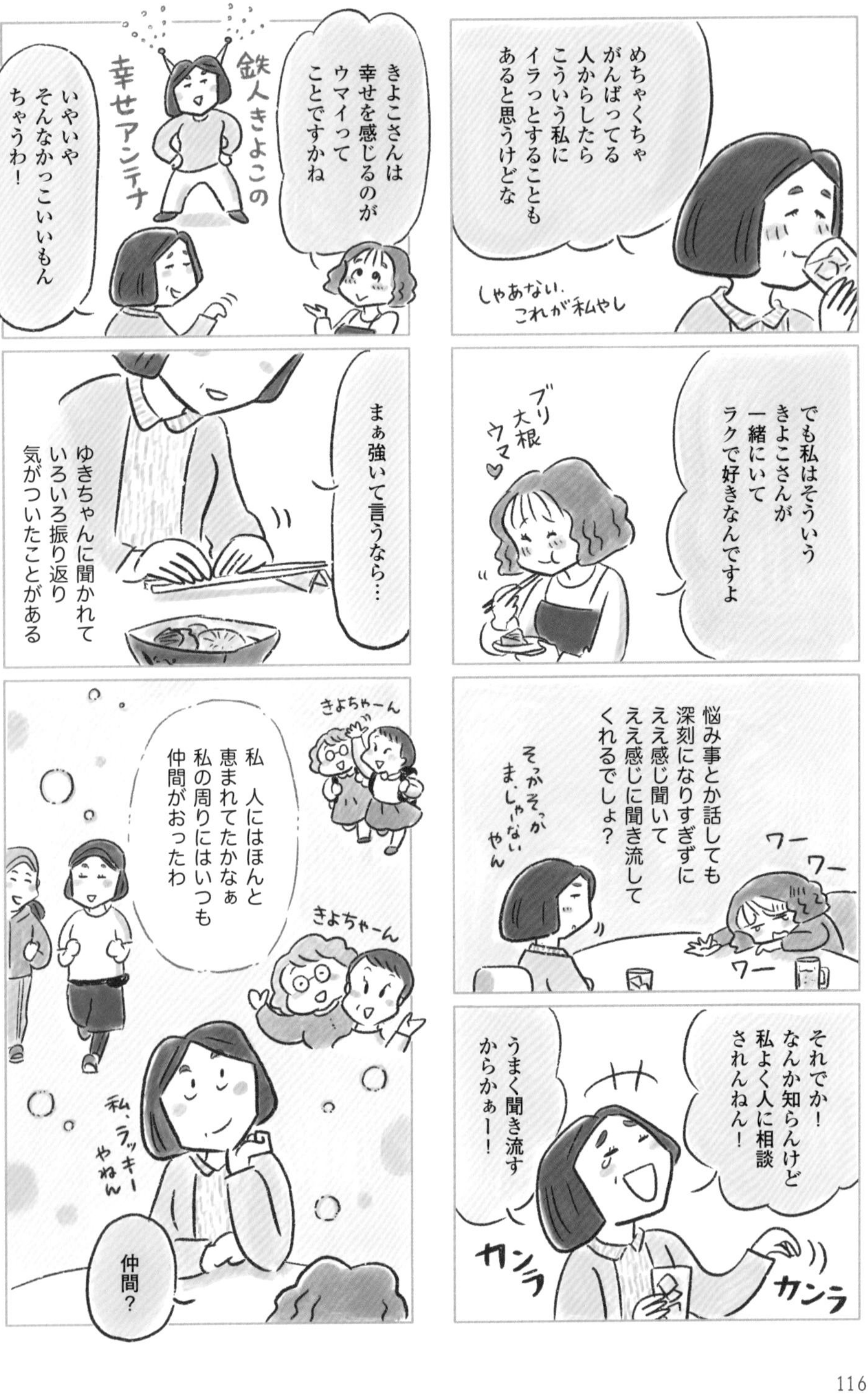

めちゃくちゃがんばってる人からしたらこういう私にイラっとすることもあると思うけどな
しゃあない。これが私やし
でも私はそういうきよこさんが一緒にいてラクで好きなんですよ
ブリ大根ウマ♡
悩み事とか話しても深刻になりすぎずにええ感じに聞いてええ感じに聞き流してくれるでしょ？
ワー
ワー
ワー
そっかそっかまーしゃーないやん
それでか！なんか知らんけど私よく人に相談されんねん！
うまく聞き流すからかぁー！
カンラ
カンラ
きよこさんは幸せを感じるのがウマイってことですかね
鉄人きよこの幸せアンテナ
いやいやそんなかっこいいもんちゃうわ！
まぁ強いて言うなら…
ゆきちゃんに聞かれていろいろ振り返り気がついたことがある
私 人にはほんと恵まれてたかなぁ私の周りにはいつも仲間がおったわ
きよちゃーん
きよちゃーん
私、ラッキーやねん
仲間？

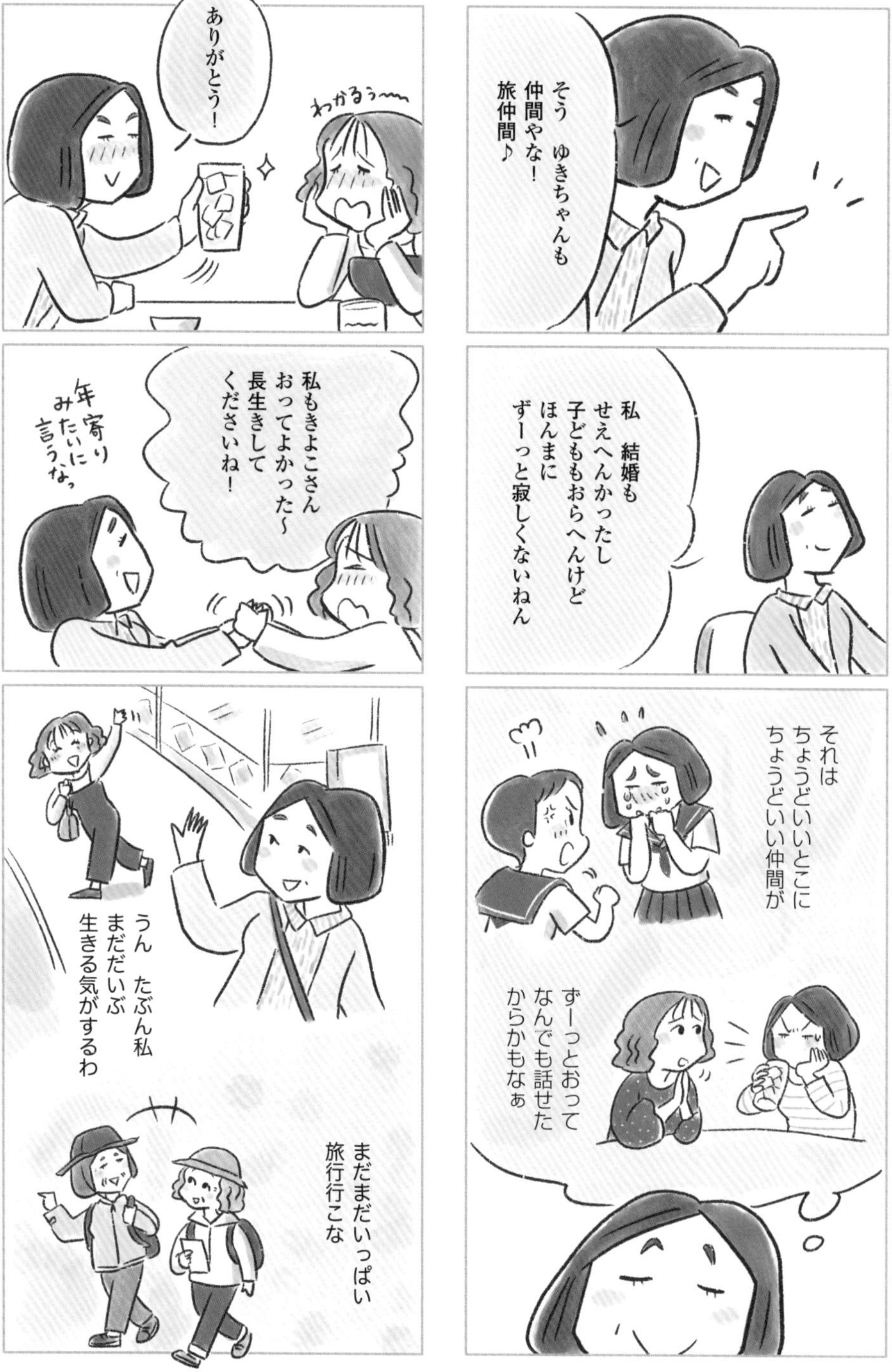

そう ゆきちゃんも
仲間やな!
旅仲間♪
ありがとう!
わかるぅ~~
私 結婚も
せえへんかったし
子どももおらへんけど
ほんまに
ずーっと寂しくないねん
私もきよこさん
おってよかった~
長生きして
くださいね!
年寄りみたいに言うなっ
それは
ちょうどいいとこに
ちょうどいい仲間が
ずーっとおって
なんでも話せた
からかもなぁ
うん たぶん私
まだだいぶ
生きる気がするわ
まだまだいっぱい
旅行行こな

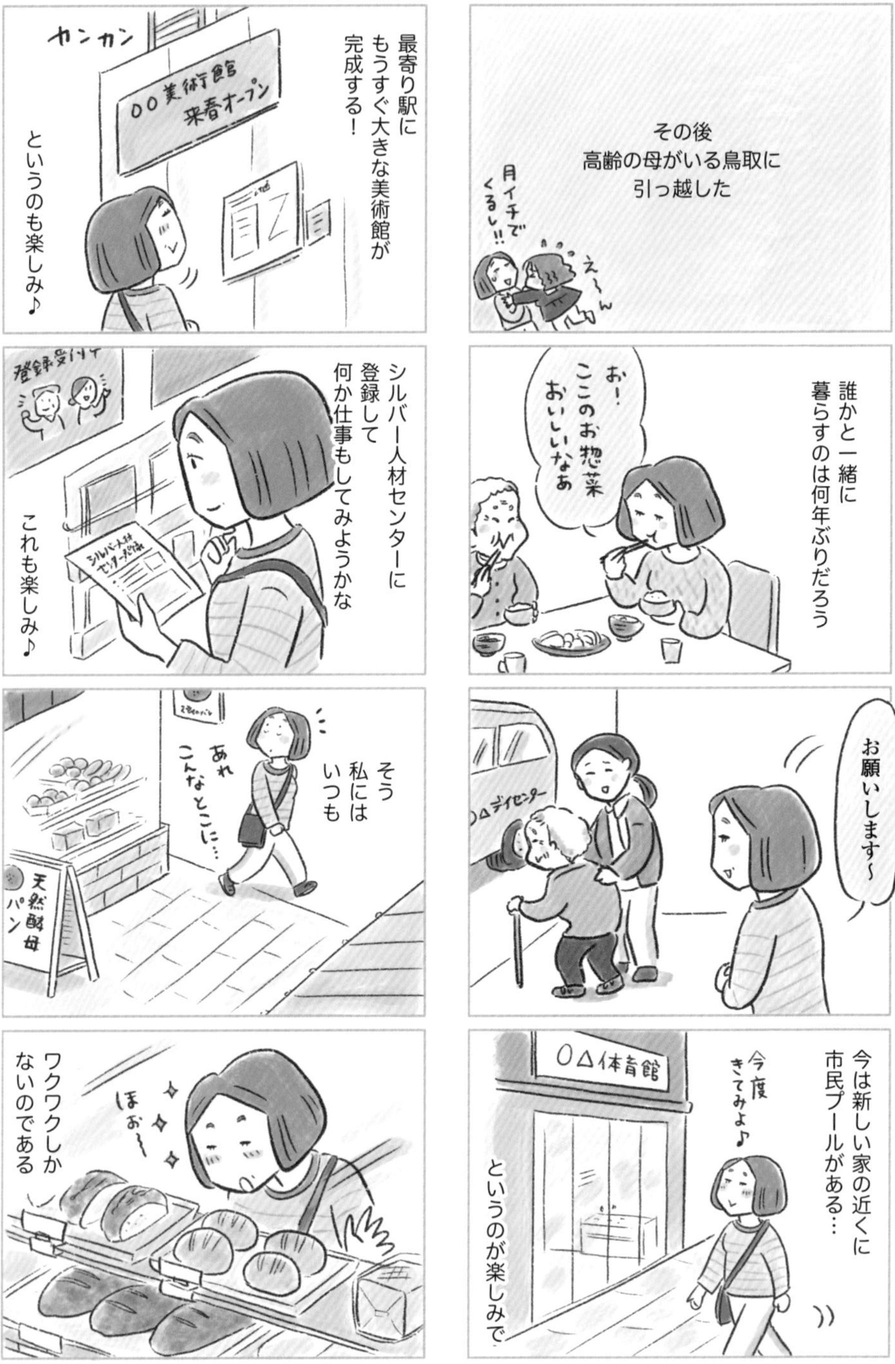

その後
高齢の母がいる鳥取に
引っ越した
月イチでくるし!!
え〜ん
誰かと一緒に暮らすのは何年ぶりだろう
お! ここのお惣菜おいしいなあ
お願いします〜
○△デイセンター
今は新しい家の近くに市民プールがある…
今度きてみよ♪
○△体育館
というのが楽しみで
カンカン
○○美術館 来春オープン
最寄り駅にもうすぐ大きな美術館が完成する!
というのも楽しみ♪
シルバー人材センターに登録して何か仕事もしてみようかな
登録受付中
これも楽しみ♪
そう私にはいつも
あれこんなとこに…
天然酵母パン
ワクワクしかないのである
ほぉ〜

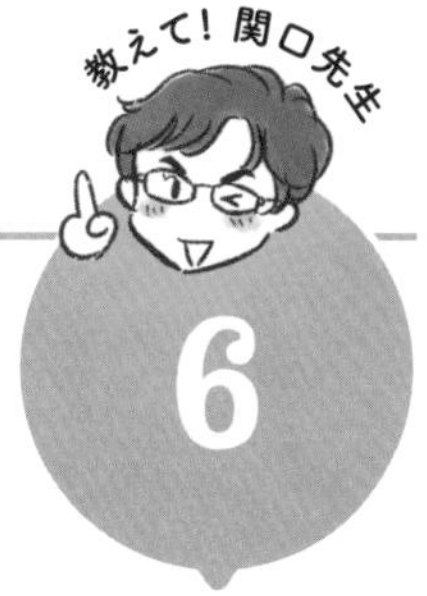

ストレスで起こりやすくなるかも。定期的な気分転換が吉よ

「更年期症状」は人それぞれと言いますが

辛い症状が起きる人と、何事もない人の違いはある？

原　閉経と更年期はみんなが通る道ですが、辛い症状が起こる人と、きよこさんのように何事もなく過ごす人がいますよね。何が違うのでしょう？

関口　この時期の不調の原因は、女性ホルモンの急な変化でしょう。だから、女性ホルモンの影響を受けやすい体質かどうかも影響している、という説はあります。私は、更年期症状の初診はじっくり話を聞くことから始めて、その方の体質・環境・性格をだいたい判断してから検査するのだけれど、私の感覚としては、ストレスの多い生活を送っている人は、症状も強く出やすい傾向があるように感じています。体質は、HRTや漢方薬で医師と一緒に対応していけるけれど、環境はなかなかコントロールしづらいし、自分でストレスに気がついていないことも多いでしょう。40～60代は、家族のライフイベントで心身に負担がかかりやすい年代でもあるしね。だから定期的にストレスチェックをして、意識的に気分転換をしたり、環境づくりをすることも大切になってきます。きよこさんがつぶやいていた「私、ラッキーやねん」（P116）という考え方は、とても上手な乗り越え方よね！

定期的に！

ストレスチェックして今の自分を見つめよう

CHECK 1

- □「どいつもこいつも！」と思いながら仕事をしている
- □ 家族の誰かと3日に1度は口論、もしくはイラッとする
- □ 相手に反論するより我慢することの方が多い
- □ 近所・知人・親族で、顔を合わせたくない人が２人以上いる

➡どれか1つでもチェックがあれば、コミュニケーションにおいてのストレスがありそうです。

CHECK 2

- □ 子ども思春期、ワタクシ更年期、パートナー繁忙期
- □ 子どもの予定、親の介護などで自分の生活ペースが乱れたり、予定をキャンセル・変更することが多い

➡自分の生活リズムを、自分自身で調整できない不自由ストレスがありそうです。家事や炊事の協力が得られない状況もストレスを抱えやすいです。

CHECK 3

- □ 初めてのことに対して、ワクワクよりも不安が勝つ
- □ いつもと違う予定がある前夜は、あまりよく眠れない

➡結果がわからない先のことに対し、どうしたらいいか、どうなってしまうか、と思ってしまい、行動を躊躇しがちな人は予期不安が強く、ストレスを抱えがちです。

CHECK 4

- □ 悲しいニュースを聞くと、自分も落ち込むことが多い
- □ 特に、負の感情（怒・哀）のスイッチが入りやすい

➡自分にそんなことが起きたら？こんなひどいことが起こるなんて、と思い落ち込んだり悲しくなってしまう人は共感疲労が起きやすくストレスを感じやすいです。

CHECK 5

- □ 他人が気づかない、小さなことによく目がいく
- □「したいから」より「しなくちゃいけないから」で物事を選ぶことが多い
- □ 物事を「あとちょっと」状態で終わらせるのが苦手
- □ ちょっとしたことを誰かに頼ったり、相談するのは気が引ける

➡1つでも当てはまれば注意を。自分一人でなんとかしようと思ったり、完璧主義の人、白黒つけたい人は、つい自分を追い込みがちでストレスが溜まりそうです。

私の生理
の
しまい方

CASE
7

50歳からのトキメキ

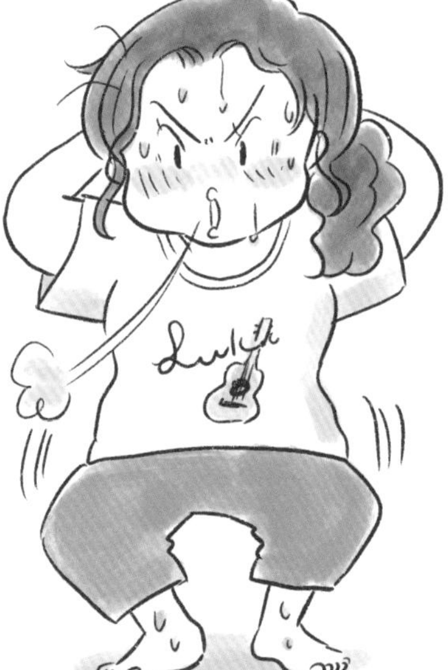

マナミ
WEBメディア勤務
（53歳）

夫（55歳）
息子（19歳）
と3人暮らし

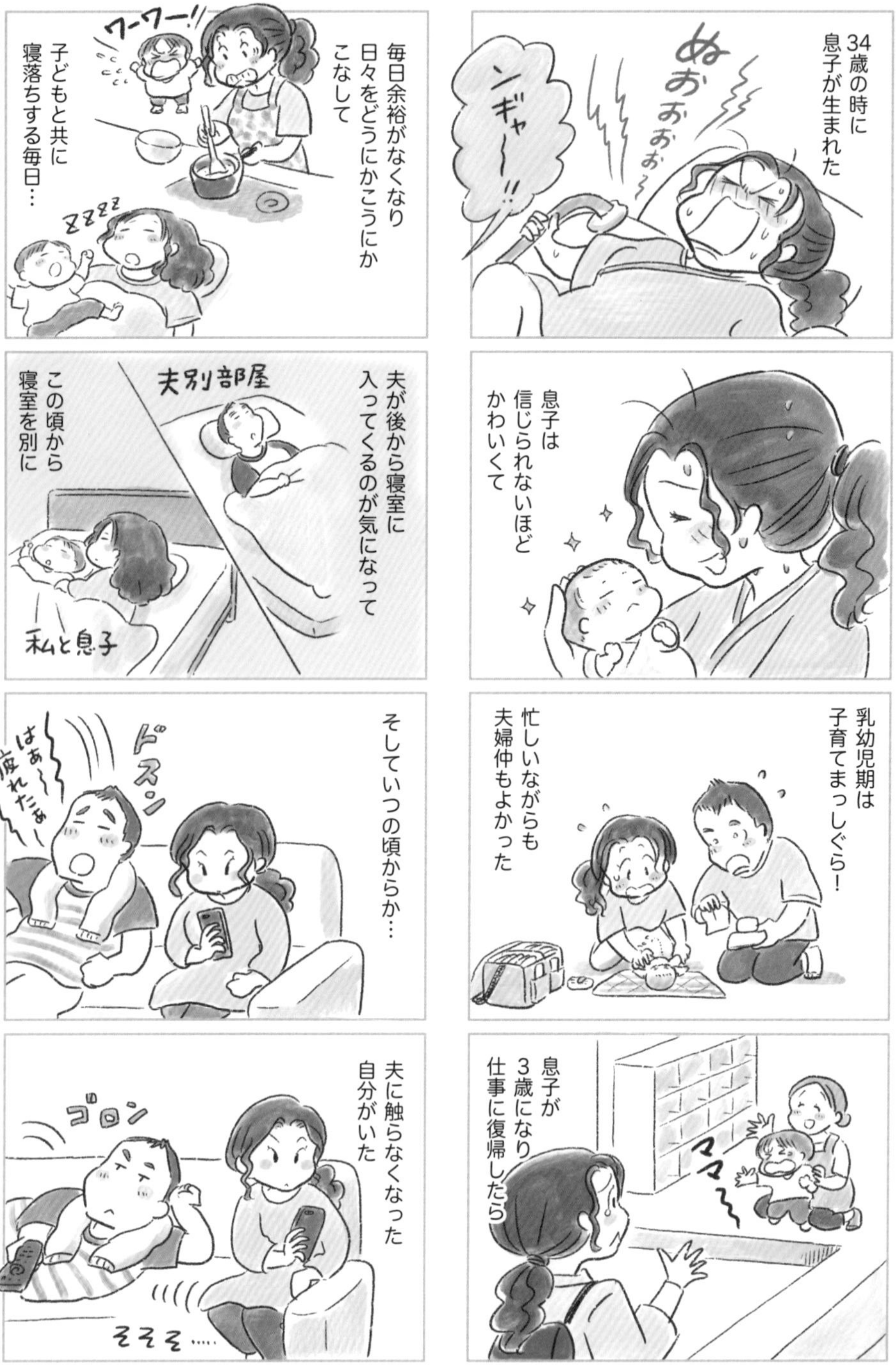
34歳の時に
息子が生まれた
ぬおおおお〜
ンギャ〜!!
毎日余裕がなくなり
日々をどうにかこうにかこなして
ワーワー!!
子どもと共に
寝落ちする毎日…
ZZZZ
息子は
信じられないほど
かわいくて
夫が後から寝室に
入ってくるのが気になって
夫別部屋
この頃から
寝室を別に
私と息子
乳幼児期は
子育てまっしぐら!
忙しいながらも
夫婦仲もよかった
そしていつの頃からか…
ドスン
はぁ〜
疲れたぁ〜
息子が
3歳になり
仕事に復帰したら
ママ〜〜
夫に触らなくなった
自分がいた
ゴロン
そそそ…..

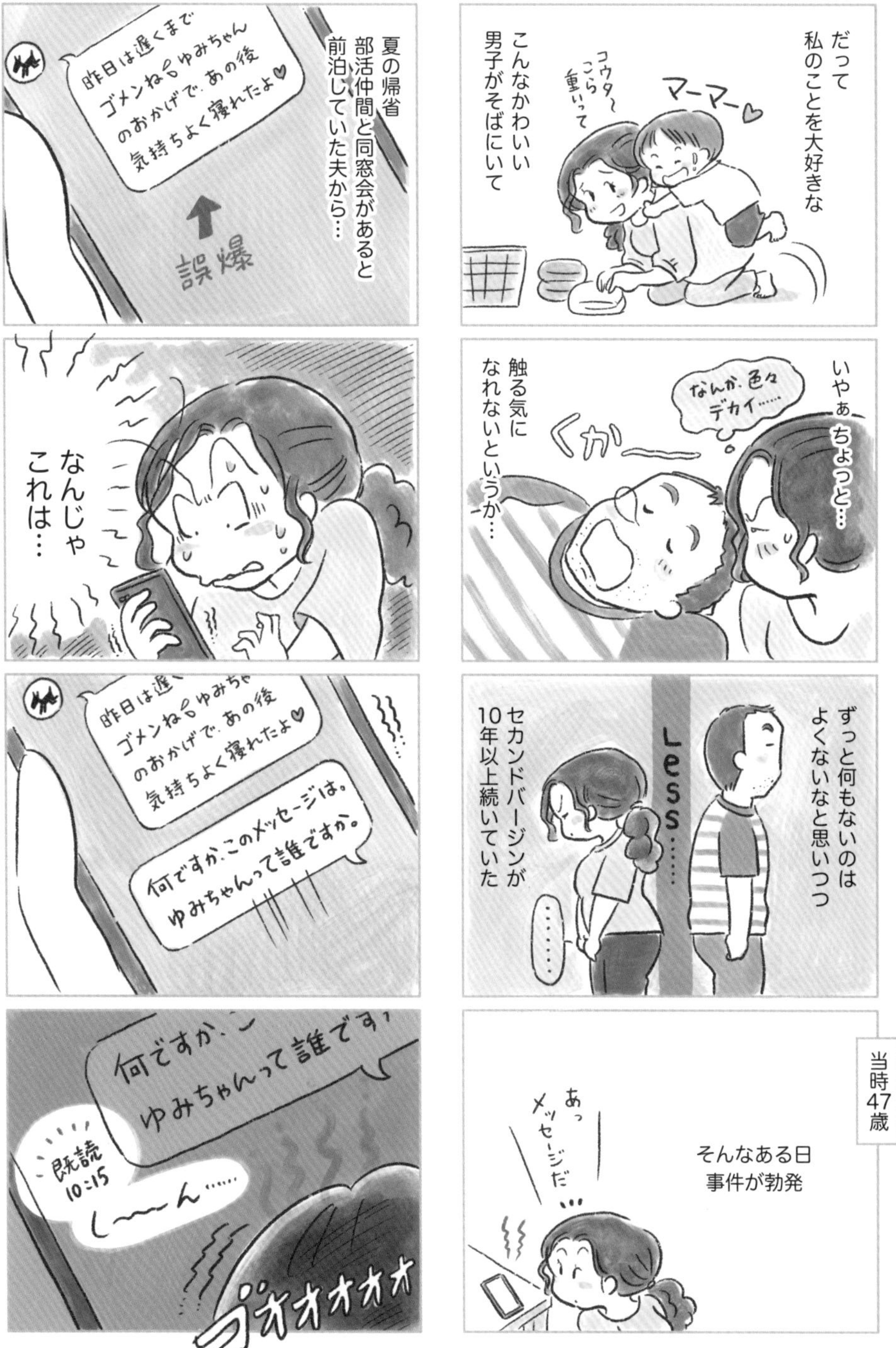

だって
私のことを大好きな
マーマー
コウタ～こら重いって
こんなかわいい
男子がそばにいて
いやぁ ちょっと…
なんか、色々デカイ……
くか――
触る気に
なれないというか…
ずっと何もないのは
よくないなと思いつつ
Less……
セカンドバージンが
10年以上続いていた
………
当時47歳
そんなある日
事件が勃発
あっ メッセージだ…
夏の帰省
部活仲間と同窓会があると
前泊していた夫から…
昨日は遅くまでゴメンねゆみちゃんのおかげで、あの後気持ちよく寝れたよ♡
誤爆
なんじゃ
これは…
何ですか、このメッセージは。
ゆみちゃんって誰ですか。
何ですか、ゆみちゃんって誰です
既読 10:15
し～ん……
ゴオオオオオ

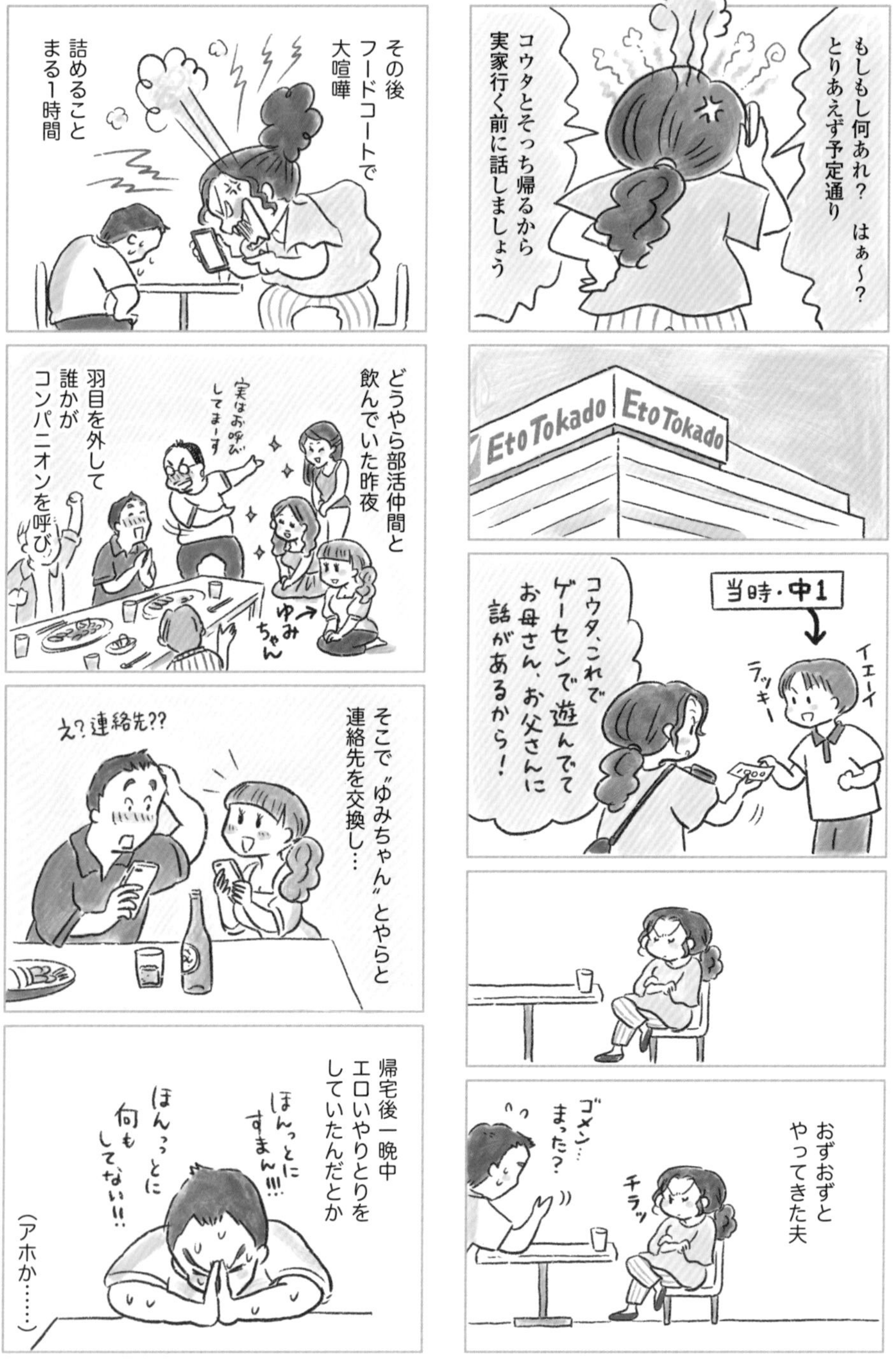
もしもし何あれ？　はぁ〜？
とりあえず予定通り
コウタとそっち帰るから
実家行く前に話しましょう
Eto Tokado
Eto Tokado
当時・中1
イエーイ
ラッキー
コウタ、これで
ゲーセンで遊んでて
お母さん、お父さんに
話があるから！
おずおずと
やってきた夫
ゴメン…
まった？
チラッ
その後
フードコートで
大喧嘩
詰めること
まる1時間
どうやら部活仲間と
飲んでいた昨夜
羽目を外して
誰かが
コンパニオンを呼び
実はお呼びしてまーす
ゆみちゃん
そこで“ゆみちゃん”とやらと
連絡先を交換し…
え？連絡先？？
帰宅後一晩中
エロいやりとりを
していたんだとか
ほんっとにすまん!!!
ほんっとに
何も
してない!!
（アホか……）

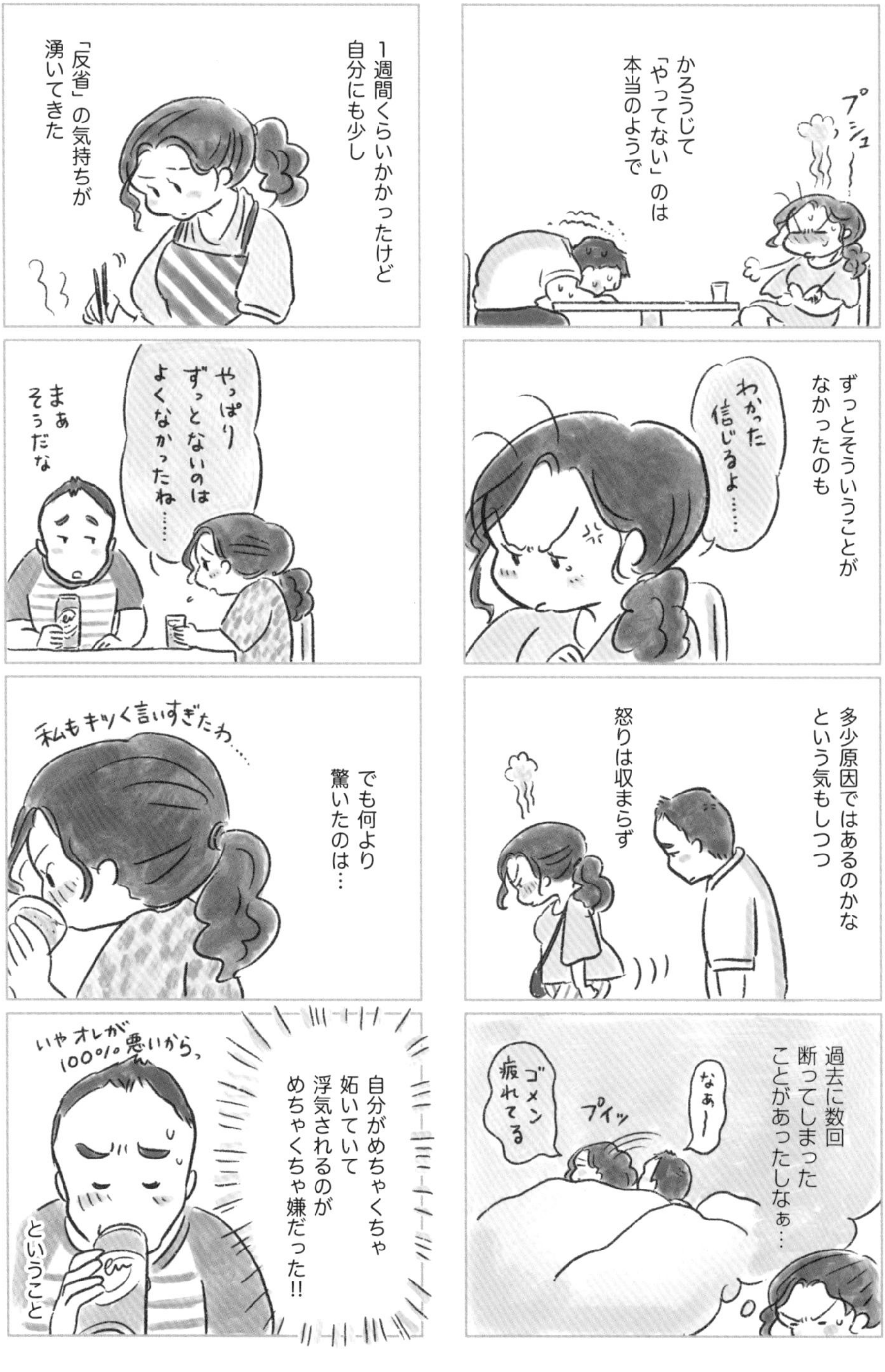
プシュ〜
かろうじて「やってない」のは本当のようで
ずっとそういうことがなかったのも
わかった信じるよ……
多少原因ではあるのかなという気もしつつ
怒りは収まらず
過去に数回断ってしまったことがあったしなぁ…
なぁ〜
プイッ
ゴメン疲れてる
1週間くらいかかったけど自分にも少し
「反省」の気持ちが湧いてきた
やっぱりずっとないのはよくなかったね……
まぁそうだな
私もキツく言いすぎたわ……
でも何より驚いたのは…
自分がめちゃくちゃ妬いていて浮気されるのがめちゃくちゃ嫌だった!!
ということ
いやオレが100%悪いから

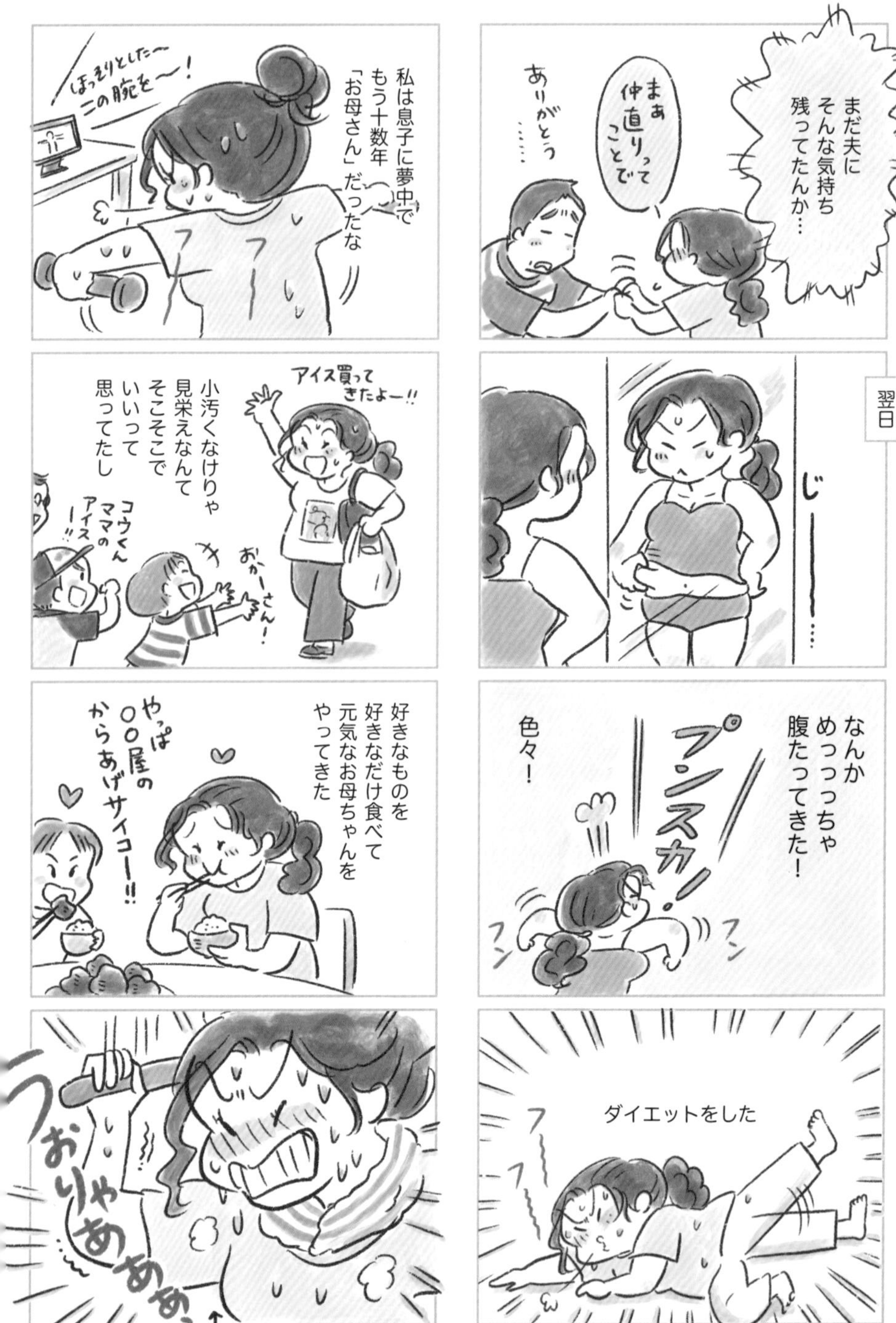
まだ夫にそんな気持ち残ってたんか…
まあ仲直りってことで
ありがとう……
私は息子に夢中でもう十数年「お母さん」だったな
ほっそりとした〜二の腕を〜!
翌日
じーー……
小汚くなけりゃ見栄えなんてそこそこでいいって思ってたし
アイス買ってきたよー!!
おかーさん!
コウくんママのアイス!!
なんかめっっっちゃ腹たってきた!
プンスカ!
色々!
フン
フン
好きなものを好きなだけ食べて元気なお母ちゃんをやってきた
やっぱ○○屋のからあげサイコー!!
ダイエットをした
フーー
フーー
うおりゃあああ〜
ジムにも行き出した。

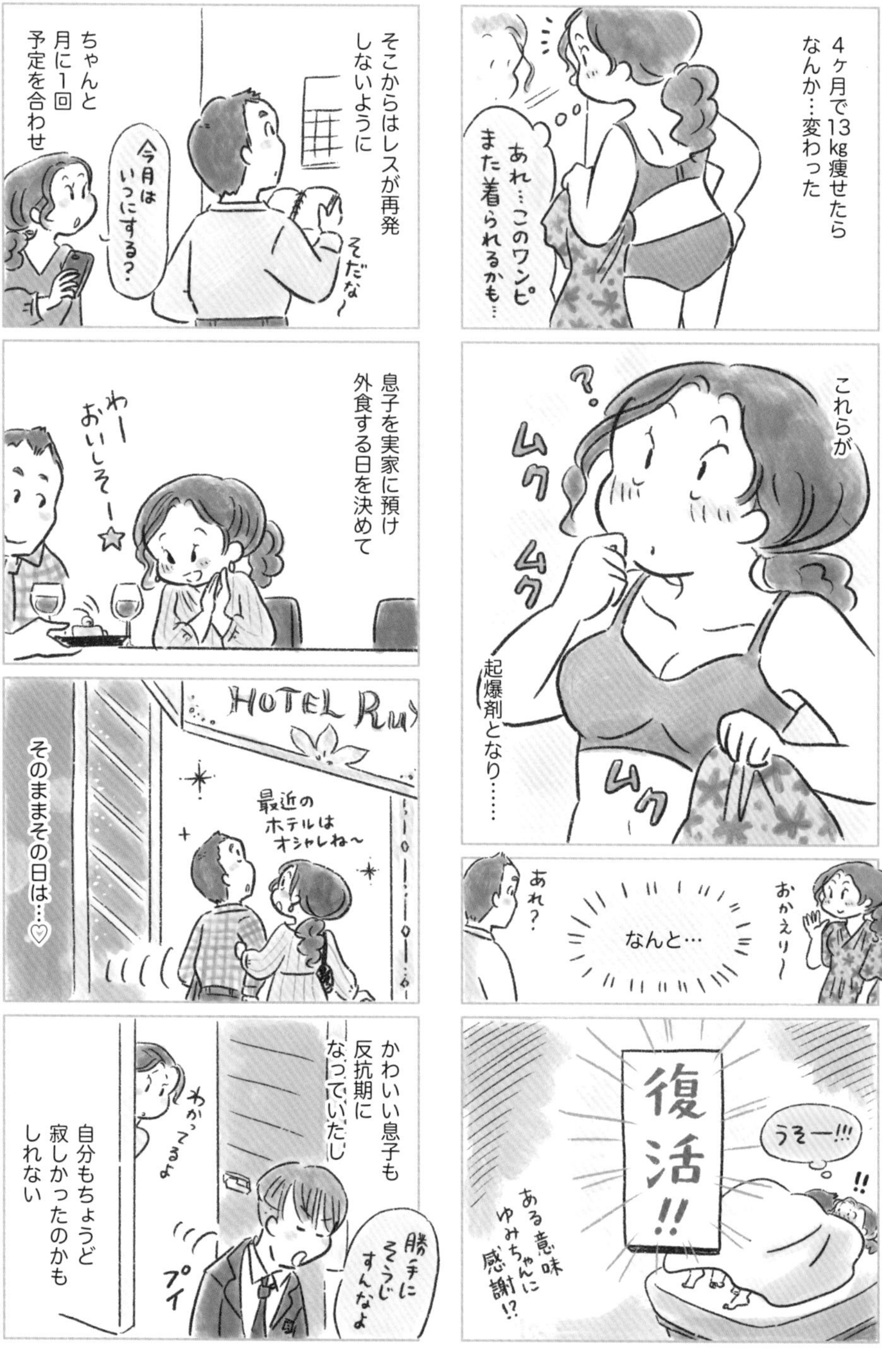

4ヶ月で13kg痩せたら
なんか…変わった
あれ…このワンピ
また着られるかも…
これらが
?
ムク ムク
起爆剤となり……
ムク
あれ?
なんと…
おかえりー
復活!!
うそー!!!
!!
ある意味
ゆみちゃんに
感謝!?
そこからはレスが再発
しないように
ちゃんと
月に1回
予定を合わせ
そだなー
今月は
いつにする?
息子を実家に預け
外食する日を決めて
わーおいしそー!☆
HOTEL Ru
最近の
ホテルは
オシャレねー
そのままその日は…♡
かわいい息子も
反抗期に
なっていたし
自分もちょうど
寂しかったのかも
しれない
わかってるよ
勝手に
そうじ
すんなよ
プイ

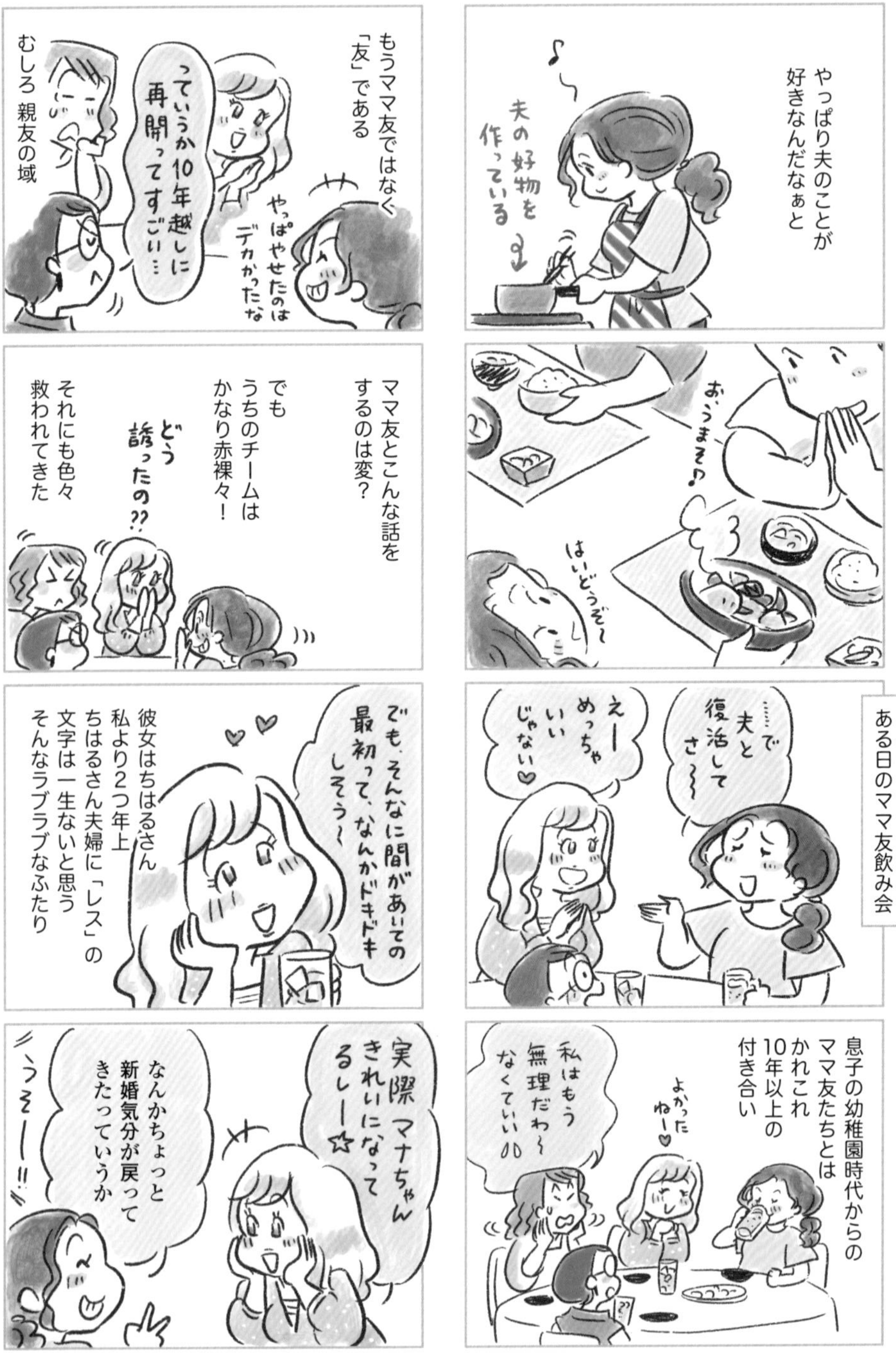

やっぱり夫のことが好きなんだなぁと
夫の好物を作っている
おうまそ!?
はいどうぞ〜
ある日のママ友飲み会
…で夫と復活してさ〜
えーめっちゃいいじゃない♡
息子の幼稚園時代からのママ友たちとはかれこれ10年以上の付き合い
私はもう無理だわ〜なくていい!!
よかったねー♡
もうママ友ではなく「友」である
っていうか10年越しに再開ってすごい…
やっぱやせたのはデカかったな
むしろ親友の域
ママ友とこんな話をするのは変?
でもうちのチームはかなり赤裸々!
どう誘ったの??
それにも色々救われてきた
でも、そんなに間があいての最初って、なんかドキドキしそう〜
彼女はちはるさん
私より2つ年上
ちはるさん夫婦に「レス」の文字は一生ないと思うそんなラブラブなふたり
実際マナちゃんきれいになってるしー☆
なんかちょっと新婚気分が戻ってきたっていうか
うそーー!!

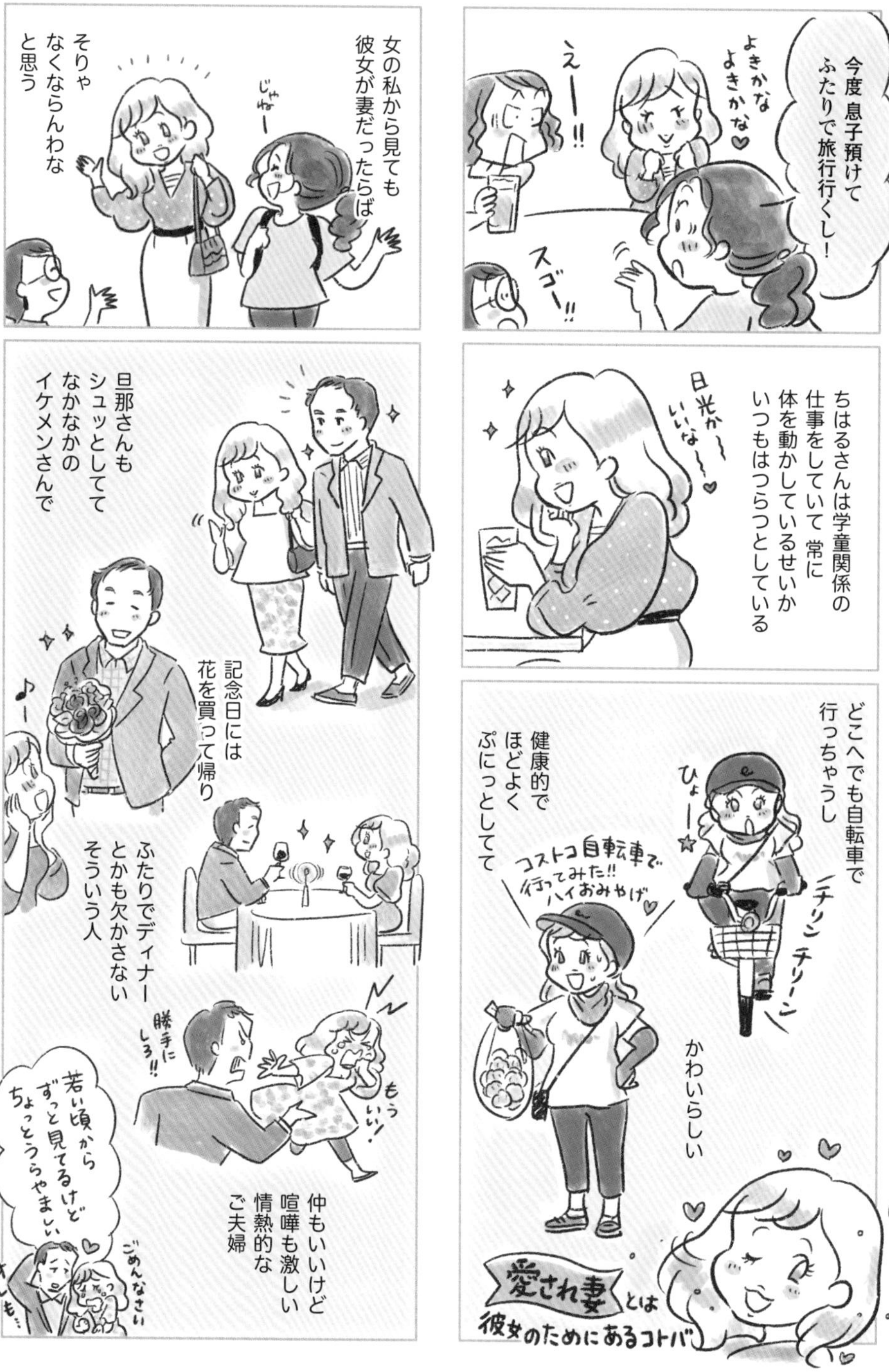
今度息子預けて
ふたりで旅行行くし!
よきかな よきかな♡
えー!!
スゴー!!
女の私から見ても
彼女が妻だったらば
じゃねー
そりゃ
なくならんわな
と思う
ちはるさんは学童関係の
仕事をしていて 常に
体を動かしているせいか
いつもはつらつとしている
日光かーいいなー♡
どこへでも自転車で
行っちゃうし
ひょー☆
チリンチリーン
健康的で
ほどよく
ぷにっとしてて
コストコ自転車で行ってみた!! ハイおみやげ♡
かわいらしい
愛され妻とは
彼女のためにあるコトバ
旦那さんも
シュッとしてて
なかなかの
イケメンさんで
記念日には
花を買って帰り
ふたりでディナー
とかも欠かさない
そういう人
勝手にしろ!!
もういい!
仲もいいけど
喧嘩も激しい
情熱的な
ご夫婦
若い頃から
ずっと見てるけど
ちょっとうらやましい♡
ごめんなさい
オレも…

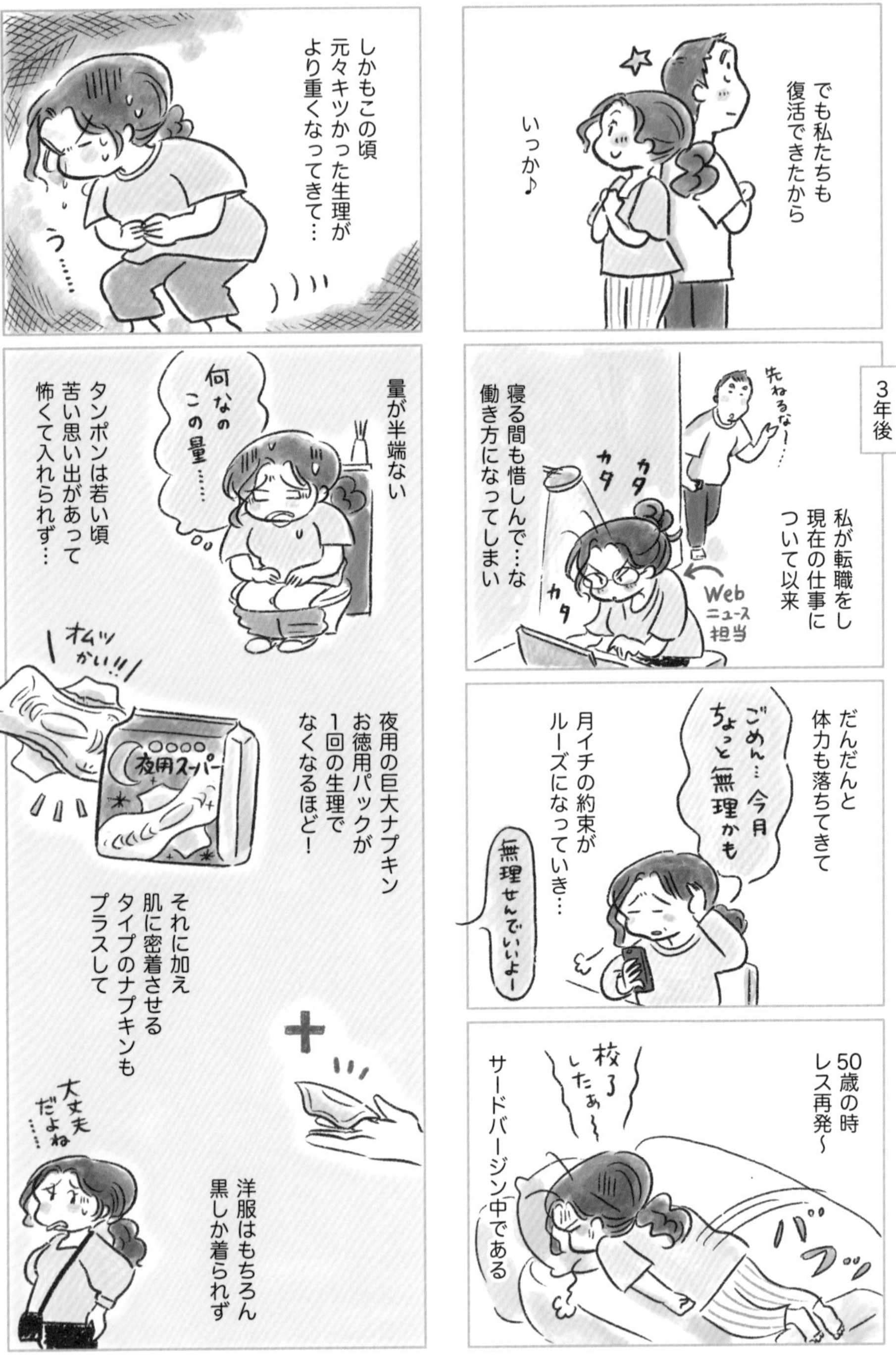
でも私たちも
復活できたから
いっか♪
3年後
私が転職をし
現在の仕事に
ついて以来
先ねるなー……
Web
ニュース
担当
カタ
カタ
カタ
寝る間も惜しんで…な
働き方になってしまい
だんだんと
体力も落ちてきて
ごめん… 今月
ちょっと無理かも
月イチの約束が
ルーズになっていき…
無理せんでいいよー
50歳の時
レス再発〜
校了
したぁ〜
バフッ
サードバージン中である
しかもこの頃
元々キツかった生理が
より重くなってきて…
う……
量が半端ない
何なの
この量……
タンポンは若い頃
苦い思い出があって
怖くて入れられず…
オムツかい!!!
夜用スーパー
夜用の巨大ナプキン
お徳用パックが
1回の生理で
なくなるほど!
それに加え
肌に密着させる
タイプのナプキンも
プラスして
大丈夫
だよね
……
洋服はもちろん
黒しか着られず

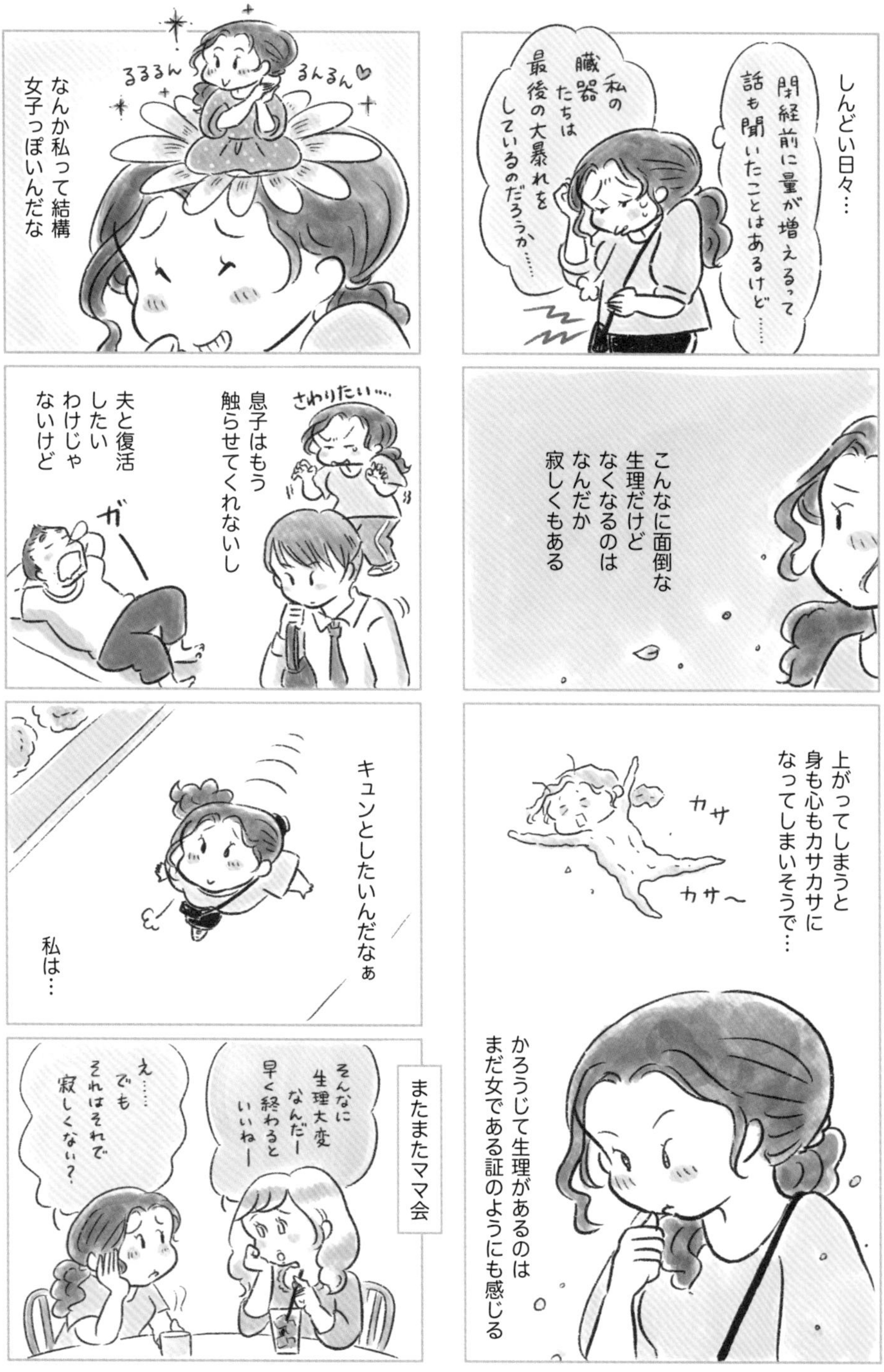
しんどい日々…
閉経前に量が増えるって話も聞いたことはあるけど……
私の臓器たちは最後の大暴れをしているのだろうか……
るるるん
るんるん♡
なんか私って結構女子っぽいんだな
こんなに面倒な生理だけどなくなるのはなんだか寂しくもある
息子はもう触らせてくれないし
さわりたい……
夫と復活したいわけじゃないけど
ガー
上がってしまうと身も心もカサカサになってしまいそうで…
カサ
カサ〜
かろうじて生理があるのはまだ女である証のようにも感じる
キュンとしたいんだなぁ
私は…
またまたママ会
そんなに生理大変なんだー早く終わるといいねー
え……でもそれはそれで寂しくない？

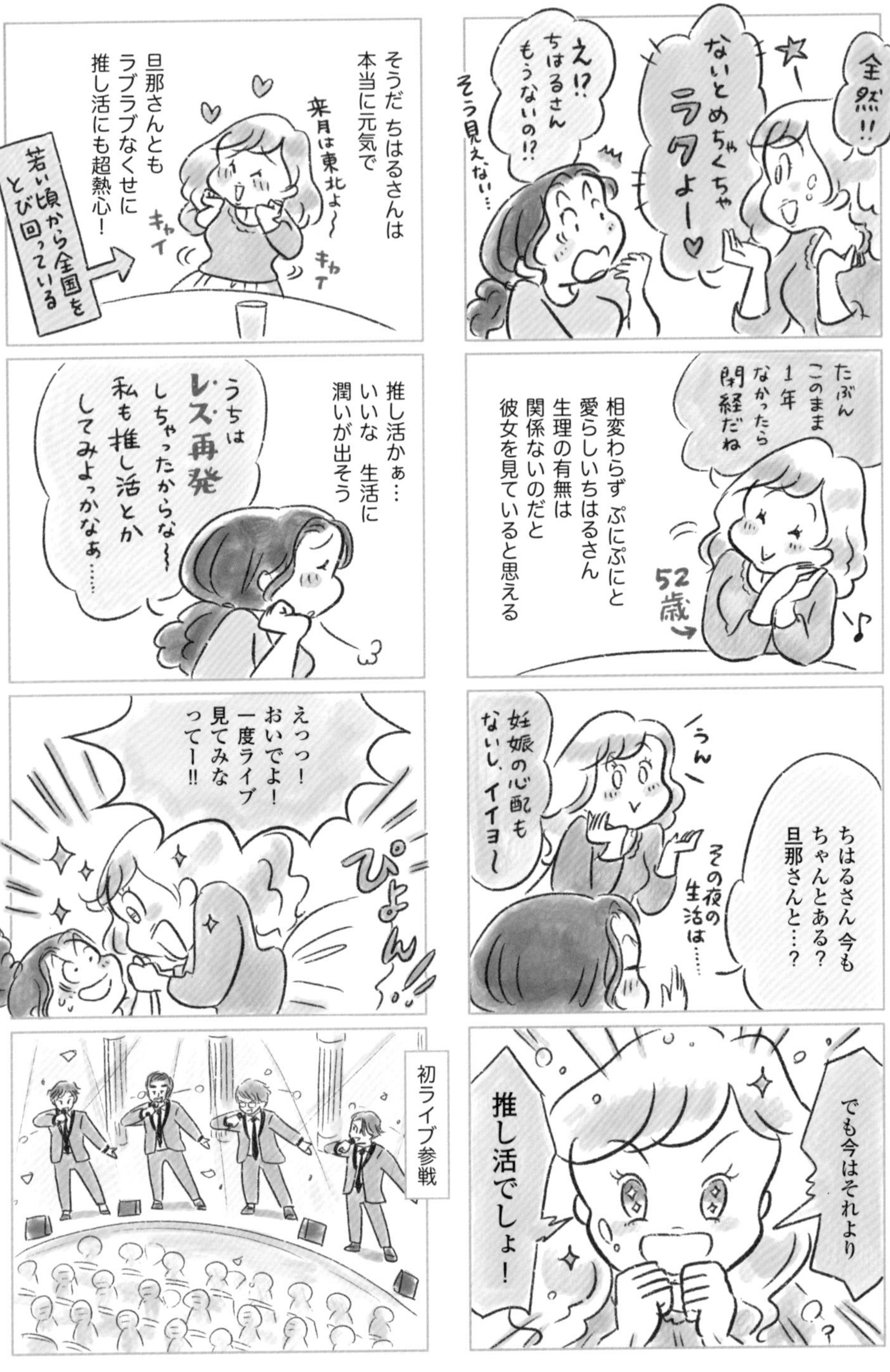
全然!!
ないとめちゃくちゃラクよー♡
え!? ちはるさんもうないの!?
そう見えない…
そうだ ちはるさんは本当に元気で
来月は東北よ~
キャイ キャイ
旦那さんともラブラブなくせに推し活にも超熱心!
若い頃から全国をとび回っている
たぶん このまま 1年 なかったら 閉経だね
相変わらずぷにぷにと愛らしいちはるさん 生理の有無は関係ないのだと彼女を見ていると思える
52歳
推し活かぁ… いいな 生活に潤いが出そう
うちはレス再発しちゃったからな~~ 私も推し活とかしてみよっかなぁ……
ちはるさん今もちゃんとある? 旦那さんと…?
その夜の生活は……
うん
妊娠の心配もないし、イイヨ~
えっっ! おいでよ! 一度ライブ見てみなってー!!
ぴょん!!
でも今はそれより
推し活でしょ!
初ライブ参戦

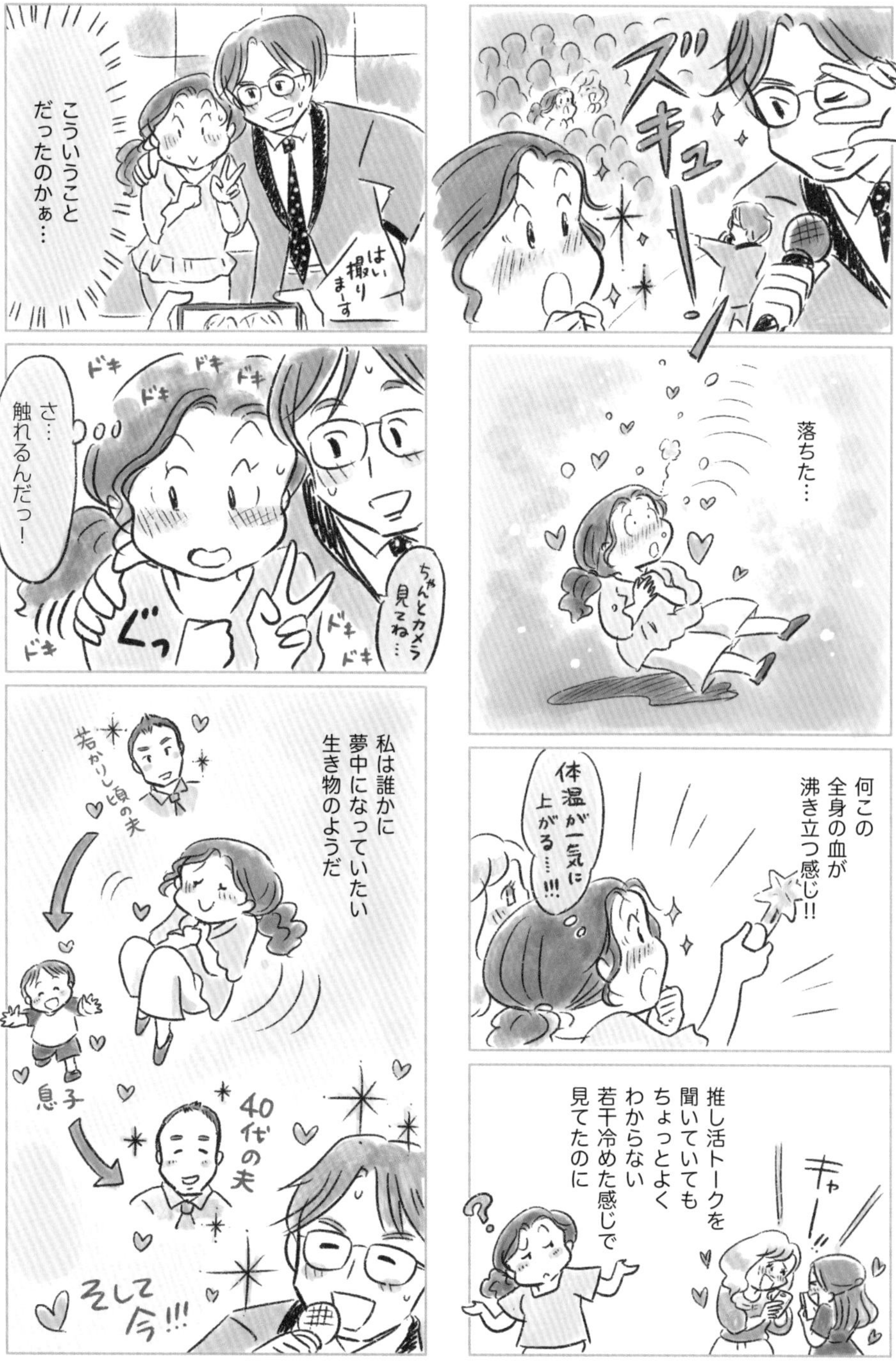
ズキューン!
落ちた…
何この全身の血が沸き立つ感じ!!
体温が一気に上がる…!!!
推し活トークを聞いていてもちょっとよくわからない若干冷めた感じで見てたのに
キャー!!
こういうことだったのかぁ…
はい撮りまーす
さ…触れるんだっ!
ドキ ドキ ドキ ドキ
ぐっ
ちゃんとカメラ見てね…
ドキ ドキ ドキ
私は誰かに夢中になっていたい生き物のようだ
若かりし頃の夫
息子
40代の夫
そして今!!!

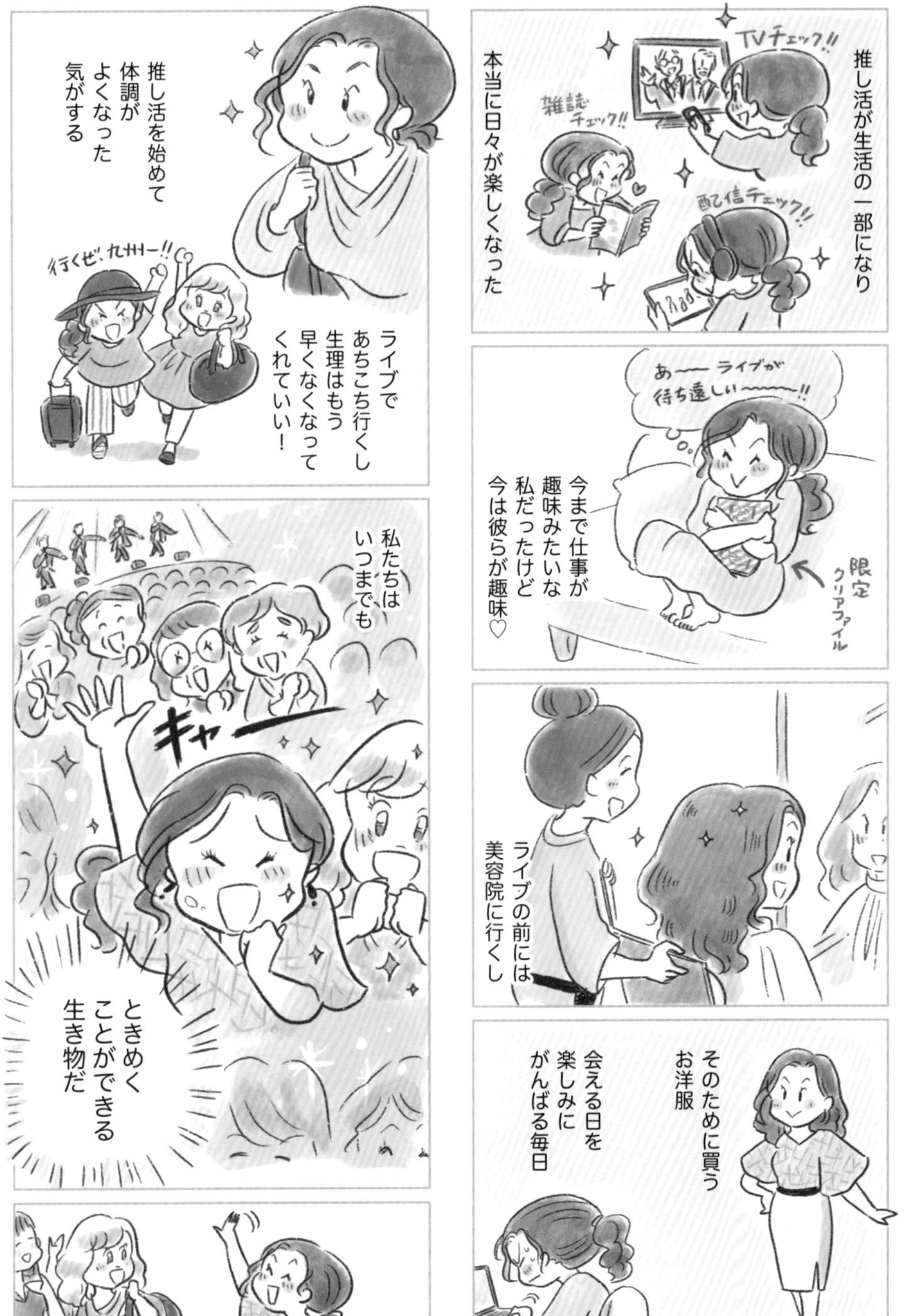
推し活が生活の一部になり
TVチェック!!
雑誌チェック!!
配信チェック!!
本当に日々が楽しくなった
あ〜〜ライブが待ち遠しい〜〜〜!!
今まで仕事が趣味みたいな私だったけど今は彼らが趣味♡
限定クリアファイル
ライブの前には美容院に行くし
そのために買うお洋服
会える日を楽しみにがんばる毎日
推し活を始めて体調がよくなった気がする
行くぜ、九州ー!!
ライブであちこち行くし生理はもう早くなくなってていい!
私たちはいつまでも
キャー
ときめくことができる生き物だ

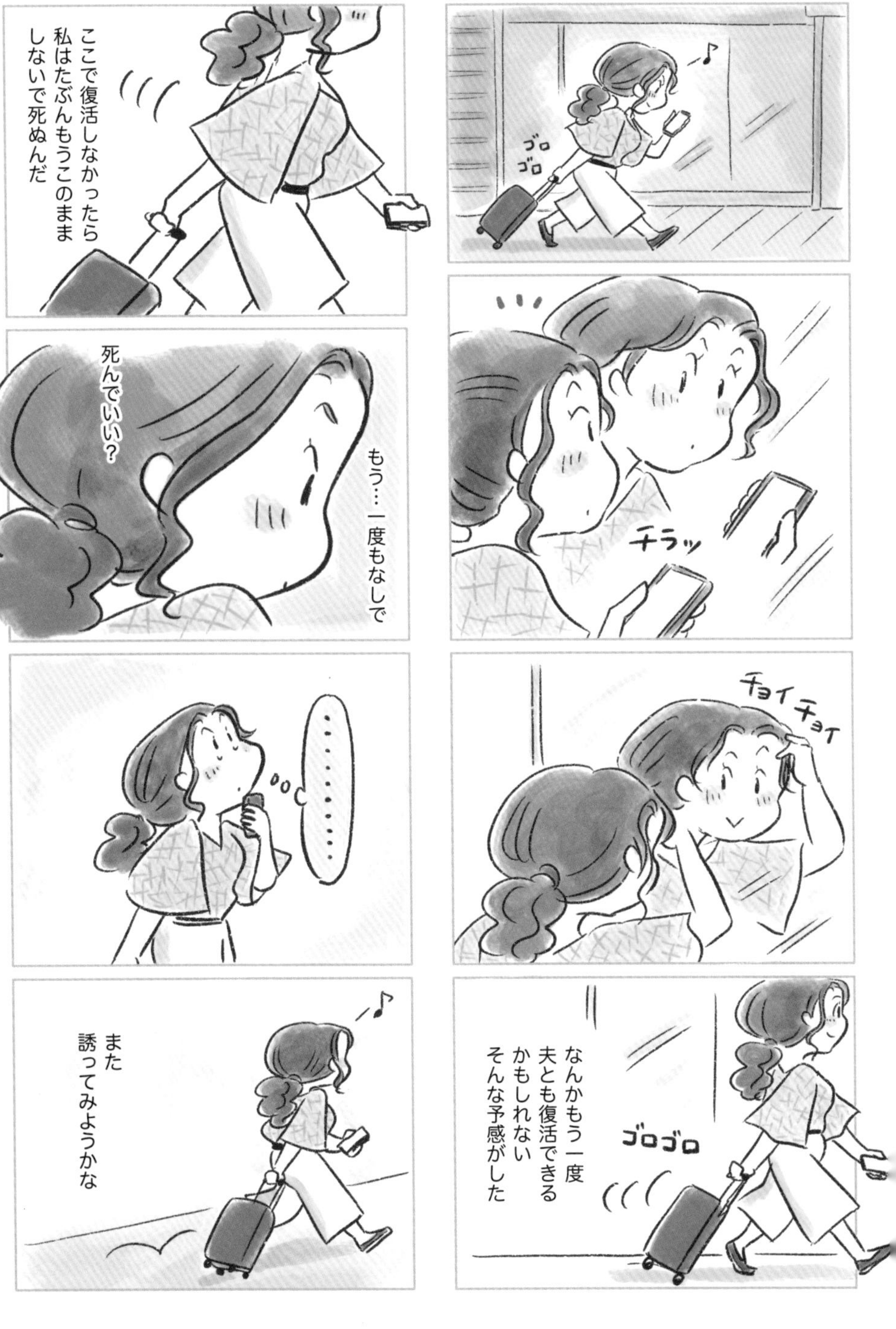
ゴロ
ゴロ
ここで復活しなかったら
私はたぶんもうこのまま
しないで死ぬんだ
チラッ
もう…一度もなしで
死んでいい？
チョイチョイ
……
なんかもう一度
夫とも復活できる
かもしれない
そんな予感がした
ゴロゴロ
また
誘ってみようかな

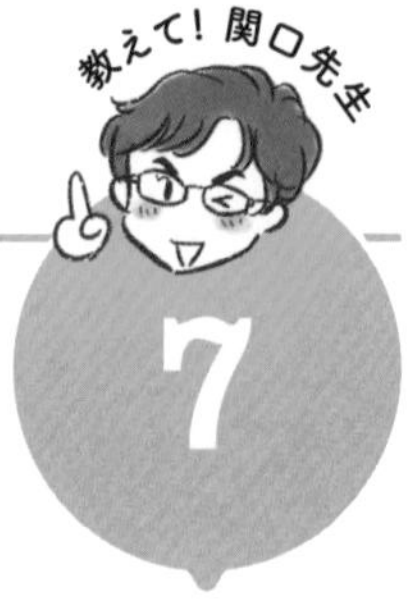

ツヤツヤな人とカサカサな人の違いは？

メイクに頼らないエイジングケアってありますか？

全ての老化は血管から。「好き！」を大切にすることもコツね

原　恋愛やセックスで、女性ホルモンが増えることはありますか？　これから先、第7話のちはるさんみたいなツヤツヤ方面と、ヨボヨボ方面で分かれる気がしていて。

関口　恋愛でも推し活でもスポーツでも、自分だけの「好き！」を大切にしているかが分かれ道かな。「好き！」の気持ちが高まるとドーパミン（快感を得ると出る脳内物質）やオキシトシン（精神的な満足を得ると出る愛情ホルモン）が分泌されて、心身が満たされる。さらに閉経後からの30年は、自分の身の回りのことが自分でできて、やりたいことが素直にできる体と心を維持できるかどうか、ね。

原　確かに。でも祖母や母の姿を見ていると、簡単なようで難しいことだと感じます。

関口　そうなのよね。そこで必要なのが、知識です。閉経後5年すると、エストロゲン量はピーク時の1／10になっているでしょう。だから、今までエストロゲンがカバーしてくれていたことを、これからは自分でカバーすればいいのよ。
まず大切なのは、①血管を守る。肌とか髪とか脳とか、全身に酸素と栄養を届けるから「全ての老化は血管から」とも言われるの。でも血管は、加齢と共に厚く

エイジングケア6か条

❶血管を守る
❷骨を守る
❸ストレスを避ける
❹皮膚の老化を防ぐ
❺筋肉量を維持する
❻がんを早期に発見

硬くなるし、生活習慣によって詰まりやすくなる。これが動脈硬化ですね。これまではエストロゲンが血管をやわらかく保っていたけれど、女性は50代以降に動脈硬化率が急激に高くなります。だからこれからは**血管のために、脂肪・塩分・糖分を控えて、気持ちよく運動する！ 健康診断の数値を把握しておく**といいわ。

次に、**②骨を守る。**女性の細い骨からカルシウムが溶け出さないよう維持していたエストロゲンが変化していくと、骨密度がガクッと落ちます。閉経後は1年ごとに1～3％自然低下していって、背中や腰に痛みが出たり、背骨が曲がりやすくなるの。**骨は貯金できるから、今からカルシウムとビタミンD・Kを意識**して。日光にあたると体内でビタミンDが作られるから、手足を出して大股でウォーキングするのもおすすめよ。やっぱり結局、食事と運動なのよ～。これからはこの**超基本的な習慣が、如実に体に出る**わけね。

生活を見直したら、**③ストレスをスイッチ**することね。自律神経は交感神経と副交感神経のバランスが大切なんだけど、そのバランスを保つ働きがあったエストロゲンが減ると、ストレスがとても堪《こた》えるのよ。ストレスを受けている状態は、交感神経が優位になっている状態。だから、**副交感神経へのスイッチングを意識的にする**といいわ。具体的には、**起きる時間と寝る時間、食事の時間をだいたい**

決めること、夜と休日は徹底的に休むことね。アロマオイルとか、マッサージとか、副交感神経タイムの目印になるものもあると、スイッチされやすくなるわ。

それと、**④皮膚の老化を防ぐ**こと。エストロゲンが減ると、皮下組織のコラーゲンが低下して肌が薄くなります。特に、元々皮脂腺が少ない部分、**顔・おなか・フェムゾーン・腕・脚**はかなり乾燥が進んで、敏感肌になる人も増えるから、クリニックでも**入浴後の全身保湿**を指導しています。それでも改善しない場合があって、漢方薬やサプリメント、HRT（ホルモン補充療法）で治療するのよ。

⑤筋肉量を維持することも大切ね。「フレイル」って聞いたことない？　加齢で心身が衰えた状態のことで、要介護になる前の段階。その一因が、全身の筋肉量が減少して身体機能が低下することなの。筋肉量の減少は40代から始まる。元々筋肉が少ない**女性は特に、骨盤底筋と下半身の筋肉の維持が、エイジングケアに直結する**わ。P177の「骨盤底筋トレーニング」はぜひ習慣化してね。

最後に、**⑥がんを早期に発見する**こと。生活に著しく影響を与える**がんは、どんなに優れた治療よりも早期発見に効果がある**の。私たちの世代が特に注意したいのは「乳がん」。女性の9人に1人が罹患すると言われていて、ピークは40代〜70代までと幅広いわ。あとは「子宮体がん」と「卵巣がん」。こちらは主な原因が女性ホルモンの乱れだから、閉経前後に急増するがんなの。自治体などの子宮がん検診は、20〜40代に多い「子宮頸《けい》がん」だけが対象になっていることが多いから、他の検診も検討してね。

私の生理のしまい方

CASE 8

夫婦で更年期!?

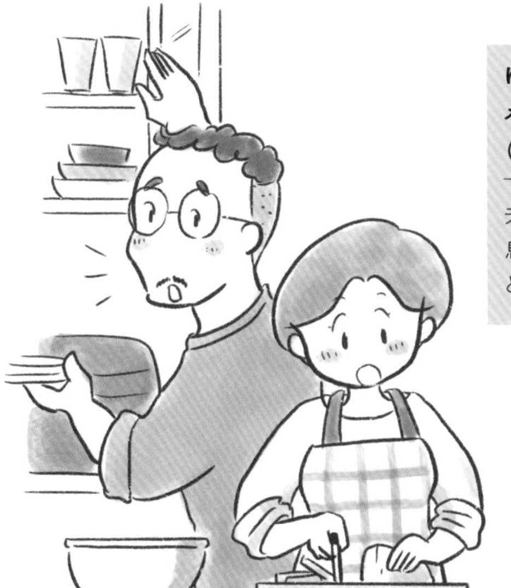

ゆうこ
メーカー勤務
（49歳）

夫（52歳）
息子（小3）
と3人暮らし

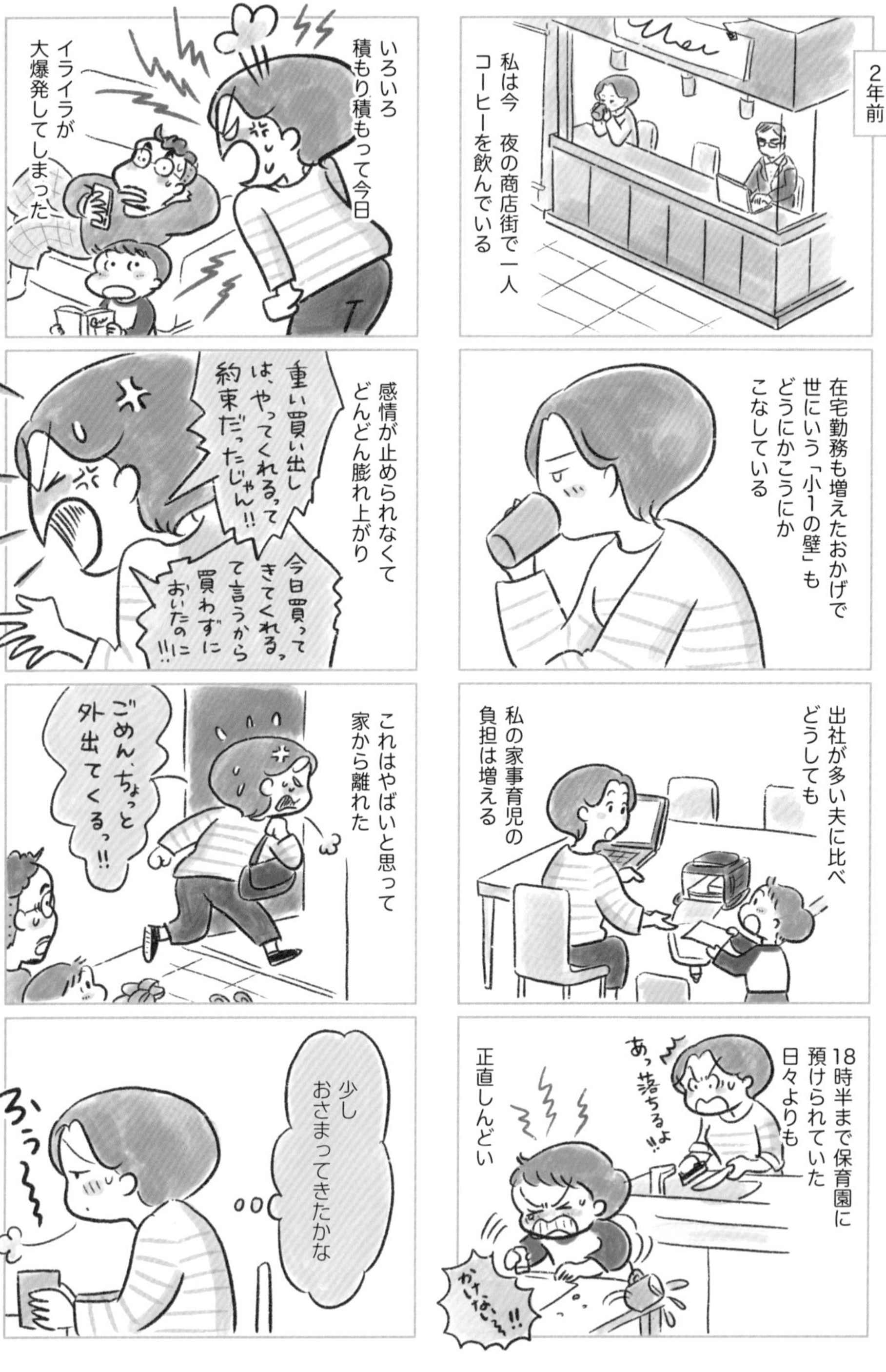
2年前
私は今　夜の商店街で一人
コーヒーを飲んでいる
在宅勤務も増えたおかげで
世にいう「小1の壁」も
どうにかこうにか
こなしている
出社が多い夫に比べ
どうしても
私の家事育児の
負担は増える
18時半まで保育園に
預けられていた
日々よりも
正直しんどい
あっ落ちるよ!!
かけない〜〜!!
いろいろ
積もり積もって今日
イライラが
大爆発してしまった
感情が止められなくて
どんどん膨れ上がり
重い買い出しは、やってくれるって約束だったじゃん!!
今日買ってきてくれるって言うから買わずにおいたのに!!
これはやばいと思って
家から離れた
ごめん、ちょっと外出てくるっ!!
少し
おさまってきたかな
ふぅ〜〜

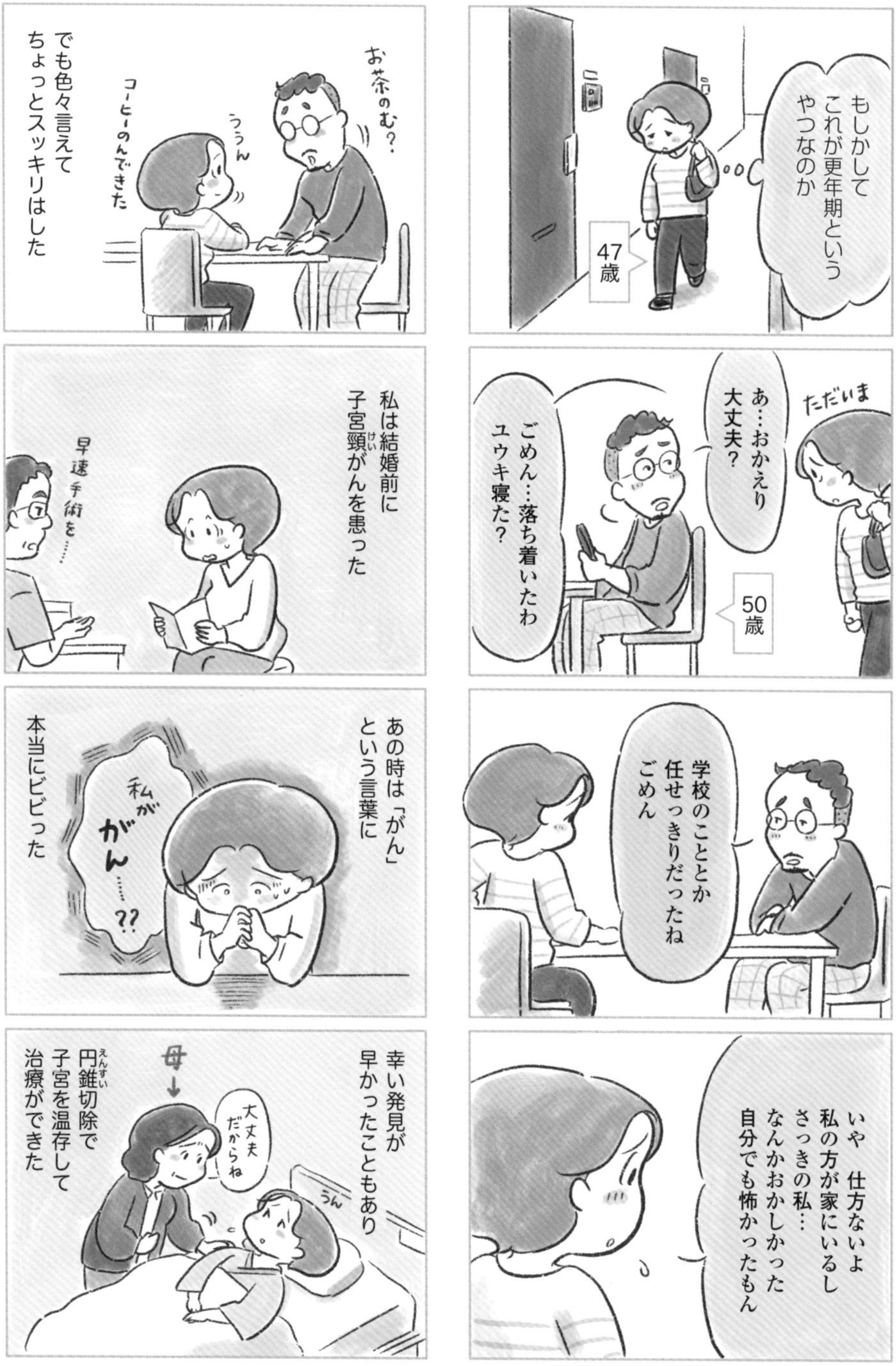
もしかして
これが更年期という
やつなのか
47歳
ただいま
あ…おかえり
大丈夫?
ごめん…落ち着いたわ
ユウキ寝た?
50歳
学校のこととか
任せっきりだったね
ごめん
いや 仕方ないよ
私の方が家にいるし
さっきの私…
なんかおかしかった
自分でも怖かったもん
お茶のむ?
ううん
コーヒーのんできた
でも色々言えて
ちょっとスッキリはした
私は結婚前に
子宮頸《けい》がんを患った
早速手術を……
あの時は「がん」
という言葉に
本当にビビった
私が
がん……
??
幸い発見が
早かったこともあり
円錐《えんすい》切除で
子宮を温存して
治療ができた
母
大丈夫
だからね
うん

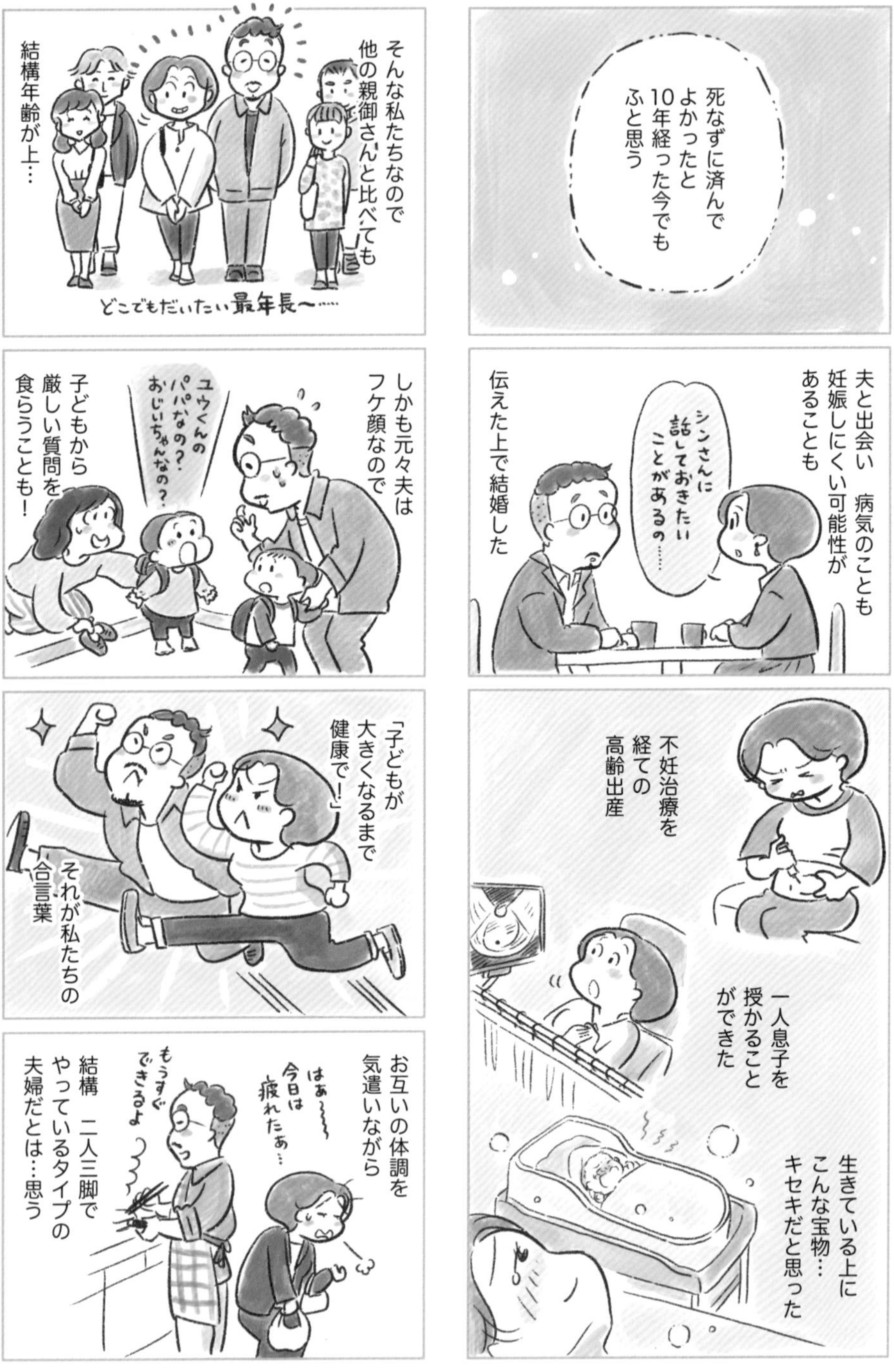
死なずに済んで
よかったと
10年経った今でも
ふと思う
夫と出会い　病気のことも
妊娠しにくい可能性が
あることも
シンさんに話しておきたいことがあるの……
伝えた上で結婚した
不妊治療を
経ての
高齢出産
一人息子を
授かること
ができた
生きている上に
こんな宝物…
キセキだと思った
そんな私たちなので
他の親御さんと比べても
結構年齢が上…
どこでもだいたい最年長～……
しかも元々夫は
フケ顔なので
ユウくんのパパなの？おじいちゃんなの？
子どもから
厳しい質問を
食らうことも！
「子どもが
大きくなるまで
健康で！」
それが私たちの
合言葉
お互いの体調を
気遣いながら
はぁ～～今日は疲れたぁ…
もうすぐできるよ
結構　二人三脚で
やっているタイプの
夫婦だとは…思う

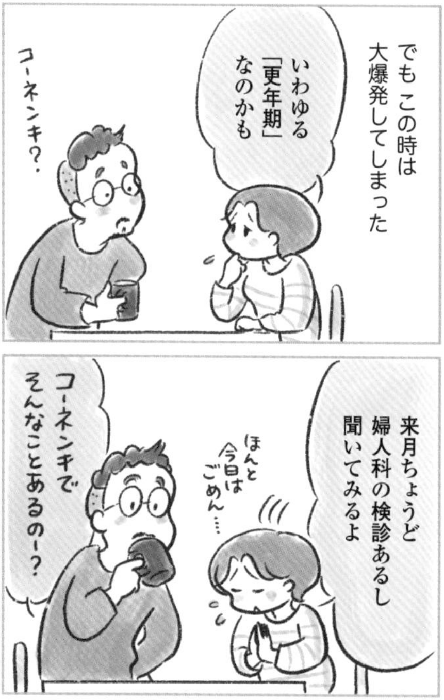
でも この時は
大爆発してしまった
いわゆる「更年期」なのかも
コーネンキ?
来月ちょうど婦人科の検診あるし聞いてみるよ
ほんと今日はごめん……
コーネンキでそんなことあるの-?

ーかかりつけ医で検診ー

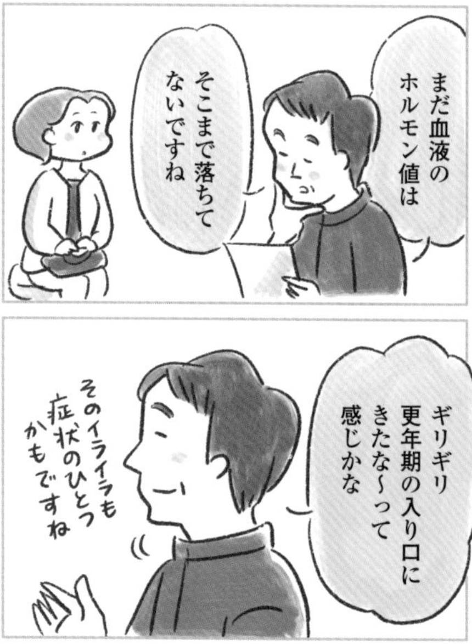
まだ血液のホルモン値は
そこまで落ちてないですね
ギリギリ更年期の入り口にきたな〜って感じかな
そのイライラも症状のひとつかもですね

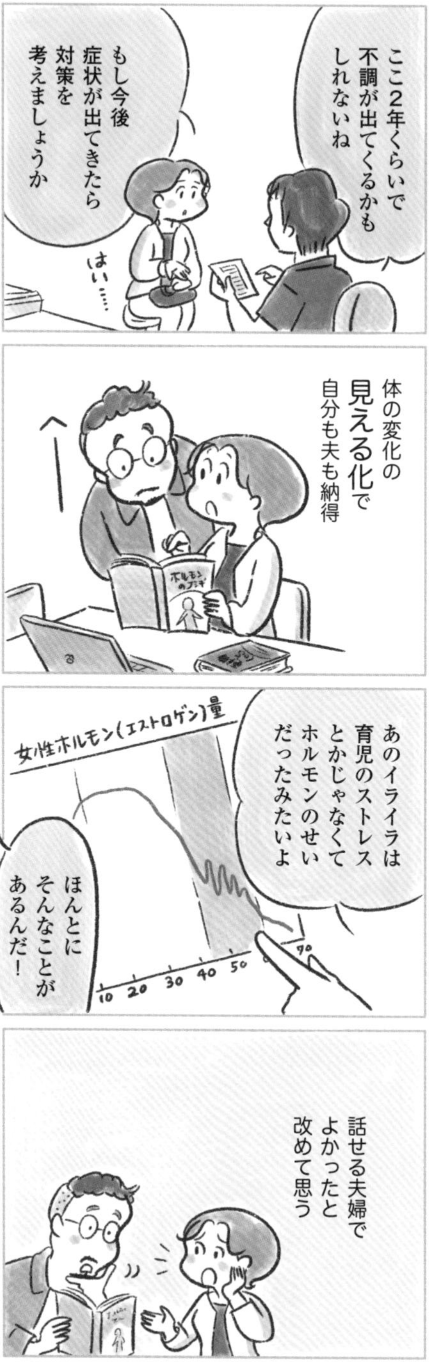
ここ2年くらいで不調が出てくるかもしれないね
もし今後症状が出てきたら対策を考えましょうか
はい……
体の変化の見える化で自分も夫も納得
へー
ホルモンのフシギ
女性ホルモン(エストロゲン)量
10 20 30 40 50 70
あのイライラは育児のストレスとかじゃなくてホルモンのせいだったみたいよ
ほんとにそんなことがあるんだ!
話せる夫婦でよかったと改めて思う

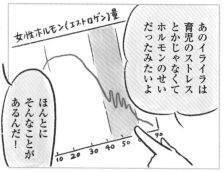

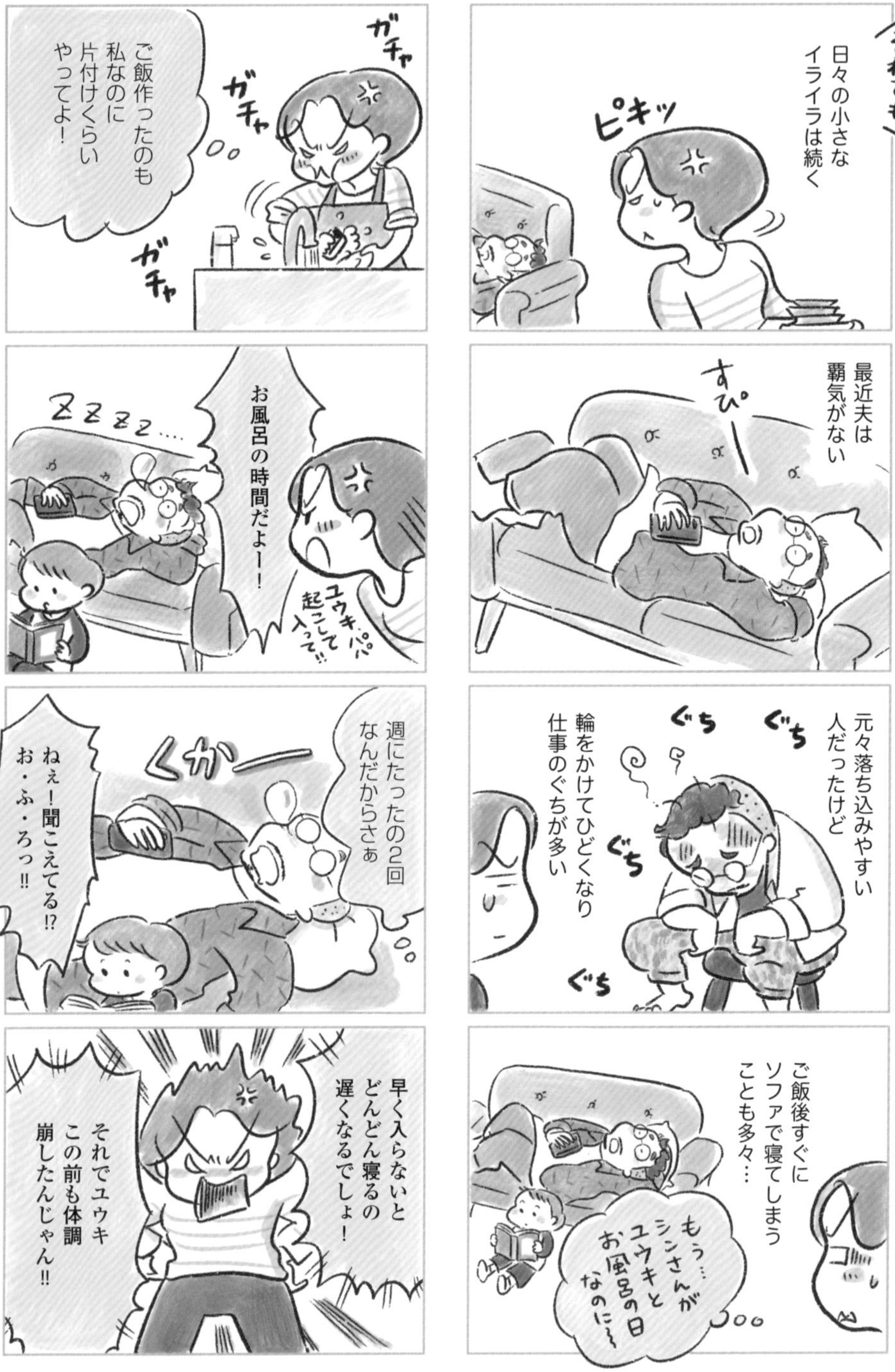
それでも!
日々の小さなイライラは続く
ピキッ
最近夫は覇気がない
すぴーー
元々落ち込みやすい人だったけど
輪をかけてひどくなり仕事のぐちが多い
ぐち
ぐち
ぐち
ぐち
ご飯後すぐにソファで寝てしまうことも多々…
もう…シンさんがユウキとお風呂の日なのに～
ガチャ
ガチャ
ご飯作ったのも私なのに片付けくらいやってよ!
ガチャ
お風呂の時間だよーー!
ユウキパパ起こして入って!!
ZZZZZ....
週にたったの2回なんだからさぁ
くかーー
ねぇ!聞こえてる!?
お・ふ・ろっ!!
早く入らないとどんどん寝るの遅くなるでしょ!
それでユウキこの前も体調崩したんじゃん!!

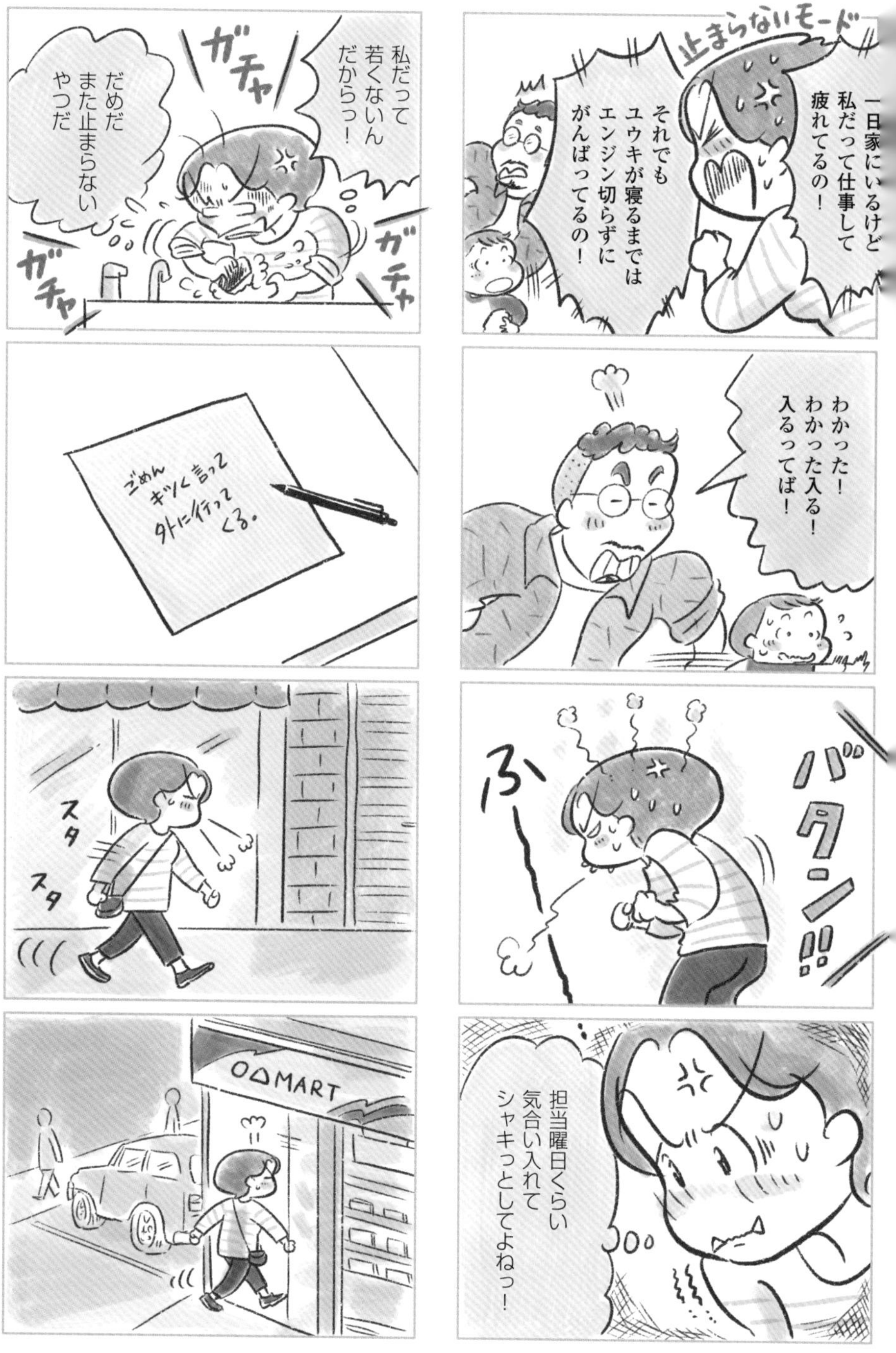

止まらないモード
一日家にいるけど私だって仕事して疲れてるの！
それでもユウキが寝るまではエンジン切らずにがんばってるの！
ガチャ
私だって若くないんだからっ！
ガチャ
ガチャ
だめだ また止まらないやつだ
わかった！わかった入る！入るってば！
ごめん キツく言って 外に行ってくる。
バタン!!
ふー
スタ
スタ
担当曜日くらい気合い入れてシャキっとしてよねっ！
O△MART

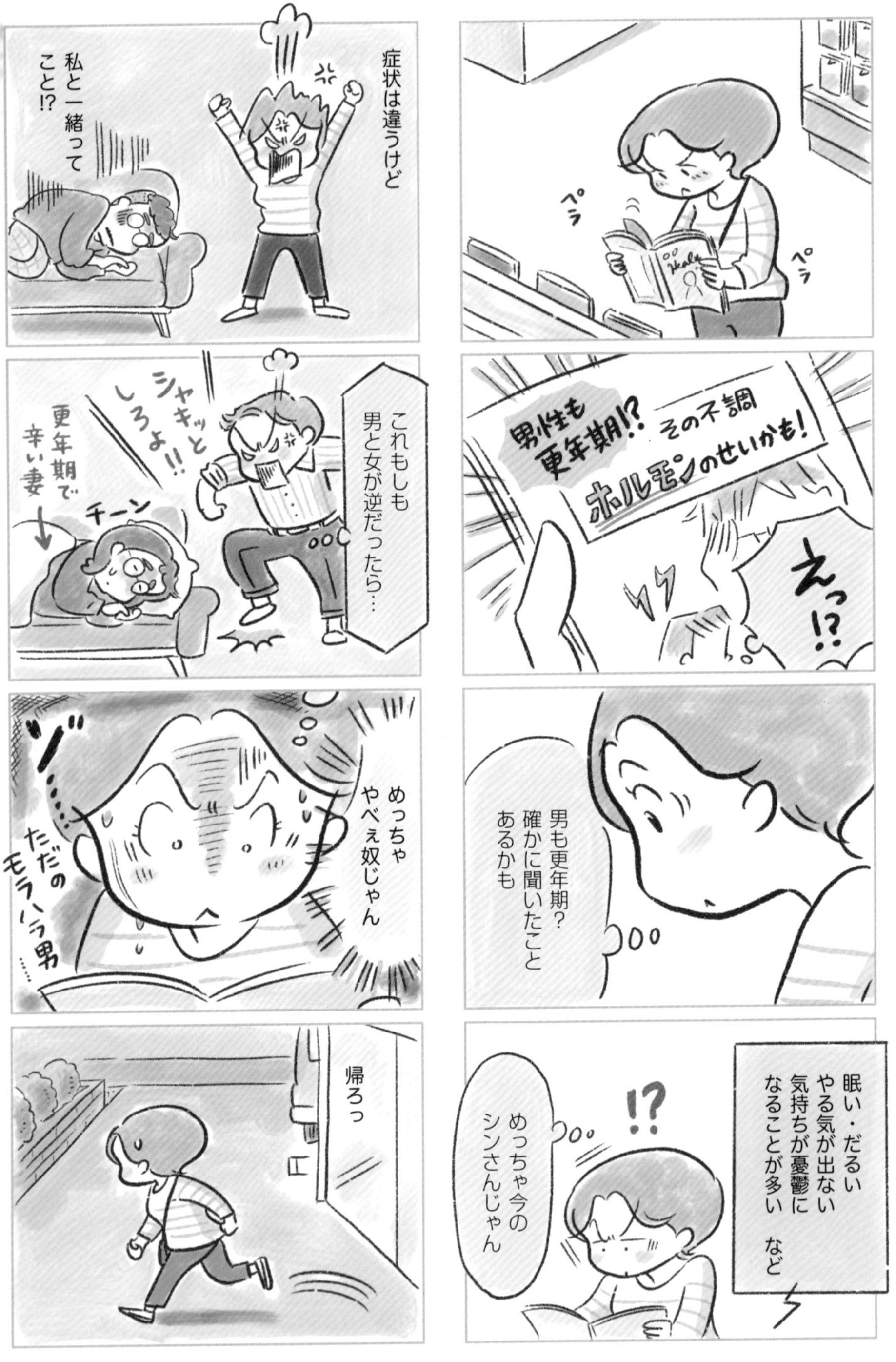
ペラ
ペラ
男性も更年期!?
その不調
ホルモンのせいかも!
えっ!?
男も更年期？
確かに聞いたこと
あるかも
眠い・だるい
やる気が出ない
気持ちが憂鬱に
なることが多い　など
!?
めっちゃ今の
シンさんじゃん
症状は違うけど
私と一緒って
こと!?
これももしも
男と女が逆だったら…
シャキッとしろよ!!
更年期で辛い妻
チーン
めっちゃ
やべぇ奴じゃん
ゾ……
ただのモラハラ男……
帰ろっ

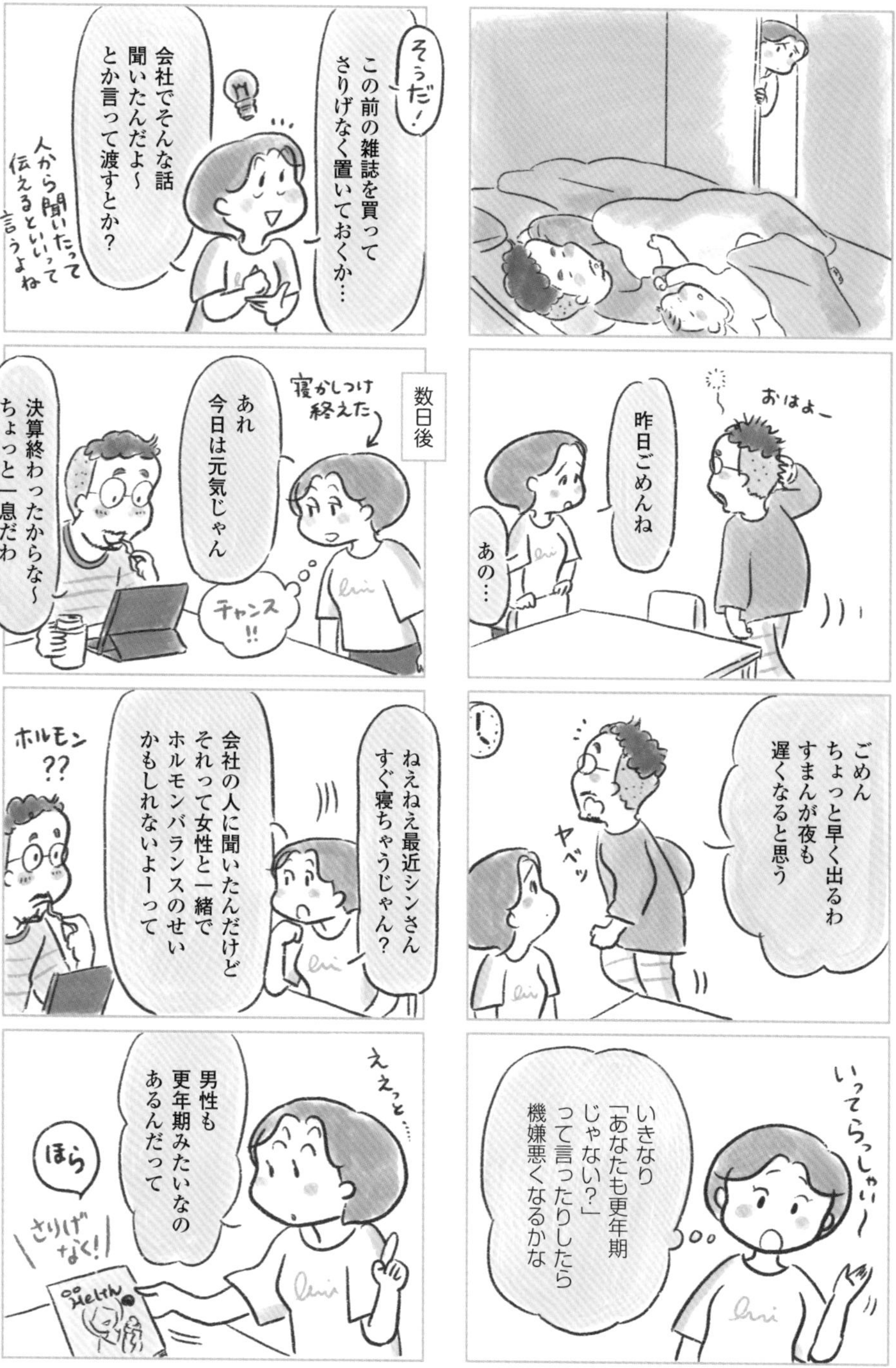
おはよー
昨日ごめんね
あの…
ごめん ちょっと早く出るわ すまんが夜も遅くなると思う
ヤベッ
いってらっしゃい～
いきなり「あなたも更年期じゃない？」って言ったりしたら機嫌悪くなるかな
そうだ！
この前の雑誌を買って さりげなく置いておくか…
会社でそんな話 聞いたんだよ～ とか言って渡すとか？
人から聞いたって伝えるといいって言うよね
数日後
寝かしつけ終えた
あれ 今日は元気じゃん
チャンス!!
決算終わったからな～ ちょっと一息だわ
ねえねえ最近シンさん すぐ寝ちゃうじゃん？
会社の人に聞いたんだけど それって女性と一緒で ホルモンバランスのせい かもしれないよーって
ホルモン？？
ええっと……
男性も 更年期みたいなの あるんだって
ほら
さりげなく！

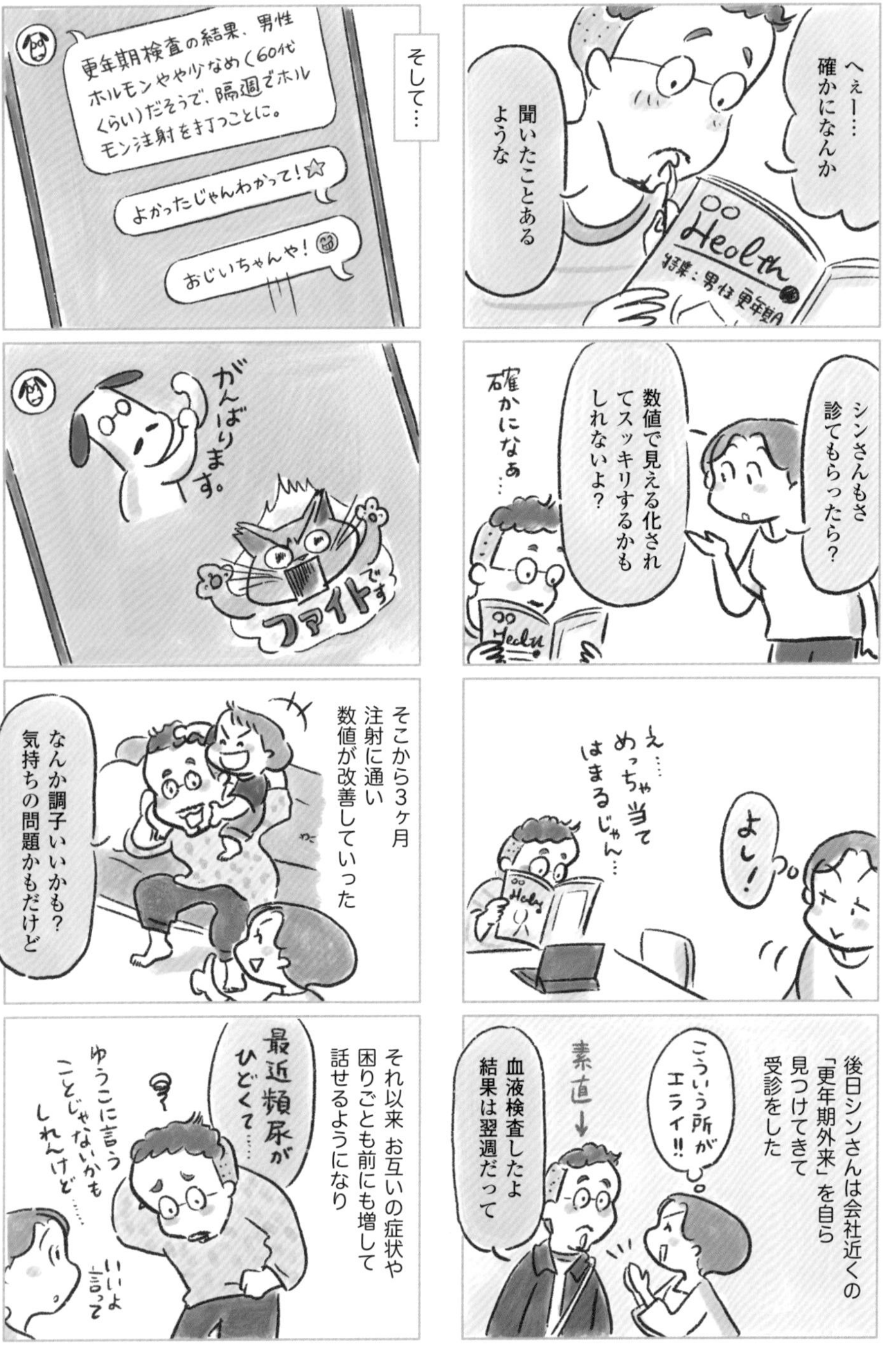
へぇー…確かになんか
聞いたことあるような
Heolth
特集：男性更年期
そして…
更年期検査の結果、男性ホルモンやや少なめ（60代くらい）だそうで、隔週でホルモン注射を打つことに。
よかったじゃんわかって！☆
おじいちゃんや！
シンさんもさ診てもらったら？
数値で見える化されてスッキリするかもしれないよ？
確かになぁ…
がんばります。
ファイトです
よし！
え…めっちゃ当てはまるじゃん…
そこから3ヶ月注射に通い数値が改善していった
なんか調子いいかも？気持ちの問題かもだけど
後日シンさんは会社近くの「更年期外来」を自ら見つけてきて受診をした
こういう所がエライ!!
素直
血液検査したよ結果は翌週だって
それ以来 お互いの症状や困りごとも前にも増して話せるようになり
最近頻尿がひどくて……
ゆうこに言うことじゃないかもしれんけど……
いいよ言って

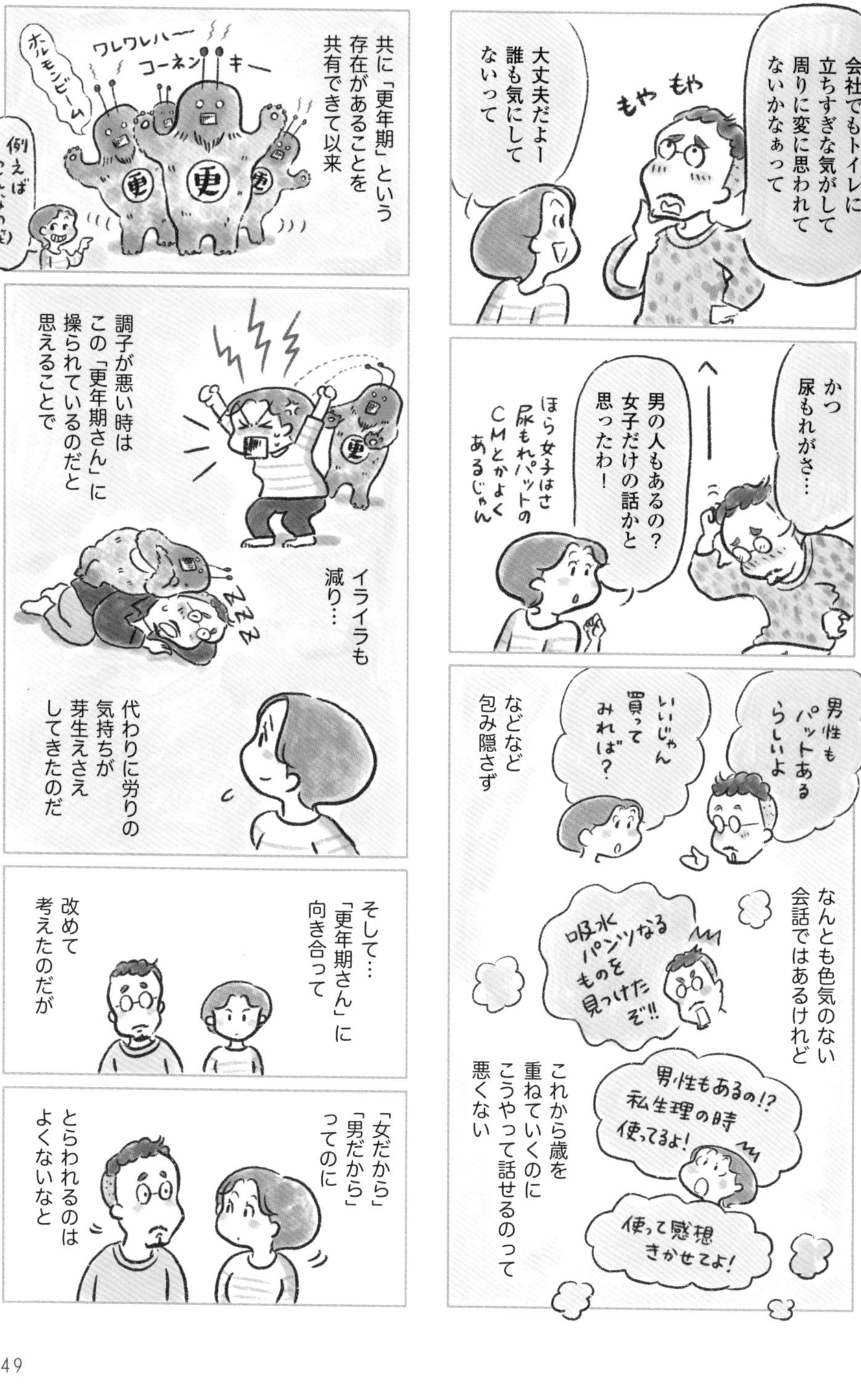

会社でもトイレに立ちすぎな気がして周りに変に思われてないかなぁって
もや もや
大丈夫だよー誰も気にしてないって
かつ尿もれがさ…
へーー
男の人もあるの？女子だけの話かと思ったわ！
ほら女子はさ尿もれパットのCMとかよくあるじゃん
男性もパットあるらしいよ
いいじゃん買ってみれば？
などなど包み隠さず
なんとも色気のない会話ではあるけれど
吸水パンツなるものを見つけたぞ!!
男性もあるの!? 私生理の時使ってるよ！
使って感想きかせてよ！
これから歳を重ねていくのにこうやって話せるのって悪くない
共に「更年期」という存在があることを共有できて以来
ホルモンビーム
ワレワレハー
コーネンキー
例えばこんなの(笑)
調子が悪い時はこの「更年期さん」に操られているのだと思えることで
イライラも減り…
ZZZ
代わりに労りの気持ちが芽生えさえしてきたのだ
そして…「更年期さん」に向き合って
改めて考えたのだが
「女だから」「男だから」ってのに
とらわれるのはよくないなと

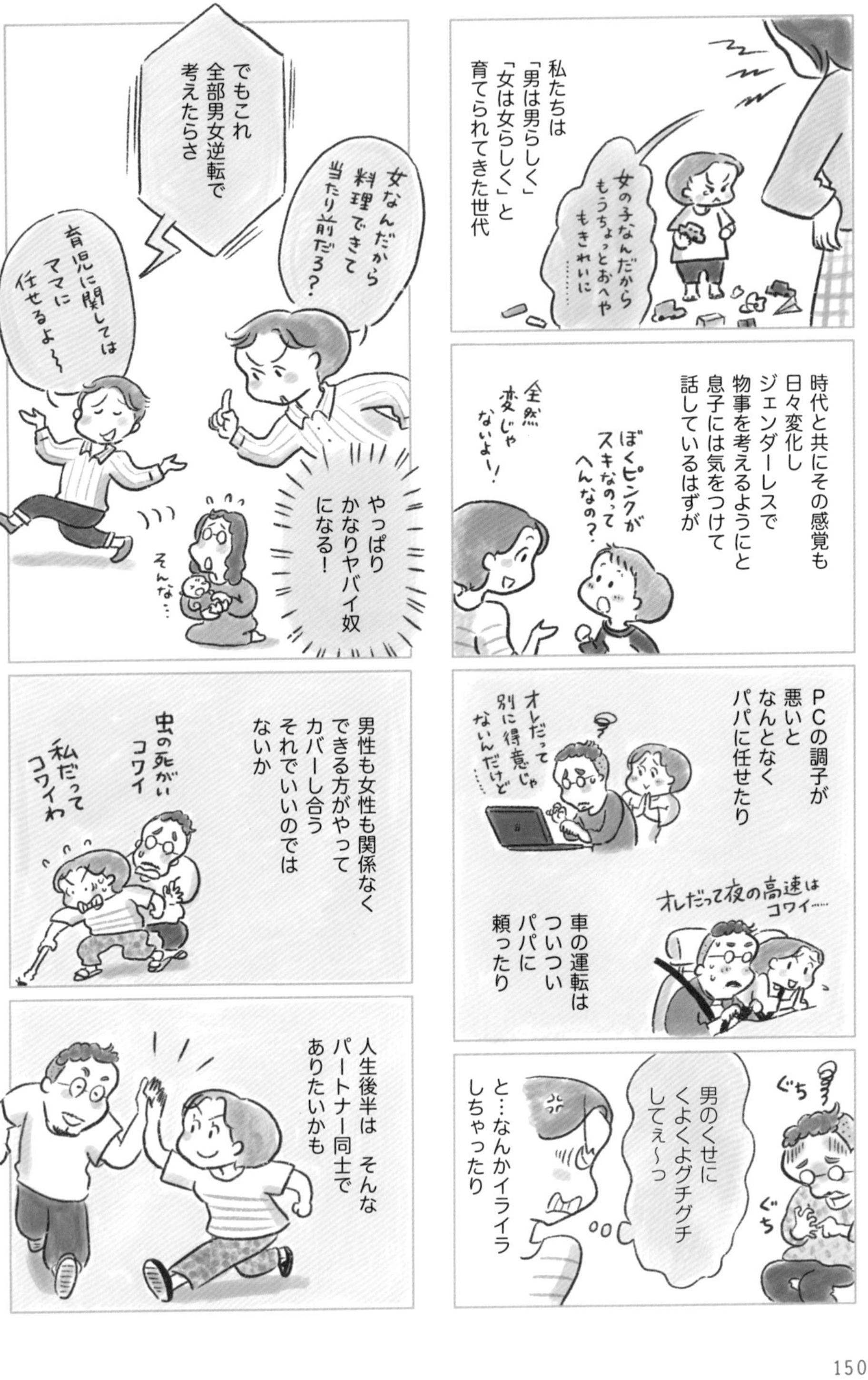

私たちは「男は男らしく」「女は女らしく」と育てられてきた世代
女の子なんだからもうちょっとおへやもきれいに……
時代と共にその感覚も日々変化しジェンダーレスで物事を考えるようにと息子には気をつけて話しているはずが
ぼくピンクがスキなのってへんなの？
全然変じゃないよ！
PCの調子が悪いとなんとなくパパに任せたり
オレだって別に得意じゃないんだけど……
車の運転はついついパパに頼ったり
オレだって夜の高速はコワイ……
ぐち
ぐち
男のくせにくよくよグチグチしてぇ～っ
と…なんかイライラしちゃったり
でもこれ全部男女逆転で考えたらさ
女なんだから料理できて当たり前だろ？
育児に関してはママに任せるよ～
やっぱりかなりヤバイ奴になる！
そんな…
男性も女性も関係なくできる方がやってカバーし合うそれでいいのではないか
虫の死がいコワイ
私だってコワイわ
人生後半は　そんなパートナー同士でありたいかも

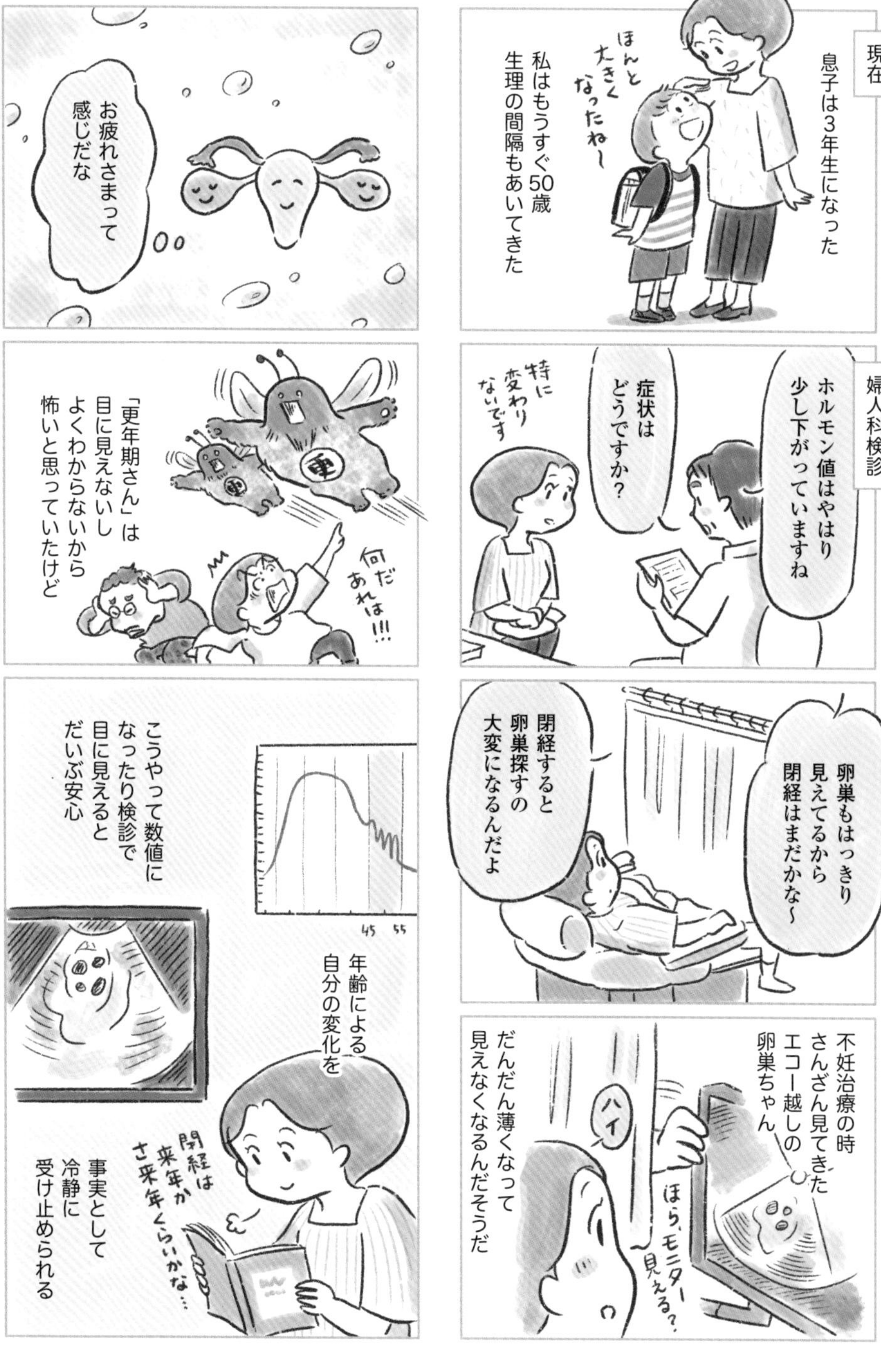
現在
息子は3年生になった
ほんと大きくなったね～
私はもうすぐ50歳
生理の間隔もあいてきた
お疲れさまって感じだな
婦人科検診
ホルモン値はやはり少し下がっていますね
症状はどうですか？
特に変わりないです
「更年期さん」は目に見えないしよくわからないから怖いと思っていたけど
更
更
何だあれは!!!
卵巣もはっきり見えてるから閉経はまだかな～
閉経すると卵巣探すの大変になるんだよ
不妊治療の時さんざん見てきたエコー越しの卵巣ちゃん
だんだん薄くなって見えなくなるんだそうだ
ハイ
ほら、モニター見える？
こうやって数値になったり検診で目に見えるとだいぶ安心
45
55
年齢による自分の変化を
閉経は来年かさ来年くらいかな…
事実として冷静に受け止められる

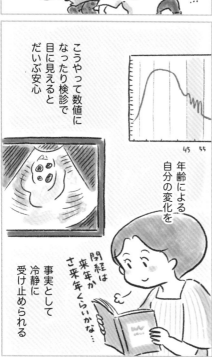

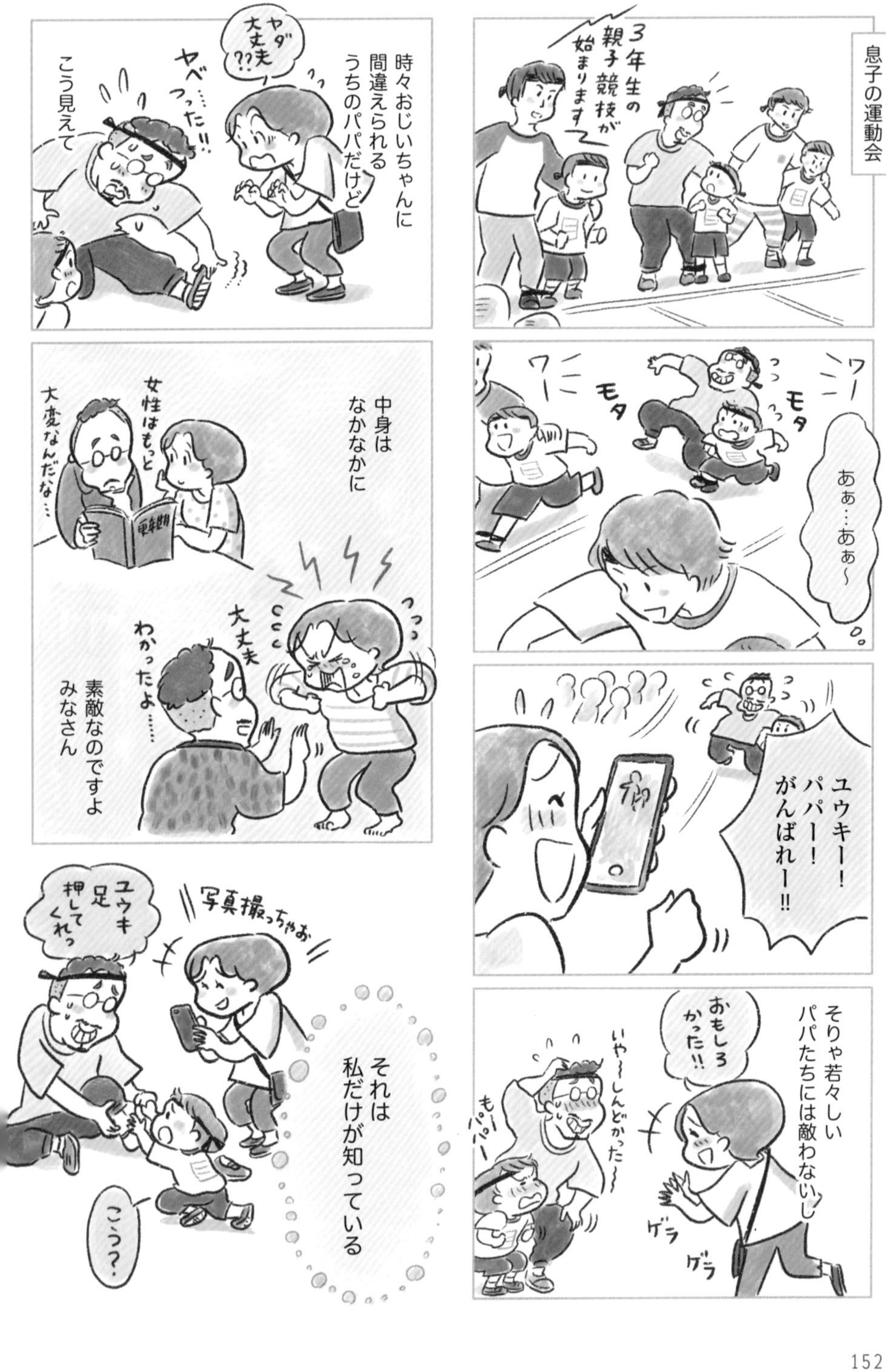
息子の運動会
3年生の親子競技が始まります
ワー
ワー
モタ
モタ
あぁ…あぁ〜
ユウキー!
パパー!
がんばれー!!
そりゃ若々しいパパたちには敵わないし
おもしろかった!!
いや〜しんどかった〜
もーパパー
ゲラゲラ
時々おじいちゃんに間違えられるうちのパパだけど
ヤダ大丈夫??
ヤベ…つった!!
こう見えて
中身はなかなかに
女性はもっと大変なんだな…
大丈夫
わかったよ……
素敵なのですよみなさん
ユウキ足押してくれっ
写真撮っちゃお
それは私だけが知っている
こう?

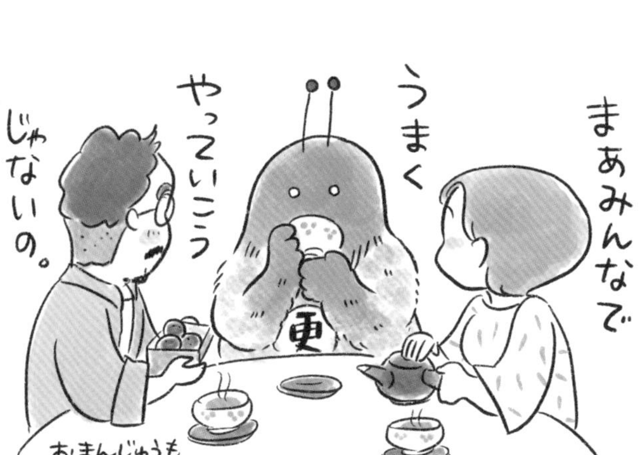
まあみんなで
うまく
やっていこう
じゃないの。
おまんじゅうも
あるよ

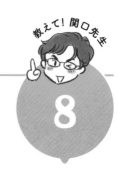

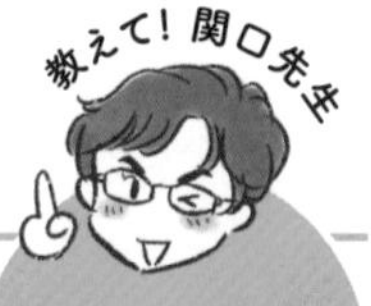

8

男性にも更年期症状があるなら
男女で不調は共有できますか？

もちろんできるわ。元気ホルモン“テストステロン”を味方につけて！

原　ゆうこさんご夫婦のお話を聞いて、お互いの症状を軽視しない、思いやりを感じました。やっぱり「それ更年期じゃない？」と言われるより、「こう書いてあったよ」と客観的に言われた方がいいもの。

関口　そのとおりね。ちなみに、「更年期」は閉経前後の10年間を指す時期だから、**男性に「更年期」はないの。**でも、**女性の更年期症状によく似た不調は起こる。**正式名称を「加齢性腺機能低下症（LOH症候群）」といって、原因は男性ホルモン（テストステロン）の急減ね。女性の場合、女性ホルモン（エストロゲン）の急減はだいたい45〜55歳と時期が決まっているけど、男性の場合はテストステロンが急減する時期はなく、加齢とともにゆるやかに下がっていくだけ。でも、ストレスとか何らかの要因で急減することがあって、どの年代でも起こる可能性があるの。テストステロンは意欲を起こすホルモンだから、低下するとイライラしたり、性的意欲や生きる意欲の低下、全身倦怠感が起こりやすい傾向があるわ。

一方、左のグラフを見てもわかるとおり、**女性も男性の1／5量のテストステロ**

男女の年代別、テストステロンの推移

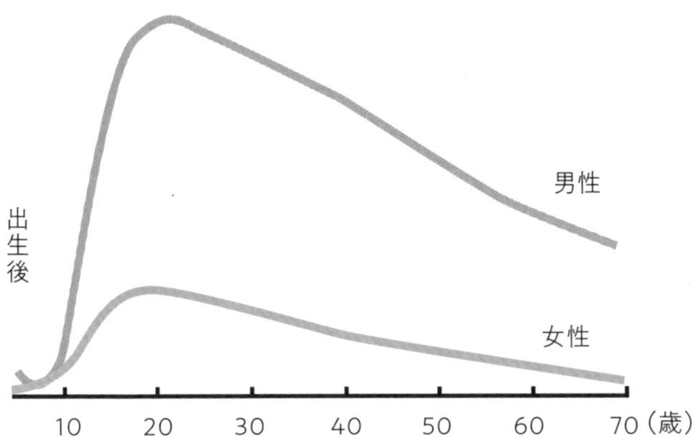

出生後
男性
女性
10
20
30
40
50
60
70（歳）

ンを持っているから、人ごとじゃないのよ。更年期症状がある女性の中には、エストロゲン値に変化はないけれど、テストステロン値がかなり低い、というパターンもあるわ。

原　なんと。男女共に、テストステロンは重要なんですね。

関口　女性は閉経後、エストロゲン量は1／10になる。一方のテストステロン量は「上がる・変わらない・下がる」の3タイプに分かれるの。「上がる・変わらない」人は、テストステロンが優位になって、ポジティブで意欲的になる。特にメンタルが強くなるわ。一方で「下がる」人もいるし、何かのきっかけで急激に「下がる」こともある。テストステロン値の高さは、性的意欲の高さと比例していることがわかっているの。男女共に、最後まで楽しく生き抜くエネルギーになる重要ホルモンだから、維持していく方法を教えるわね。

＊参考データ『「男性医学の父」が教える　最強の体調管理　テストステロンがすべてを解決する!』熊本悦明著（ダイヤモンド社）と、熊本悦明研究データを参考に作成

テストステロンを味方にする方法

人生を豊かにするホルモン・テストステロン。薬で補充することもできますが、生活習慣の見直しで維持することができます。パートナーにも共有してみて！

食生活でできること

●大豆製品

良質なタンパク質が含まれる大豆は、ビタミン・ミネラル類、カルシウム、食物繊維、オメガ6系脂肪酸のリノール酸、オメガ9系脂肪酸のオレイン酸も豊富。エストロゲンに似た作用のあるエクオールの原料となるイソフラボンも含まれています。

●ネバネバ食材

ヤマイモ、オクラ、モロヘイヤなどのネバネバの正体・ムチンにはテストステロン分泌促進作用が、ジオスゲニンには「DHEA」（下記参照）と似た作用があります。

●香味野菜

タマネギ・ニンニク・ニラなど、硫黄化合物（アリシン、イソチオシアナートなど）が豊富に含まれる食材は、テストステロン生成作用の他、強い抗酸化作用、血中脂質の低減作用があります。

関口先生おすすめサプリメント

●DHEA

テストステロンの原料となる副腎性男性ホルモン。医療機関専門サプリ。

●亜鉛

●ビタミンD

テストステロンの生成と維持に必要な栄養素。

❶ 1日30分の運動

習慣的な運動で筋力を上げると、テストステロンの血中濃度UP

❷ 大豆、肉、魚を1日100g

テストステロンの原料は、タンパク質と適量のコレステロールです

❸ 推し活

脳内物質ドーパミンが分泌、テストステロンに好影響を与えます

❹ ぼーっと生きない

社会的な活動は脳を活性化させ、テストステロン分泌を促します

❺ 1日1万歩

骨ホルモン「オステオカルシン」がテストステロンに作用します
テストステロンの体内量を減らす"肥満"の解消にもつながります

❻ 赤を身につける

赤色がテストステロン値を上げる、という様々な研究データあり！

❼ 睡眠の質を保つ

自律神経を安定させ、テストステロンの正常な分泌を保ちます

❽ 呼吸を意識する

テストステロン低下の大きな原因であるストレスを即リセット！

❾ 挑戦をやめない

新しいことに臆せず立ち向かう人はテストステロン値が高い傾向に

❿ −10歳を意識

関口先生が身をもって推奨する、ポジティブな自己暗示法！
実年齢から10歳引いた数が自分の年齢と思い込んでみます

CASE 9

高齢処女と生理からの解放

かほ
事務職員
（48歳）

1人暮らし

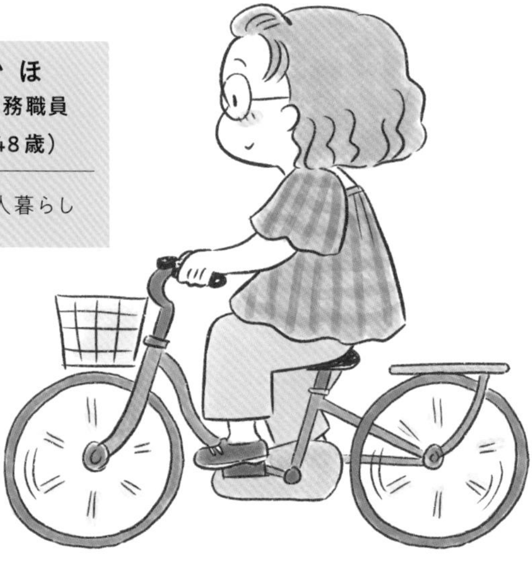

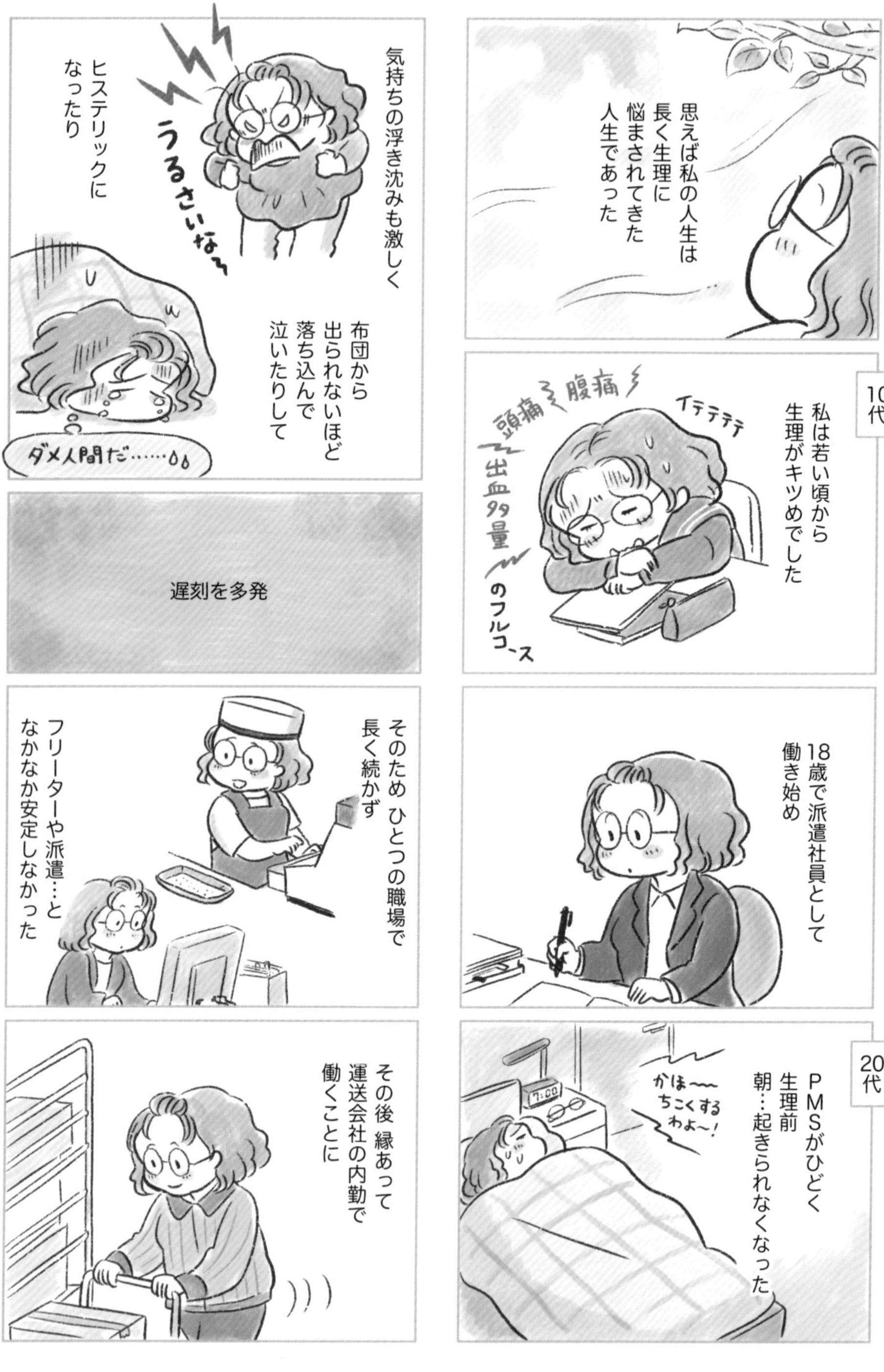

思えば私の人生は
長く生理に
悩まされてきた
人生であった
10代
私は若い頃から
生理がキツめでした
イテテテテ
頭痛 腹痛
出血多量
のフルコース
18歳で派遣社員として
働き始め
20代
PMSがひどく
生理前
朝…起きられなくなった
かほ〜〜
ちこくする
わよ〜!
気持ちの浮き沈みも激しく
ヒステリックに
なったり
うるさいな〜
布団から
出られないほど
落ち込んで
泣いたりして
ダメ人間だ……
遅刻を多発
そのため ひとつの職場で
長く続かず
フリーターや派遣…と
なかなか安定しなかった
その後 縁あって
運送会社の内勤で
働くことに

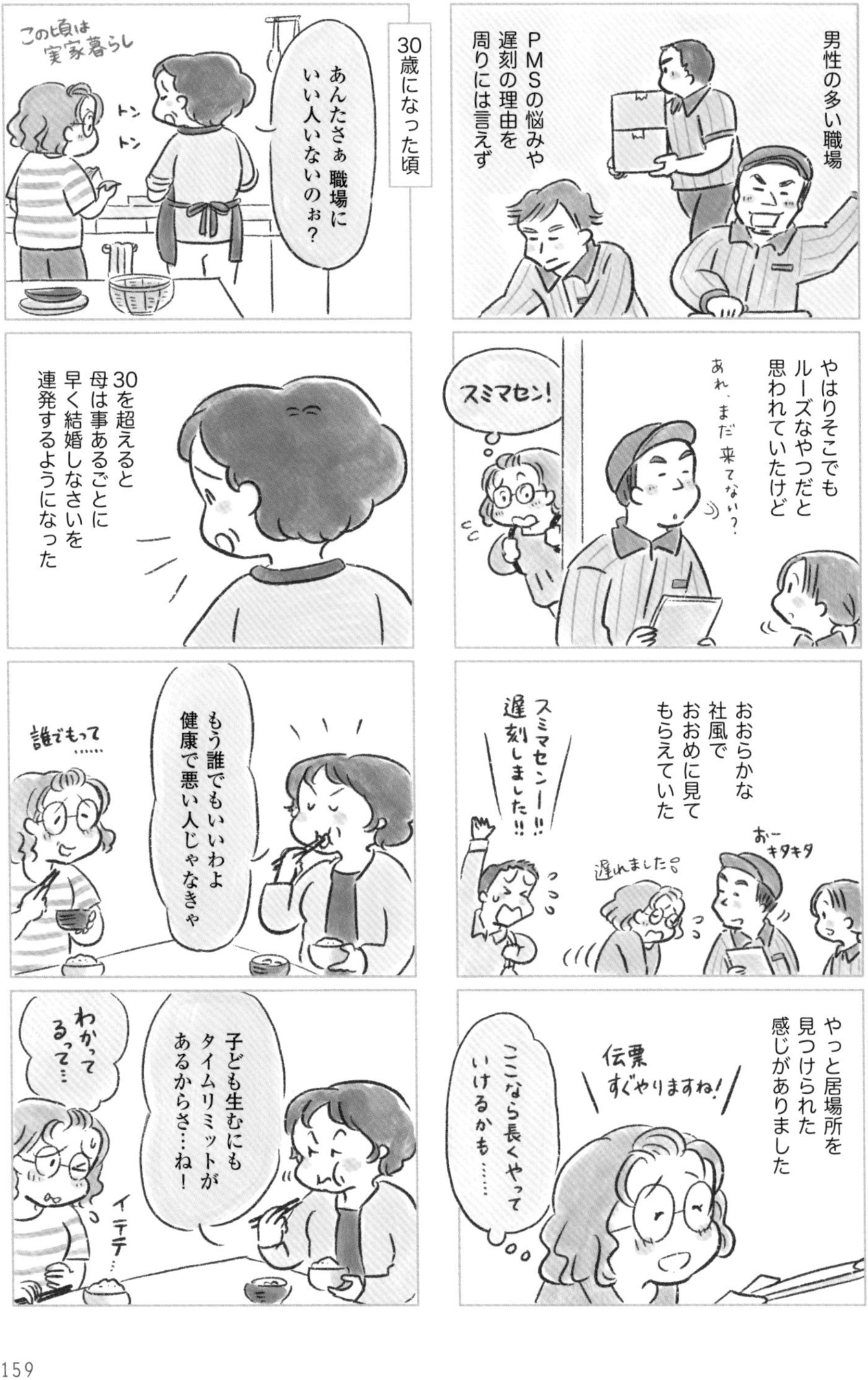
男性の多い職場
PMSの悩みや
遅刻の理由を
周りには言えず
30歳になった頃
あんたさぁ 職場に
いい人いないのぉ?
この頃は
実家暮らし
トン
トン
やはりそこでも
ルーズなやつだと
思われていたけど
あれ、まだ来てない?
スミマセン!
30を超えると
母は事あるごとに
早く結婚しなさいを
連発するようになった
おおらかな
社風で
おおめに見て
もらえていた
スミマセンー!!
遅刻しました!!
遅れました
おー
キタキタ
もう誰でもいいわよ
健康で悪い人じゃなきゃ
誰でもって
……
やっと居場所を
見つけられた
感じがありました
伝票
すぐやりますね!
ここなら長くやって
いけるかも……
子どもも生むにも
タイムリミットが
あるからさ…ね!
わかって
るって…
イテテ…

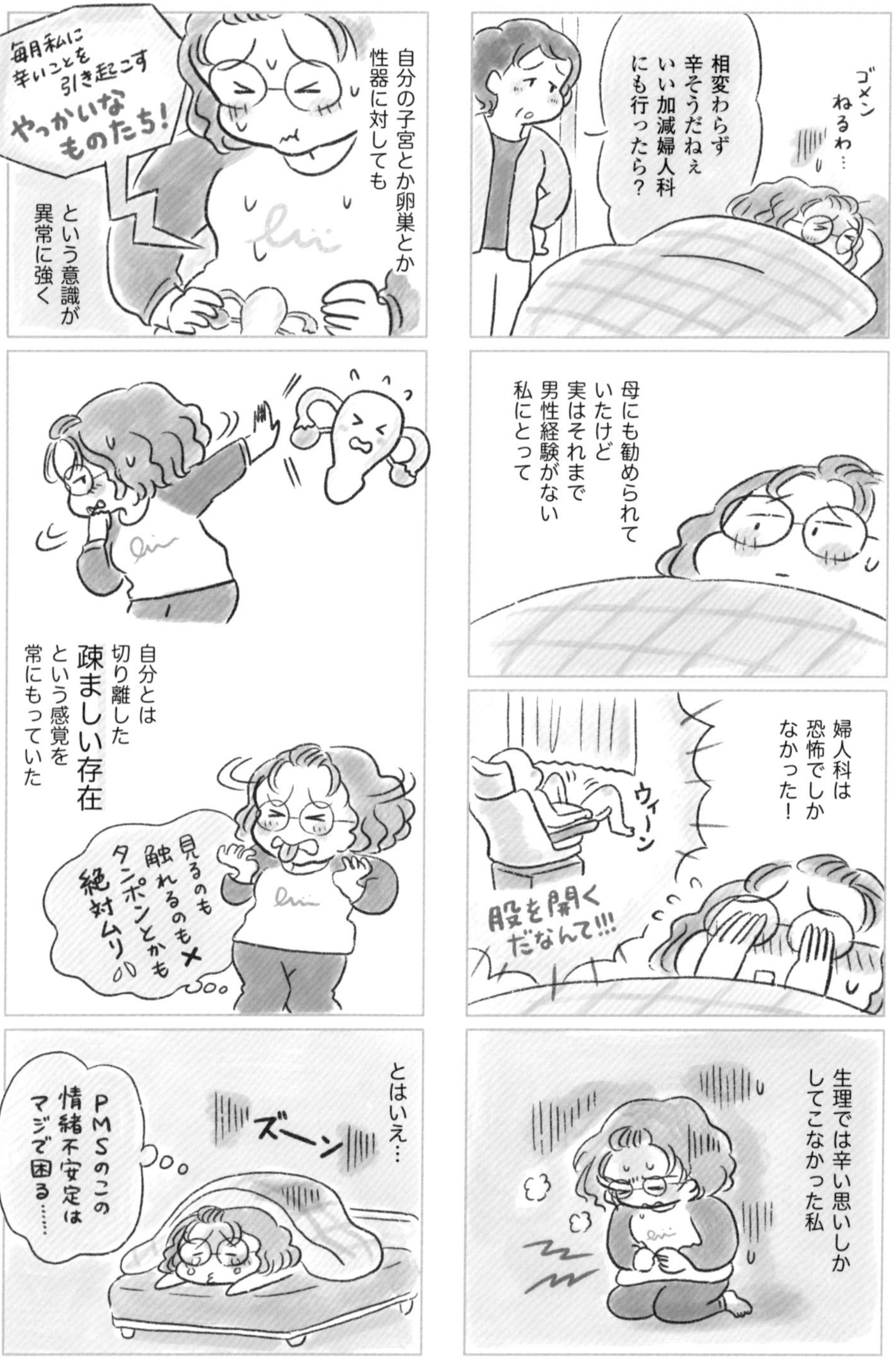

ゴメン ねるわ…
相変わらず辛そうだねぇ いい加減婦人科にも行ったら？
母にも勧められていたけど 実はそれまで男性経験がない私にとって
婦人科は恐怖でしかなかった！
ウィーン
股を開くだなんて!!!
生理では辛い思いしかしてこなかった私
自分の子宮とか卵巣とか性器に対しても
毎月私に辛いことを引き起こす やっかいなものたち！
という意識が異常に強く
自分とは切り離した疎ましい存在という感覚を常にもっていた
見るのも触れるのも× タンポンとかも絶対ムリ
とはいえ…
ズーン
PMSのこの情緒不安定はマジで困る……

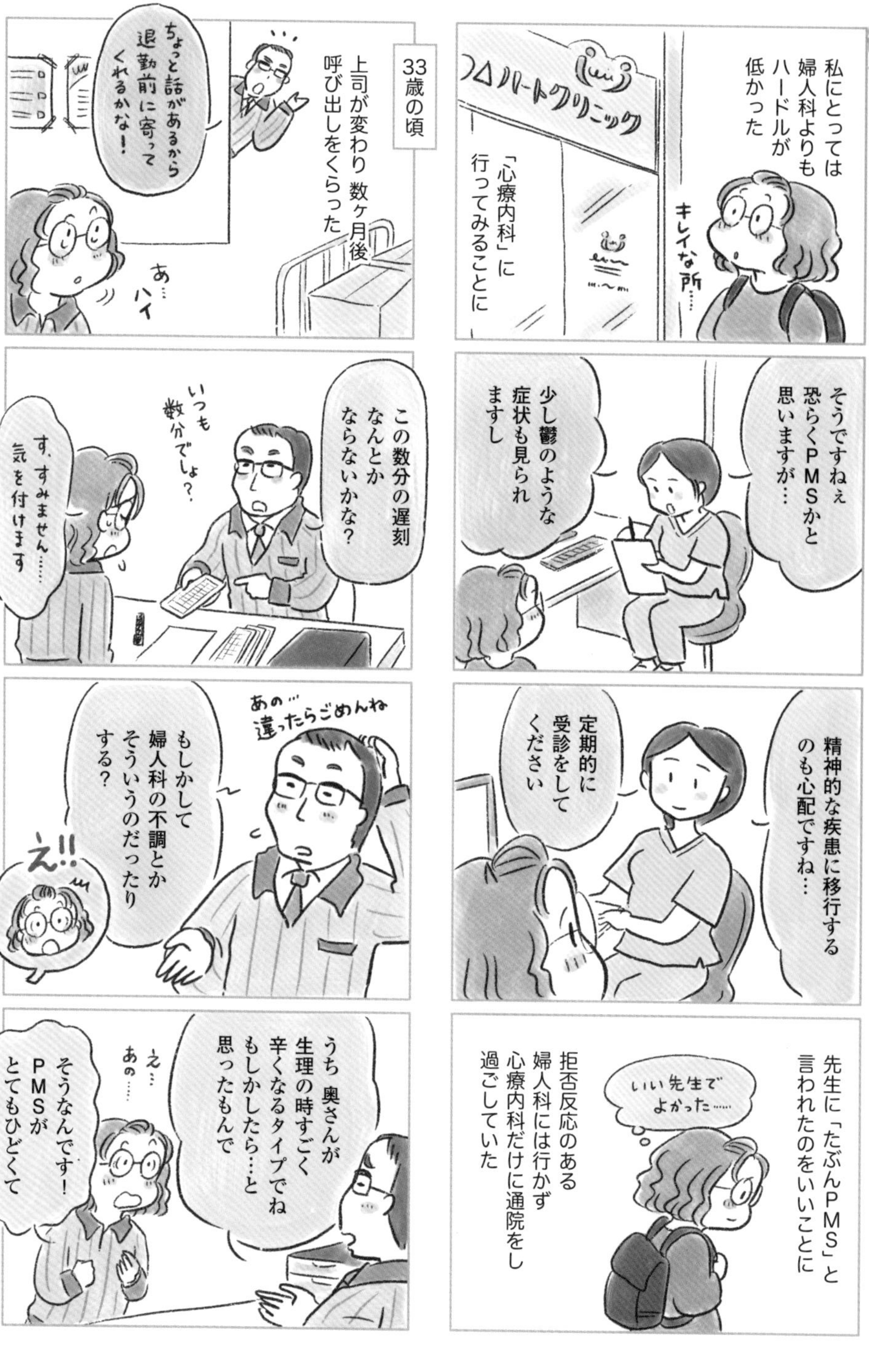
私にとっては婦人科よりもハードルが低かった
キレイな所……
「心療内科」に行ってみることに
33歳の頃
上司が変わり 数ヶ月後呼び出しをくらった
ちょっと話があるから退勤前に寄ってくれるかな！
あ…ハイ
そうですねぇ恐らくPMSかと思いますが…
少し鬱のような症状も見られますし
この数分の遅刻なんとかならないかな？
いつも数分でしょ？
す、すみません……気を付けます
精神的な疾患に移行するのも心配ですね…
定期的に受診をしてください
あの…違ったらごめんね
もしかして婦人科の不調とかそういうのだったりする？
え!!
先生に「たぶんPMS」と言われたのをいいことに
いい先生でよかった……
拒否反応のある婦人科には行かず心療内科だけに通院をし過ごしていた
うち 奥さんが生理の時すごく辛くなるタイプでねもしかしたら…と思ったもんで
え…あの……
そうなんです！PMSがとてもひどくて

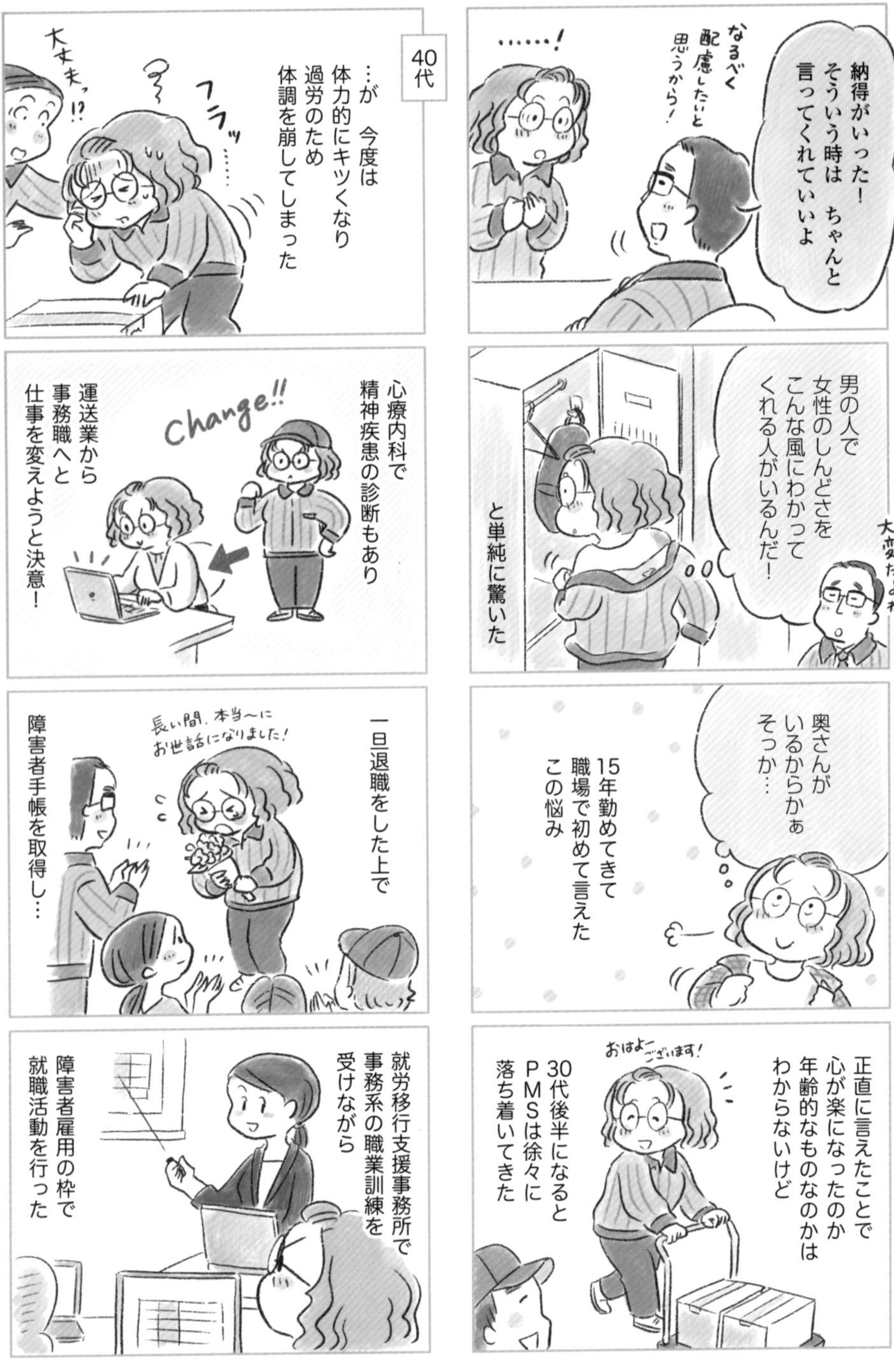
納得がいった！
そういう時は　ちゃんと言ってくれていいよ
なるべく配慮したいと思うから！
……！
40代
…が　今度は体力的にキツくなり過労のため体調を崩してしまった
フラッ……
大丈夫っ!?
男の人で女性のしんどさをこんな風にわかってくれる人がいるんだ！
大変だよね
と単純に驚いた
心療内科で精神疾患の診断もあり
Change!!
運送業から事務職へと仕事を変えようと決意！
奥さんがいるからかぁ
そっか…
15年勤めてきて職場で初めて言えたこの悩み
一旦退職をした上で
長い間、本当〜にお世話になりました！
障害者手帳を取得し…
正直に言えたことで心が楽になったのか年齢的なものなのかはわからないけど
おはよーございます！
30代後半になるとPMSは徐々に落ち着いてきた
就労移行支援事務所で事務系の職業訓練を受けながら
障害者雇用の枠で就職活動を行った

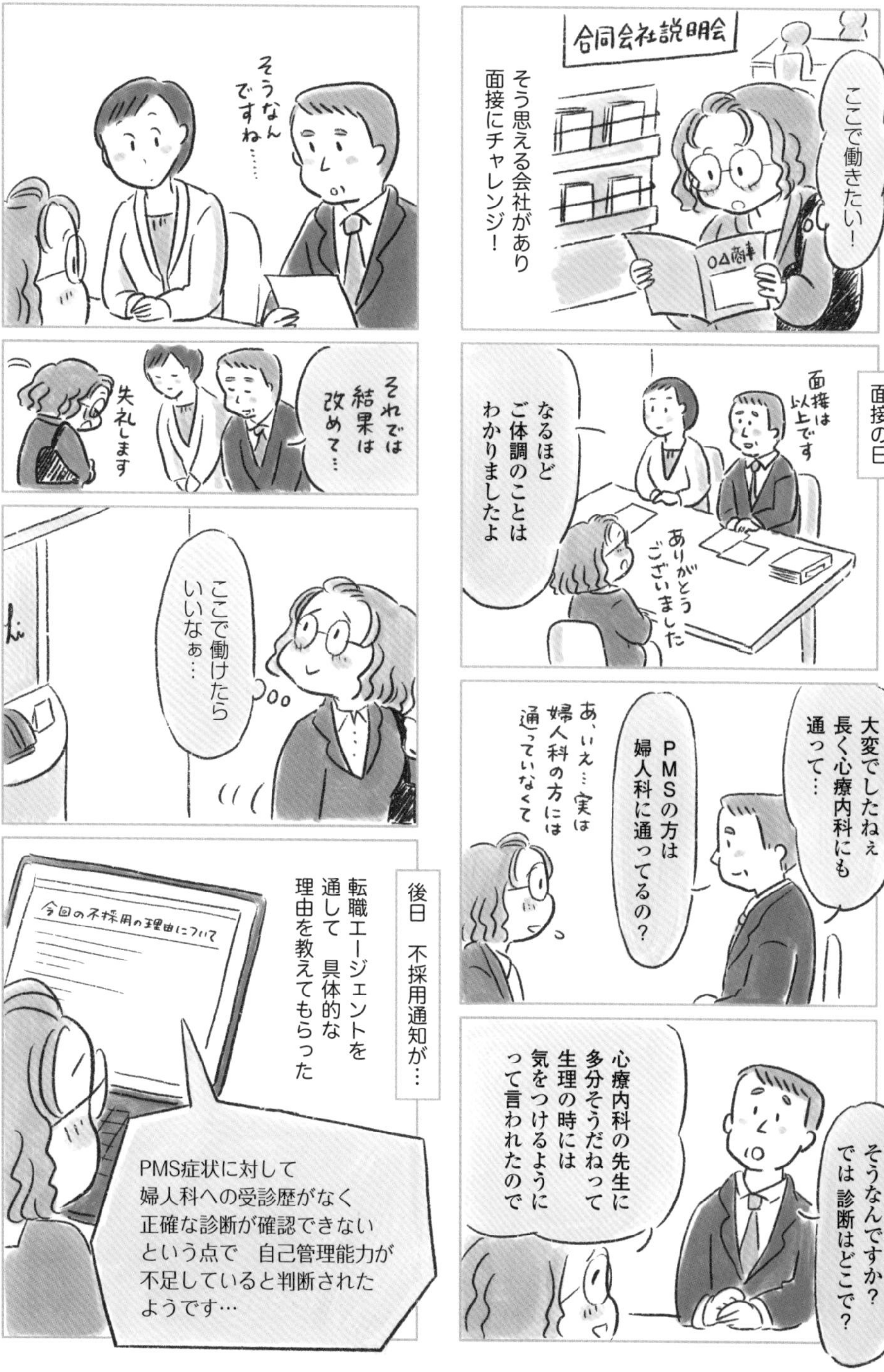

ここで働きたい!
合同会社説明会
そう思える会社があり面接にチャレンジ!
○△商事
面接の日
面接は以上です
ありがとうございました
なるほど ご体調のことは わかりましたよ
大変でしたねぇ 長く心療内科にも 通って…
PMSの方は 婦人科に通ってるの?
あ、いえ…実は 婦人科の方には 通っていなくて
そうなんですか? では 診断はどこで?
心療内科の先生に 多分そうだねって 生理の時には 気をつけるように って言われたので
そうなん ですね……
それでは 結果は 改めて…
失礼します
ここで働けたら いいなぁ…
後日 不採用通知が…
転職エージェントを 通して 具体的な 理由を教えてもらった
今回の不採用の理由について
PMS症状に対して
婦人科への受診歴がなく
正確な診断が確認できない
という点で 自己管理能力が
不足していると判断された
ようです…

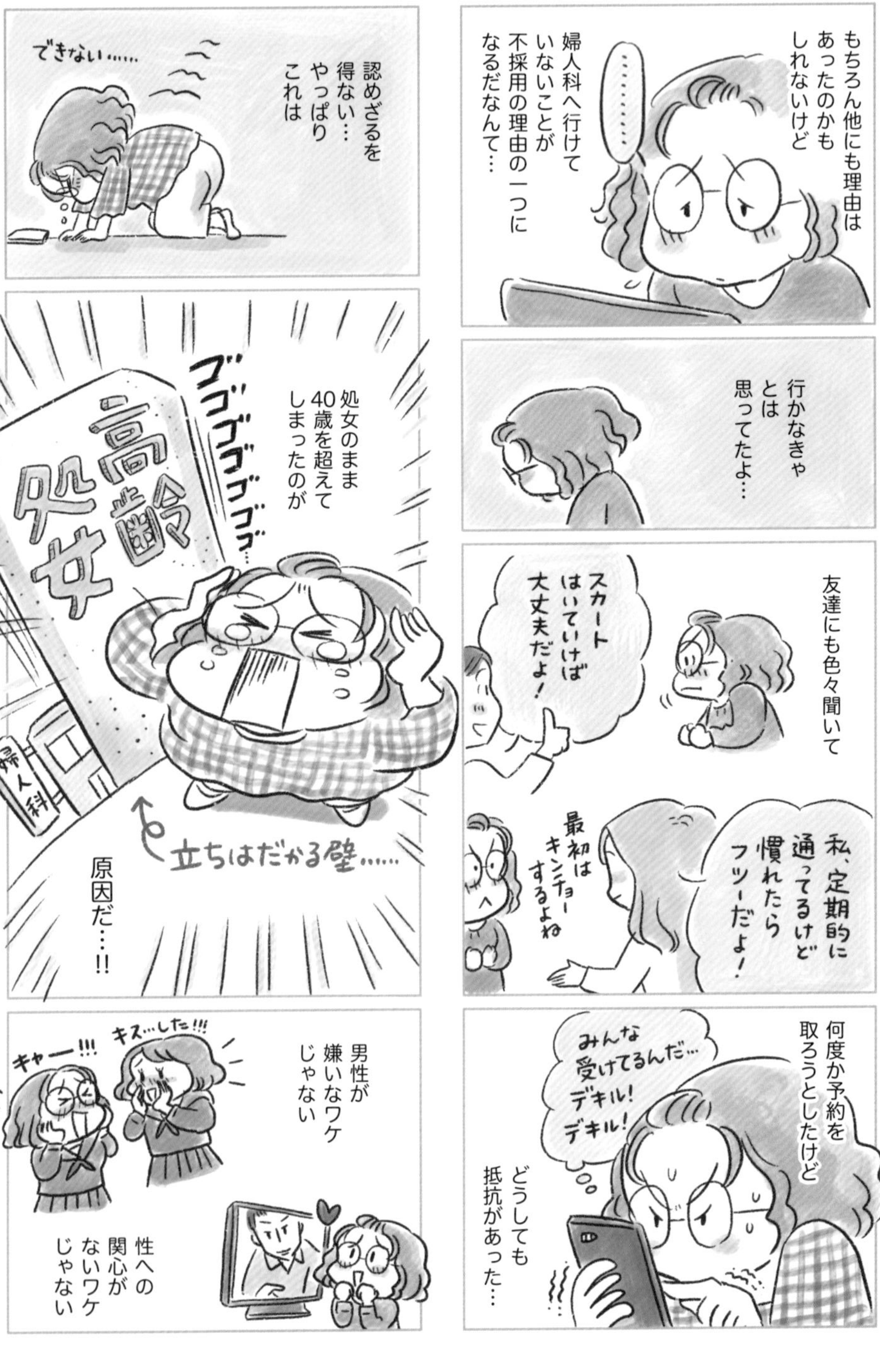
もちろん他にも理由はあったのかもしれないけど
………
婦人科へ行けていないことが不採用の理由の一つになるだなんて…
認めざるを得ない…やっぱりこれは
できない……
行かなきゃとは思ってたよ…
友達にも色々聞いて
スカートはいていけば大丈夫だよ！
私、定期的に通ってるけど慣れたらフツーだよ！
最初はキンチョーするよね
処女のまま40歳を超えてしまったのが
ゴゴゴゴゴゴゴ…
高齢処女
婦人科
立ちはだかる壁……
原因だ…‼
何度か予約を取ろうとしたけど
みんな受けてるんだ…
デキル！
デキル！
どうしても抵抗があった…
男性が嫌いなワケじゃない
キャー!!!
キス…した!!!
性への関心がないワケじゃない

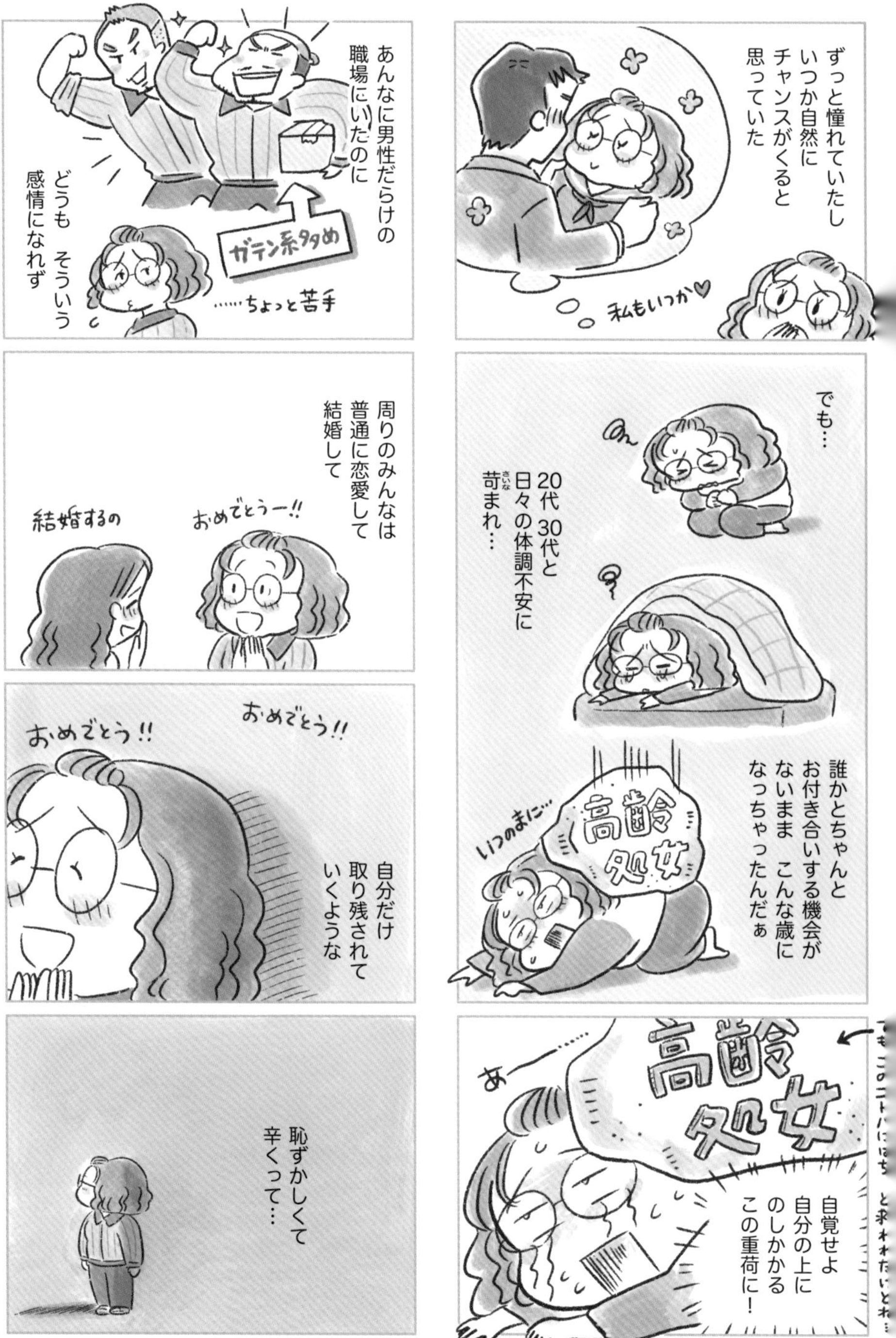

ずっと憧れていたし
いつか自然に
チャンスがくると
思っていた
私もいつか♥
でも…
20代 30代と
日々の体調不安に
苛《さいな》まれ…
誰かとちゃんと
お付き合いする機会が
ないまま こんな歳に
なっちゃったんだぁ
いつのまに…
高齢処女
あ――……
高齢処女
自覚せよ
自分の上に
のしかかる
この重荷に！
あんなに男性だらけの
職場にいたのに
ガテン系タタめ
どうも そういう
感情になれず
……ちょっと苦手
周りのみんなは
普通に恋愛して
結婚して
おめでとうー!!
結婚するの
おめでとう!!
おめでとう!!
自分だけ
取り残されて
いくような
恥ずかしくて
辛くって…

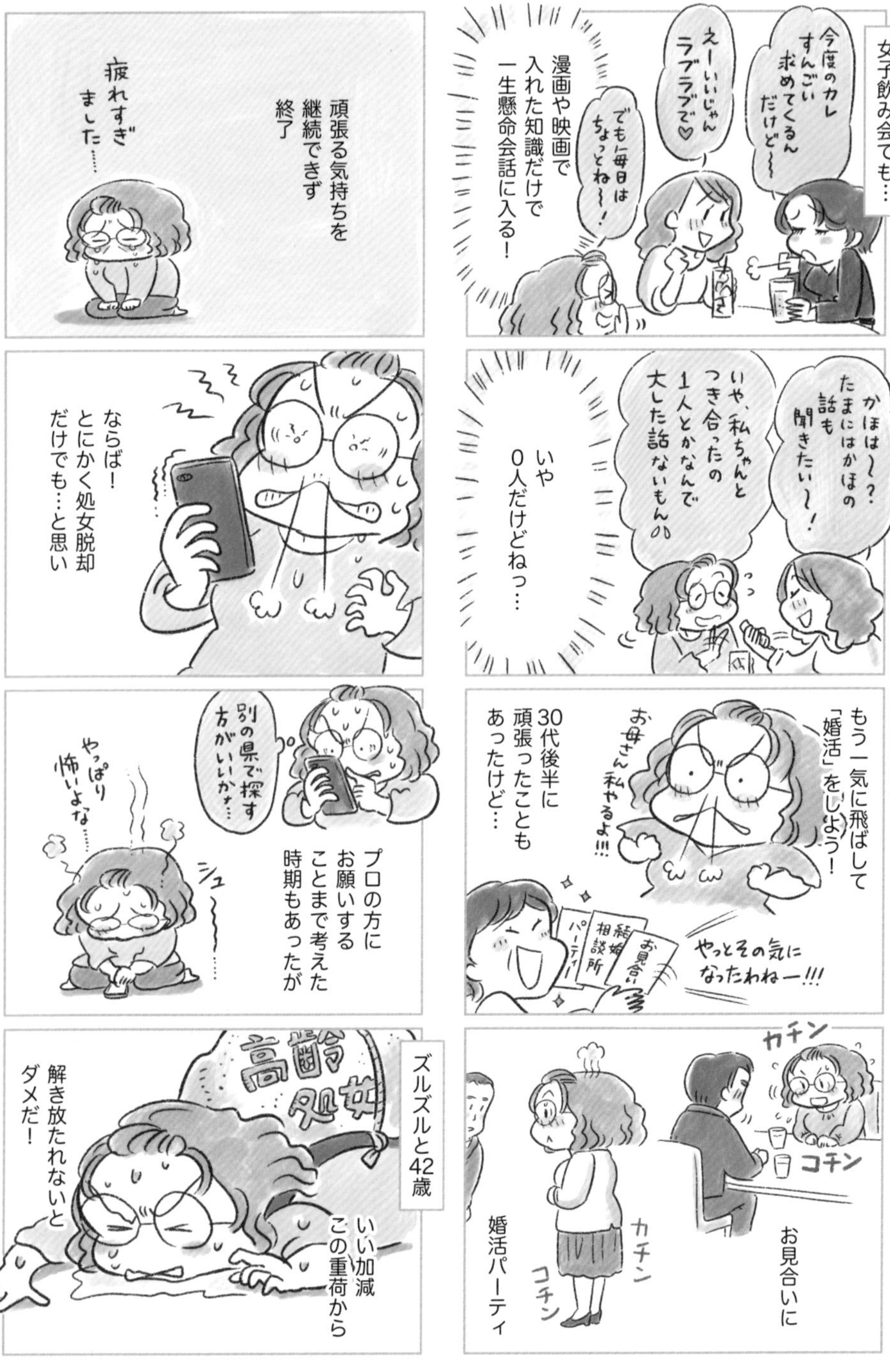
女子飲み会でも…
今度のカレ すんごい 求めてくるん だけど〜〜
えーいいじゃん ラブラブで♡
でも毎日は ちょっとね〜!
漫画や映画で 入れた知識だけで 一生懸命会話に入る!
かほは〜? たまにはかほの 話も 聞きたい〜!
いや、私ちゃんと つき合ったの 1人とかなんで 大した話ないもん
いや 0人だけどねっ…
もう一気に飛ばして 「婚活」をしよう!
お母さん 私やるよ!!!
30代後半に 頑張ったことも あったけど…
結婚相談所
パーティー
お見合い
やっとその気に なったわねー!!!
カチン
コチン
お見合いに
カチン
コチン
婚活パーティ
頑張る気持ちを 継続できず 終了
疲れすぎ ました……
ならば! とにかく処女脱却 だけでも…と思い
別の県で探す 方がいいかな…
プロの方に お願いする ことまで考えた 時期もあったが
やっぱり 怖いよな……
シュ〜〜……
ズルズルと42歳
高齢処女
いい加減 この重荷から 解き放たれないと ダメだ!

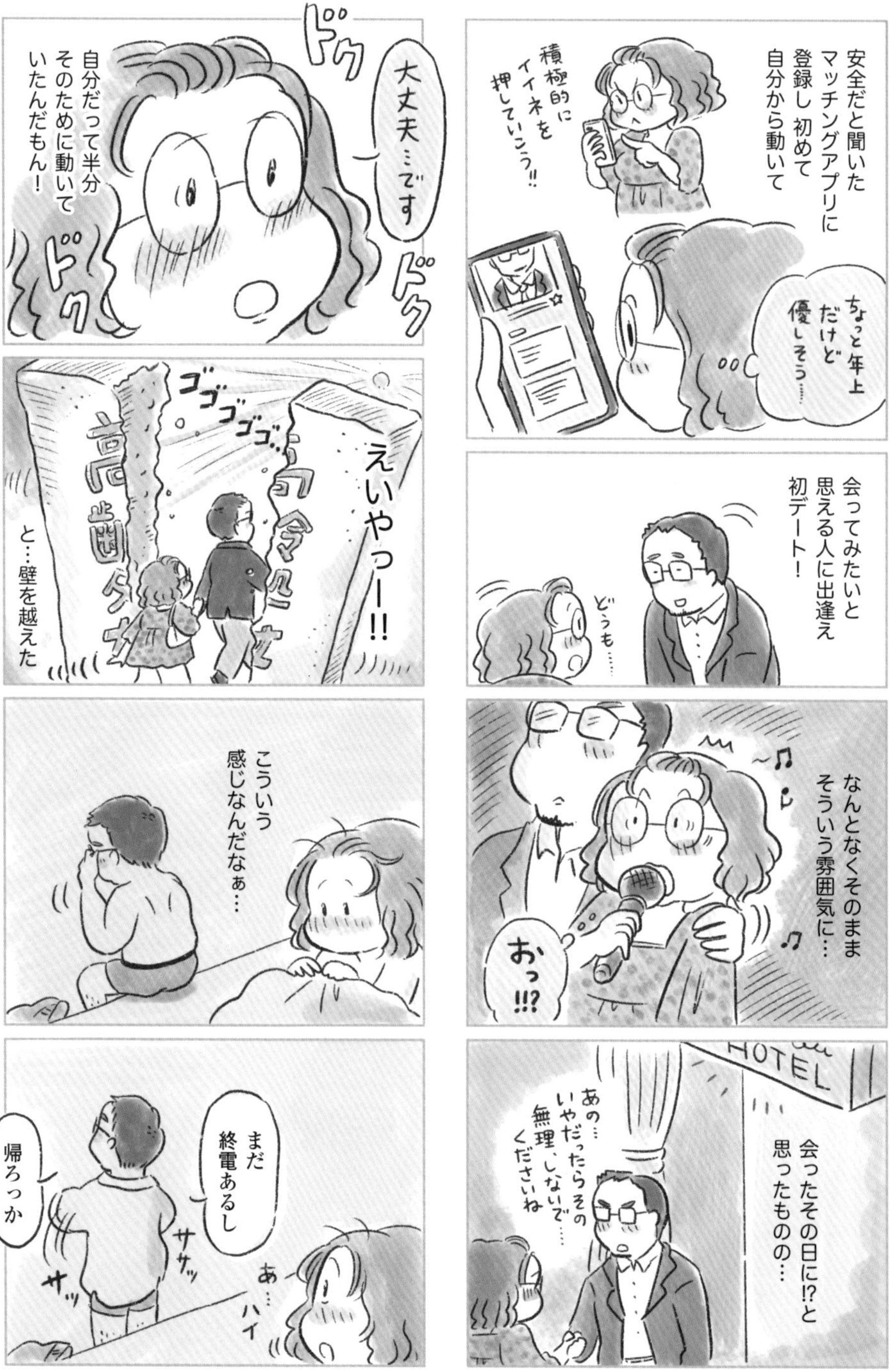
安全だと聞いたマッチングアプリに登録し 初めて自分から動いて
積極的にイイネを押していこう!!
ちょっと年上だけど優しそう……
会ってみたいと思える人に出逢え初デート!
どうも……
なんとなくそのままそういう雰囲気に…
おっ!!?
HOTEL
会ったその日に!?と思ったものの…
あの…いやだったらその無理しないでくださいね
ドク
大丈夫…です
ドク
ドク
自分だって半分そのために動いていたんだもん!
ゴゴゴゴゴ…
えいやっー!!
と…壁を越えた
こういう感じなんだなぁ…
まだ終電あるし
帰ろっか
ササッ
サッ
あ…ハイ

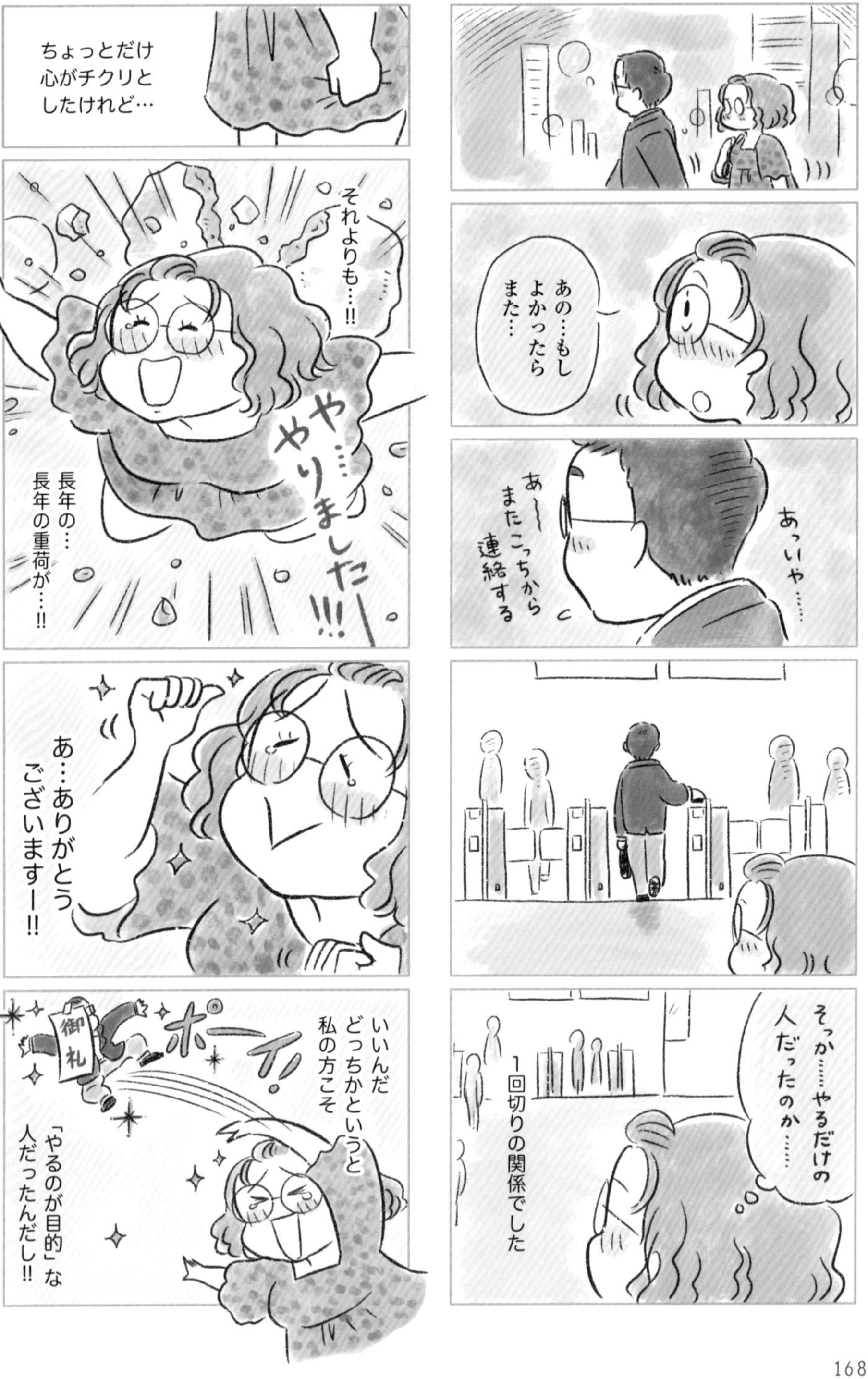
あの…もし
よかったら
また…
あっいや……
あ〜
またこっちから
連絡する
そっか……やるだけの
人だったのか……
1回切りの関係でした
ちょっとだけ
心がチクリと
したけれど…
それよりも…!!
や…
やりました!!!
長年の…
長年の重荷が…!!
あ…ありがとう
ございますー!!
御札
ポーイ!
いいんだ
どっちかというと
私の方こそ
「やるのが目的」な
人だったんだし!!

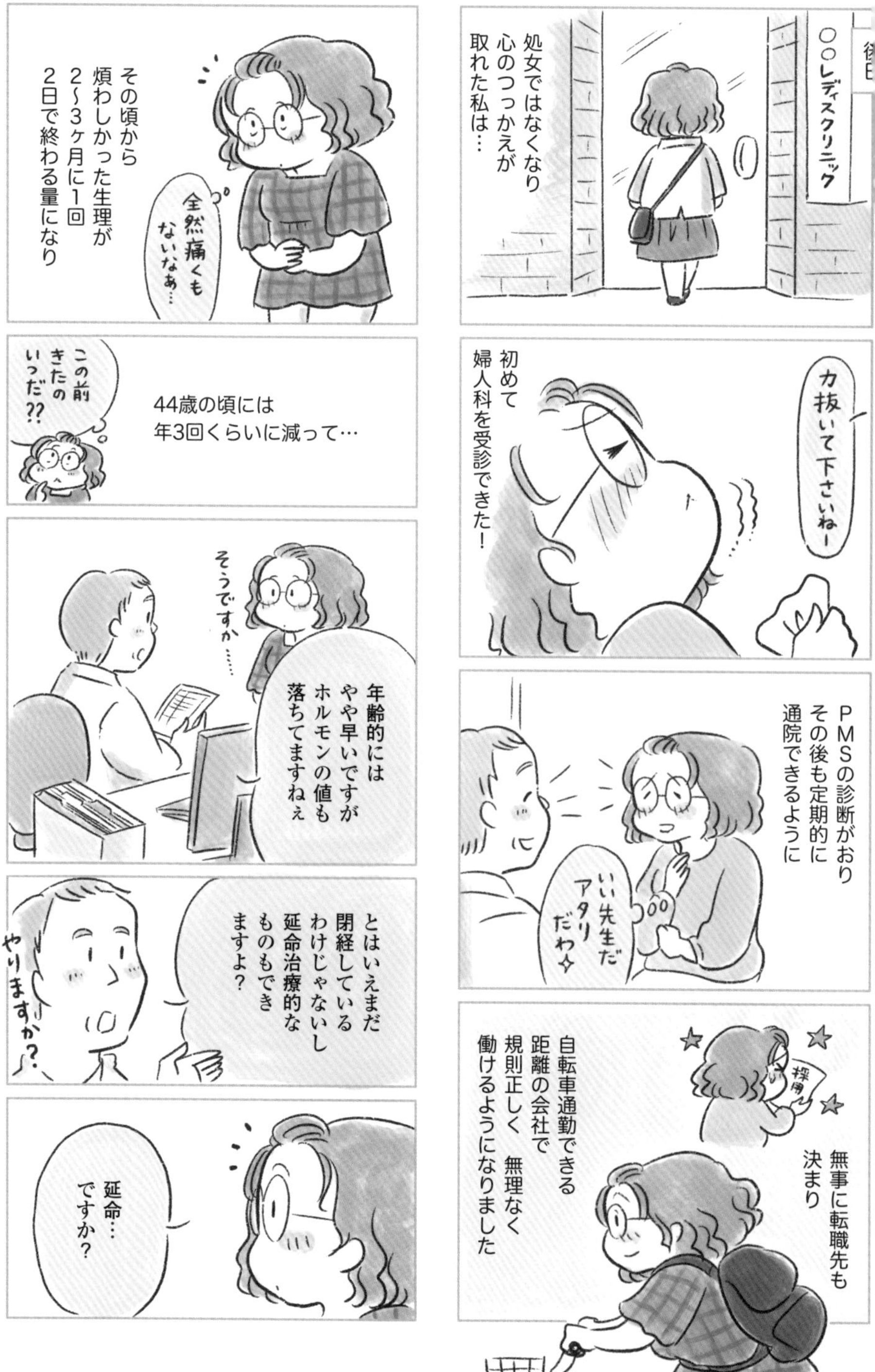
〇〇レディスクリニック
処女ではなくなり
心のつっかえが
取れた私は…
力抜いて下さいねー
初めて
婦人科を受診できた!
PMSの診断がおり
その後も定期的に
通院できるように
いい先生だ
アタリだわ✧
無事に転職先も
決まり
採用
自転車通勤できる
距離の会社で
規則正しく 無理なく
働けるようになりました
その頃から
煩わしかった生理が
2〜3ヶ月に1回
2日で終わる量になり
全然痛くもないなあ…
44歳の頃には
年3回くらいに減って…
この前きたのいつだ??
年齢的には
やや早いですが
ホルモンの値も
落ちてますねぇ
そうですか……
とはいえまだ
閉経しているわけじゃないし
延命治療的な
ものもでき
ますよ?
やりますか?
延命…
ですか?

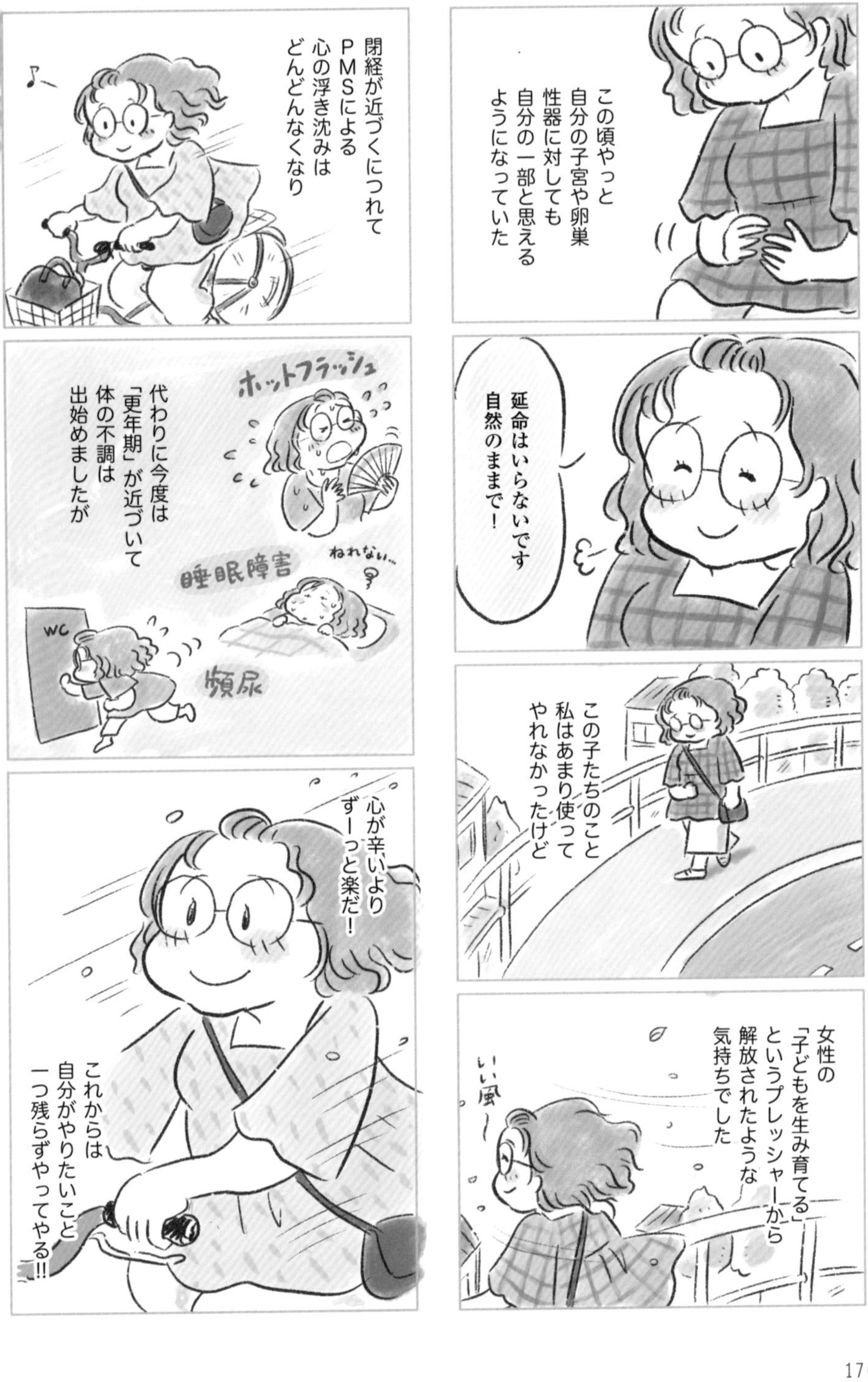
この頃やっと
自分の子宮や卵巣
性器に対しても
自分の一部と思える
ようになっていた
閉経が近づくにつれて
PMSによる
心の浮き沈みは
どんどんなくなり
延命はいらないです
自然のままで!
代わりに今度は
「更年期」が近づいて
体の不調は
出始めましたが
ホットフラッシュ
睡眠障害
ねれない…
WC
頻尿
この子たちのこと
私はあまり使って
やれなかったけど
女性の
「子どもを生み育てる」
というプレッシャーから
解放されたような
気持ちでした
いい風〜
心が辛いより
ずーっと楽だ!
これからは
自分がやりたいこと
一つ残らずやってやる!!

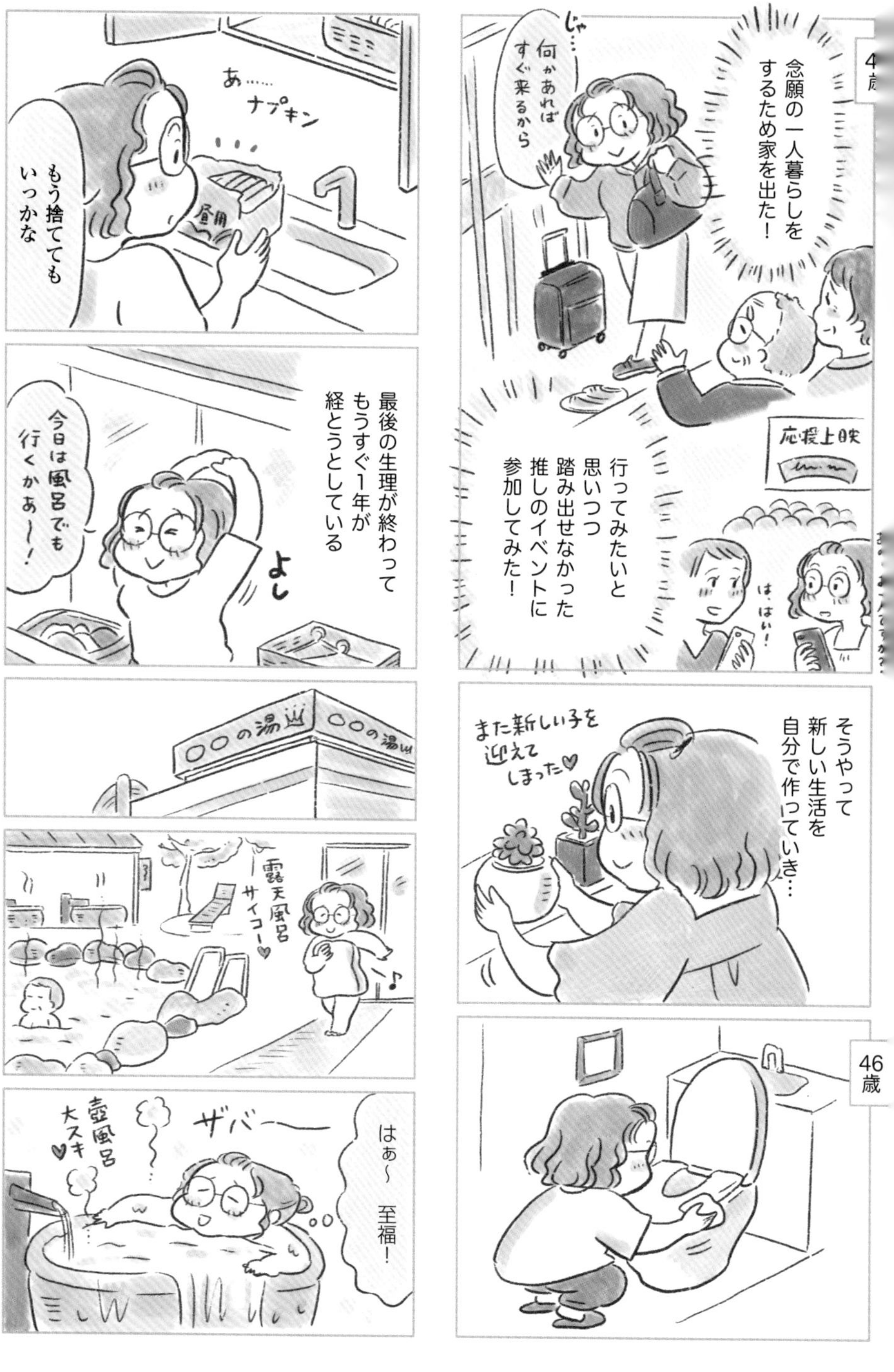
4
念願の一人暮らしをするため家を出た！
じゃ…
何かあればすぐ来るから
応援上映
行ってみたいと思いつつ踏み出せなかった推しのイベントに参加してみた！
は、はい！
そうやって新しい生活を自分で作っていき…
また新しい子を迎えてしまった♡
46歳
あ…… ナプキン
昼用
もう捨ててもいっかな
最後の生理が終わってもうすぐ1年が経とうとしている
今日は風呂でも行くかぁ～！
よし
○○の湯
○○の湯
露天風呂サイコー♡
ザバー
はぁ～ 至福！
壺風呂大スキ♡

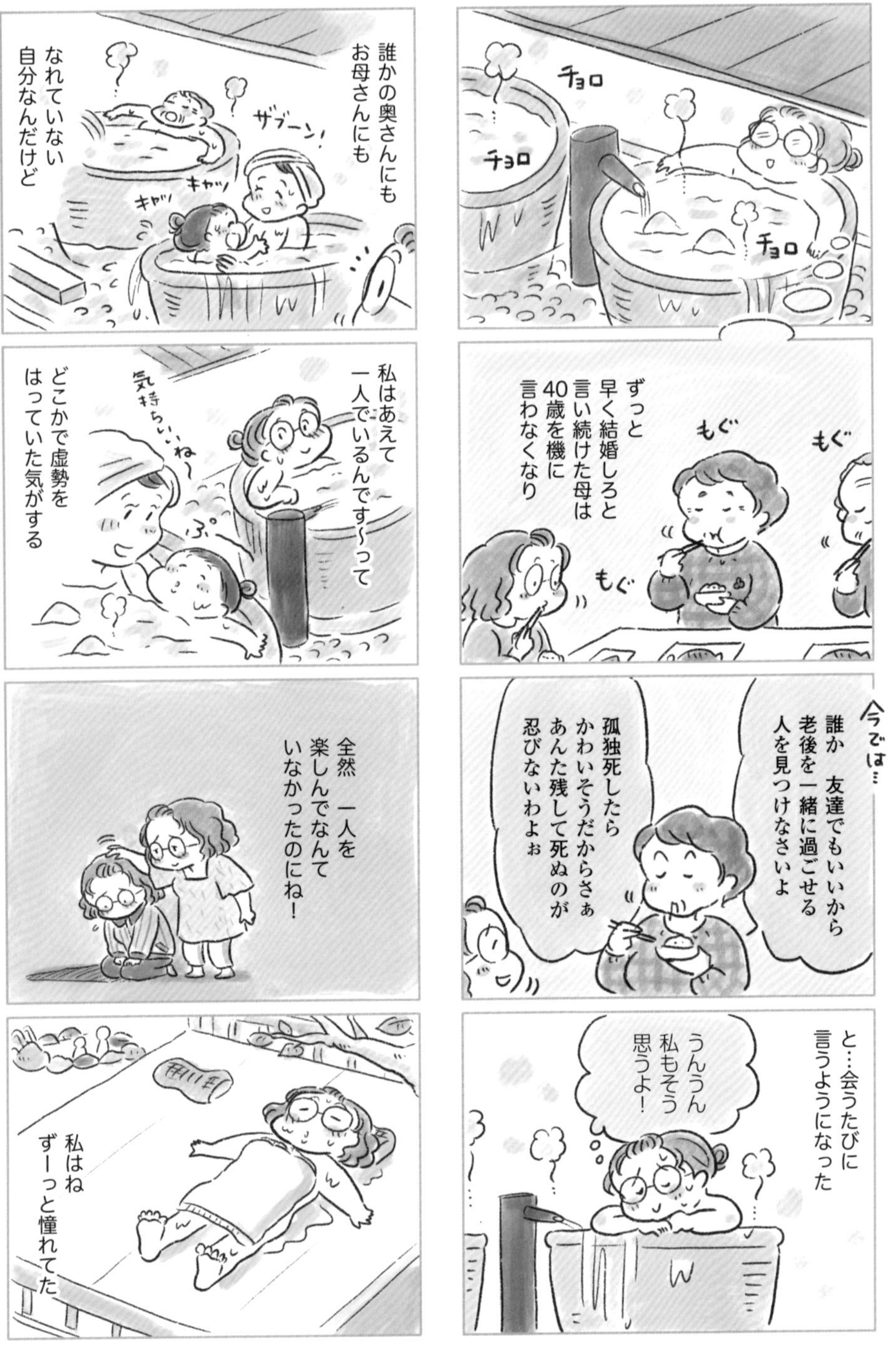
チョロ
チョロ
チョロ
ずっと
早く結婚しろと
言い続けた母は
40歳を機に
言わなくなり
もぐ
もぐ
もぐ
今では…
誰か　友達でもいいから
老後を一緒に過ごせる
人を見つけなさいよ
孤独死したら
かわいそうだからさぁ
あんた残して死ぬのが
忍びないわよぉ
と…会うたびに
言うようになった
うんうん
私もそう
思うよ！
誰かの奥さんにも
お母さんにも
なれていない
自分なんだけど
ザブーン！
キャッ
キャッ
私はあえて
一人でいるんです〜って
どこかで虚勢を
はっていた気がする
気持ちいいね〜
ぷ
全然　一人を
楽しんでなんて
いなかったのにね！
私はね
ずーっと憧れてた

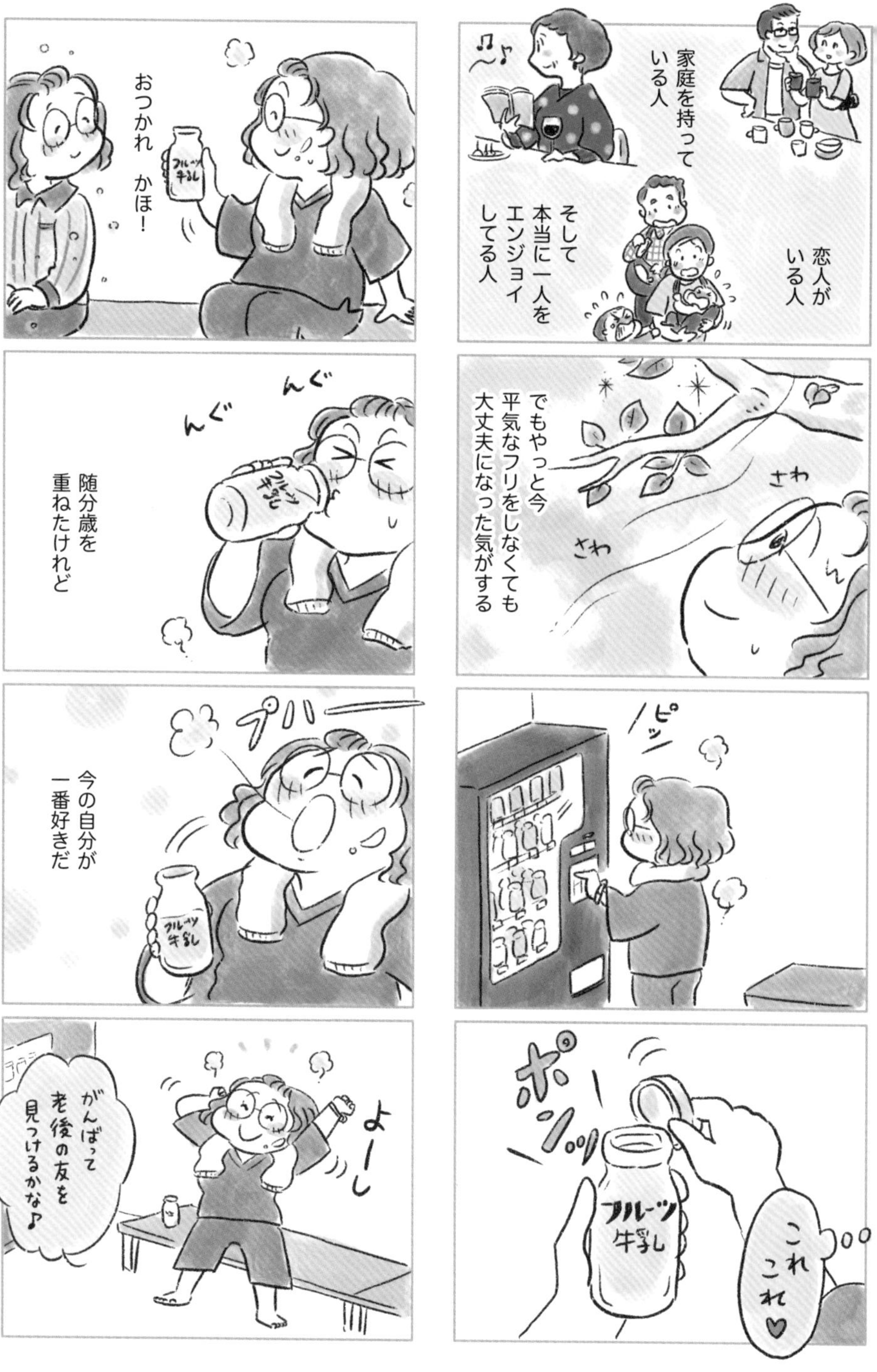

恋人がいる人
家庭を持っている人
そして本当に一人をエンジョイしてる人
でもやっと今平気なフリをしなくても大丈夫になった気がする
さわ
さわ
ピッ
ポン
フルーツ牛乳
これこれ♡
おつかれ かほ!
フルーツ牛乳
んぐ
んぐ
随分歳を重ねたけれど
プハー
今の自分が一番好きだ
フルーツ牛乳
よーし
がんばって老後の友を見つけるかな♪

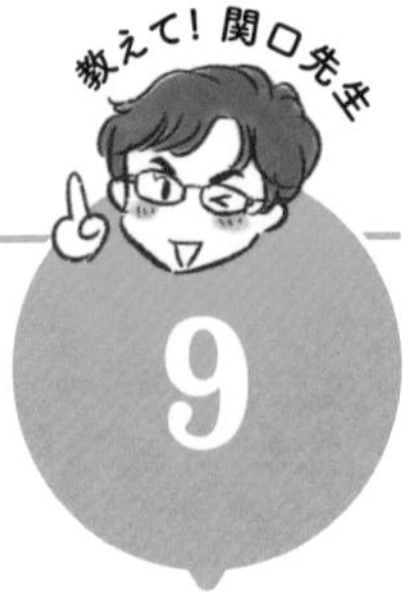

フェムゾーンの乾燥、かゆみ、尿もれ

経験が少ないと、トラブルは起こりやすいの？

経験より、膣への関心が大切。保湿と血流アップの習慣をつけてね

原　セックス経験がなかったり少なかったり、セックスレスのままでもいいのかなと不安を抱えている女性、実は結構いらっしゃると思うんです。

関口　セックスはしていてもしてなくても正常よ。それよりもフェムゾーン（膣と外陰部）へ関心が薄い人は、トラブルが起こりやすくなることはあるわ。例えば、違和感・かゆみ。あとは尿もれ。セックスをしている人は、性交時の痛みや出血はない？　実はこれ全て「GSM《ジーエスエム》（閉経関連尿路生殖器症候群）」のシグナルでもあるのよ。

ネーミングどおり、閉経前後に起こる尿路と生殖器の不快症状です。尿道や膣って粘膜だから、エストロゲンが低下すると乾燥して萎縮していきます。日常的に膣に触っていない人は特に、左ページでチェックしてみてね。GSMは、以前は「老人性膣炎」といったけど、2014年に新しい概念になったの。生活の質がかなり低下する症状なので、最終的にHRT（ホルモン補充療法）やレーザーでの治療になります。起因はフェムゾーンの乾燥だから、とにかく保湿をすることが予防につながるのよ。

あなたの膣の状態をチェックしましょう

関口式オリジナルGSM質問表

膣萎縮	ほとんどない	ややある	かなりある	常にある
外陰・膣に違和感がある（かゆい、痛い、ムズムズ、ヒリヒリする）	1	2	3	4
外陰・膣に炎症がある（赤くなっている・ただれている）	1	2	3	4
外陰・膣が乾燥していると感じる	1 する	2 少しする	3 ときどきする	4 常にする
外陰・膣から不快な臭いがする	1 ない	2 週1以下	3 週2～数回	4 常にある

尿もれ	ほとんどない	ややある	かなりある	常にある
尿もれの頻度	1	2	3	4
尿もれの量	1 ない	2 パッドは必要ない	3 パッドが必要	4 大きなパッドが必要
咳やくしゃみで尿が漏れる	1	2	3	4
尿の回数が多い（自分の印象で可）	1	2	3	4
急に強い尿意を感じることがある	1	2	3	4
膀胱炎を繰り返している	1	2	3	4

性交痛	ほとんどない	ややある	かなりある	常にある
性交時に不快感がある	1	2	3	4
性交時にうるおい不足がある	1	2	3	4
性交時に痛みがある	1	2	3	4
性交時に出血する	1	2	3	4
性交痛のためセックスする気がしない	1	2	3	4

合計20点未満
今のところ安心。だけどGSMになる可能性がないわけではないので、日々のケアを始めましょう。

合計20～40点未満
中等度以上のGSMになる可能性があります。3ヶ月以上セルフケアをしても症状が改善しない場合は、医療機関を受診しましょう。

合計40点以上
重度のGSMの可能性があります。急いで医療機関を受診してください。

＊性交とは、膣性交だけでなく、愛撫、前戯、マスターベーションなども含む
＊外陰の萎縮性膣炎問診票（VSQ）、膣健康指数（VHS）、女性性機能質問紙（FSFI）、国際尿失禁会議症状質問票（ICIQ-SF）を参考に作成

尿トラブルの原因

尿もれや頻尿といった尿トラブルの中でも、皮膚・粘膜の問題は「GSM」、筋肉・靭帯の問題は「骨盤底障害」に分類されます。

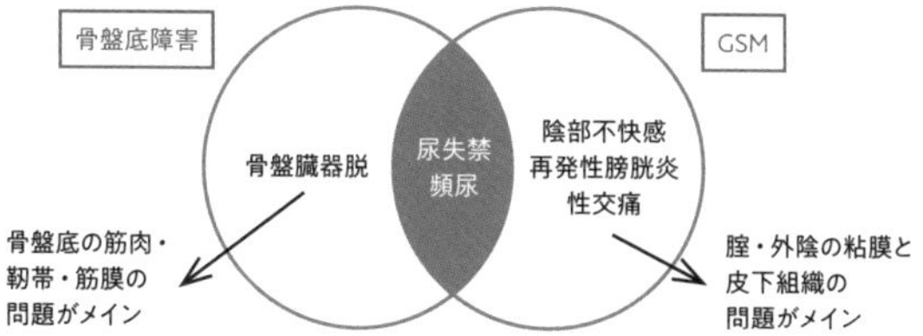

骨盤底障害
GSM
骨盤臓器脱
尿失禁
頻尿
陰部不快感
再発性膀胱炎
性交痛
骨盤底の筋肉・
靭帯・筋膜の
問題がメイン
膣・外陰の粘膜と
皮下組織の
問題がメイン

原　最近、フェムゾーンケアオイルが注目されていますよね。私も買ってみたものの、正しい塗り方もわからないし、触りすぎるのもどうかと思って、ちょちょっと適当に塗っています。

関口　保湿のためには、フェムゾーンの上部から、クリトリス、尿道口、膣口と塗って、慣れたら膣内に指を入れて塗るの。その状態で膣をぎゅっと締めて、骨盤底筋を確認するといいわ。最後に小陰唇、大陰唇と塗りましょう。自分の膣をしっかり触ることに抵抗がある女性は多いけど、シンプルに〝粘膜ケア〟だと考えてみてはどうかしら。口腔内は、毎日歯を磨いてケアするでしょ。その感覚！
合わせて、骨盤底を意識的に動かして、血流を増加させるとバッチリよ。骨盤底とは、恥骨から尾骨に至るひし形のプレートです。骨盤内の臓器を支え、尿道・膣・肛門といった排泄機能を支えているのだけど、筋力やエストロゲン低下によって薄く弱くなっていくの。でも意識的に動かす習慣をつけると、特に尿もれは70〜80％の確率で改善していきます。

原　先生のお話を聞いていると、なんとなく抱えていたフェムゾーンへの抵抗感がなくなってきます。脱衣所でぱぱっと済ませずお風呂場でしっかり塗ろう。

関口　私は患者さんによく「いつかフォーリンラブした時のために、今フェムゾーンをケアしておきましょう」って話すの。すると明るい表情になって、すっと納得してくださる。これから続く30年、やっぱり楽しく自由に生き抜きたいものね！

フェムゾーンの保湿

最初は、位置を確認するのがおすすめ。クリトリス、尿道口、膣口から膣内を塗り、小陰唇、大陰唇までしっかり保湿します。慣れてきたら、膣内に指の第二関節まで入れて塗布し、同時に膣をぎゅっと締めて、骨盤底筋の動き（指が締めつけられるような感覚）を確認します。

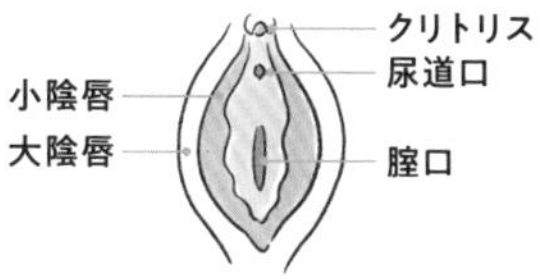
クリトリス
尿道口
小陰唇
大陰唇
膣口

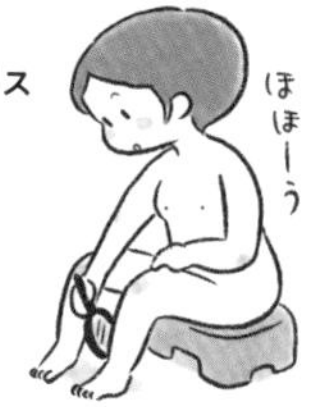
ほほーう

骨盤底筋トレーニング

最も骨盤底筋を動かしやすいのが、あおむけでひざを立てる姿勢。慣れてきたら、他の体勢で行いましょう。特におしりの筋肉に力が入らないよう行うのがコツ。

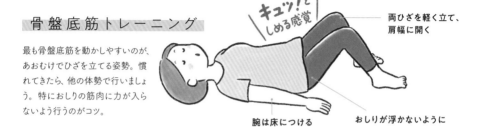

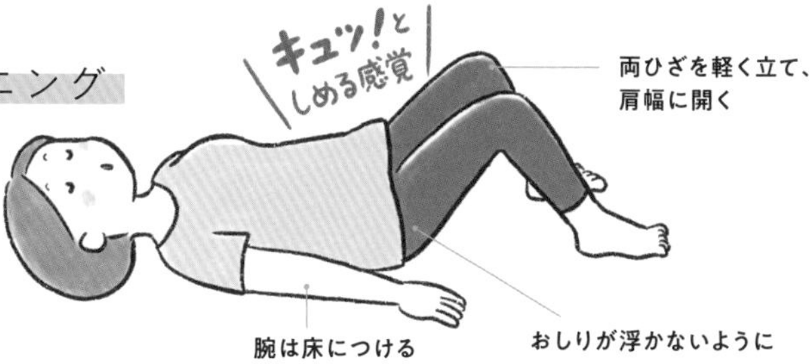
キュッ！としめる感覚
両ひざを軽く立て、肩幅に開く
腕は床につける
おしりが浮かないように

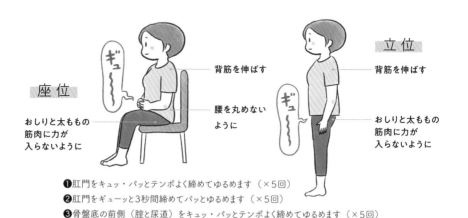

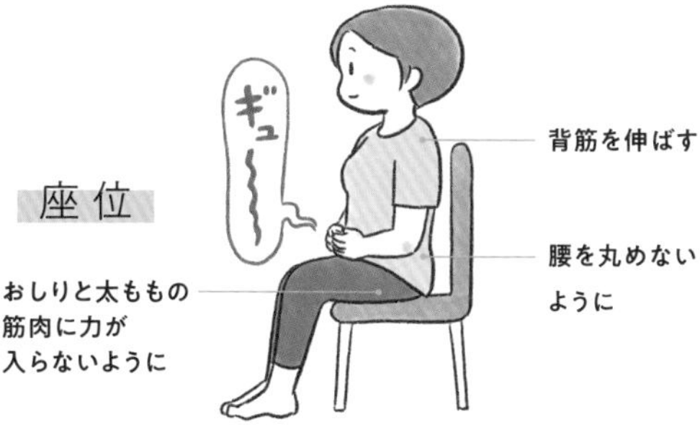
座位
ギュ〜〜
背筋を伸ばす
腰を丸めないように
おしりと太ももの筋肉に力が入らないように

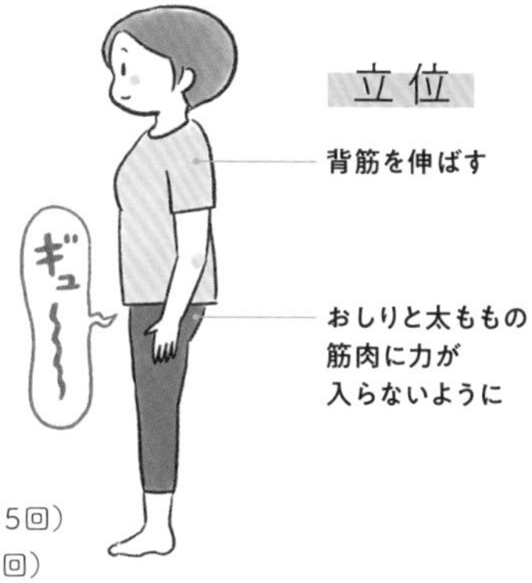
立位
ギュ〜〜
背筋を伸ばす
おしりと太ももの筋肉に力が入らないように

❶肛門をキュッ・パッとテンポよく締めてゆるめます（×5回）
❷肛門をギューッと3秒間締めてパッとゆるめます（×5回）
❸骨盤底の前側（膣と尿道）をキュッ・パッとテンポよく締めてゆるめます（×5回）
❹骨盤底の前側（膣と尿道）をギューッと3秒間締めてパッとゆるめます（×5回）
❹息を大きく吸い、ゆっくり吐きながら骨盤底全体を体内にグーッと引き込みます（×2回）

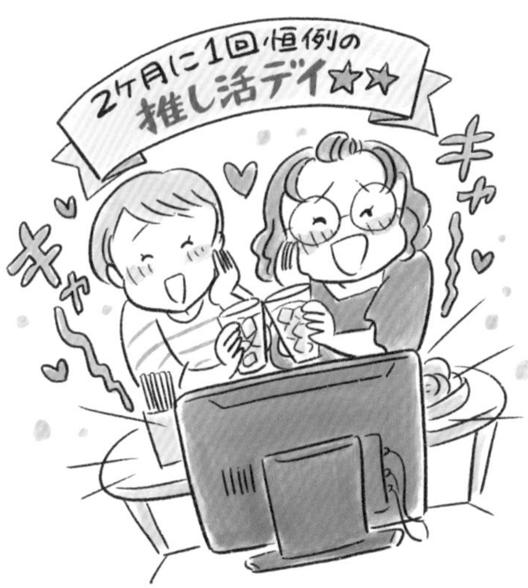
2ケ月に1回恒例の
推し活デイ☆☆
キャ〜
キャ〜

おわりに

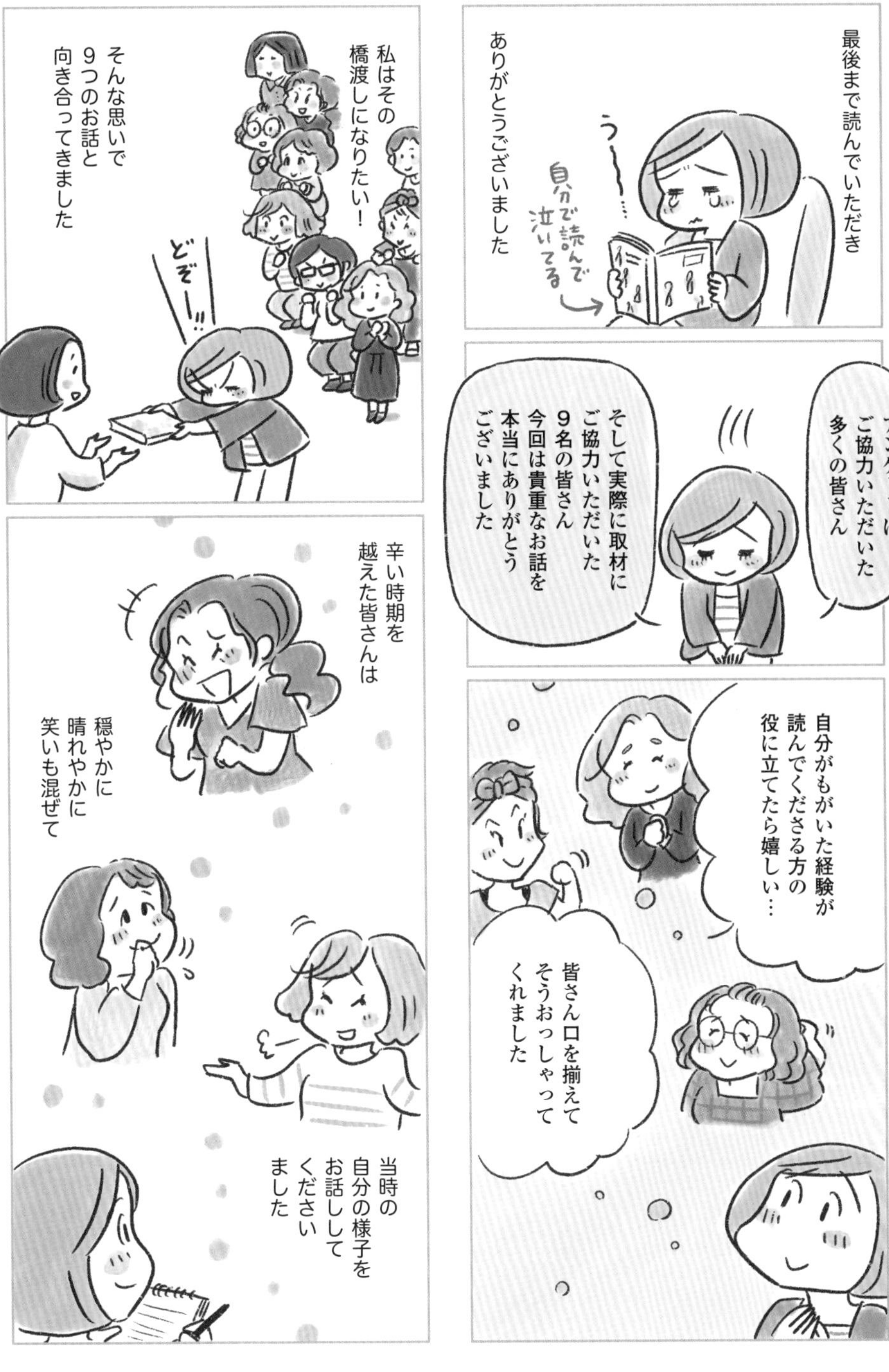

最後まで読んでいただき
う〜〜…
自分で読んで泣いてる
ありがとうございました
アンケートにご協力いただいた多くの皆さん
そして実際に取材にご協力いただいた9名の皆さん今回は貴重なお話を本当にありがとうございました
自分がもがいた経験が読んでくださる方の役に立てたら嬉しい…
皆さん口を揃えてそうおっしゃってくれました
あたたかいお言葉…
私はその橋渡しになりたい!
どぞー!!
そんな思いで9つのお話と向き合ってきました
辛い時期を越えた皆さんは
穏やかに晴れやかに笑いも混ぜて
当時の自分の様子をお話ししてくださいました

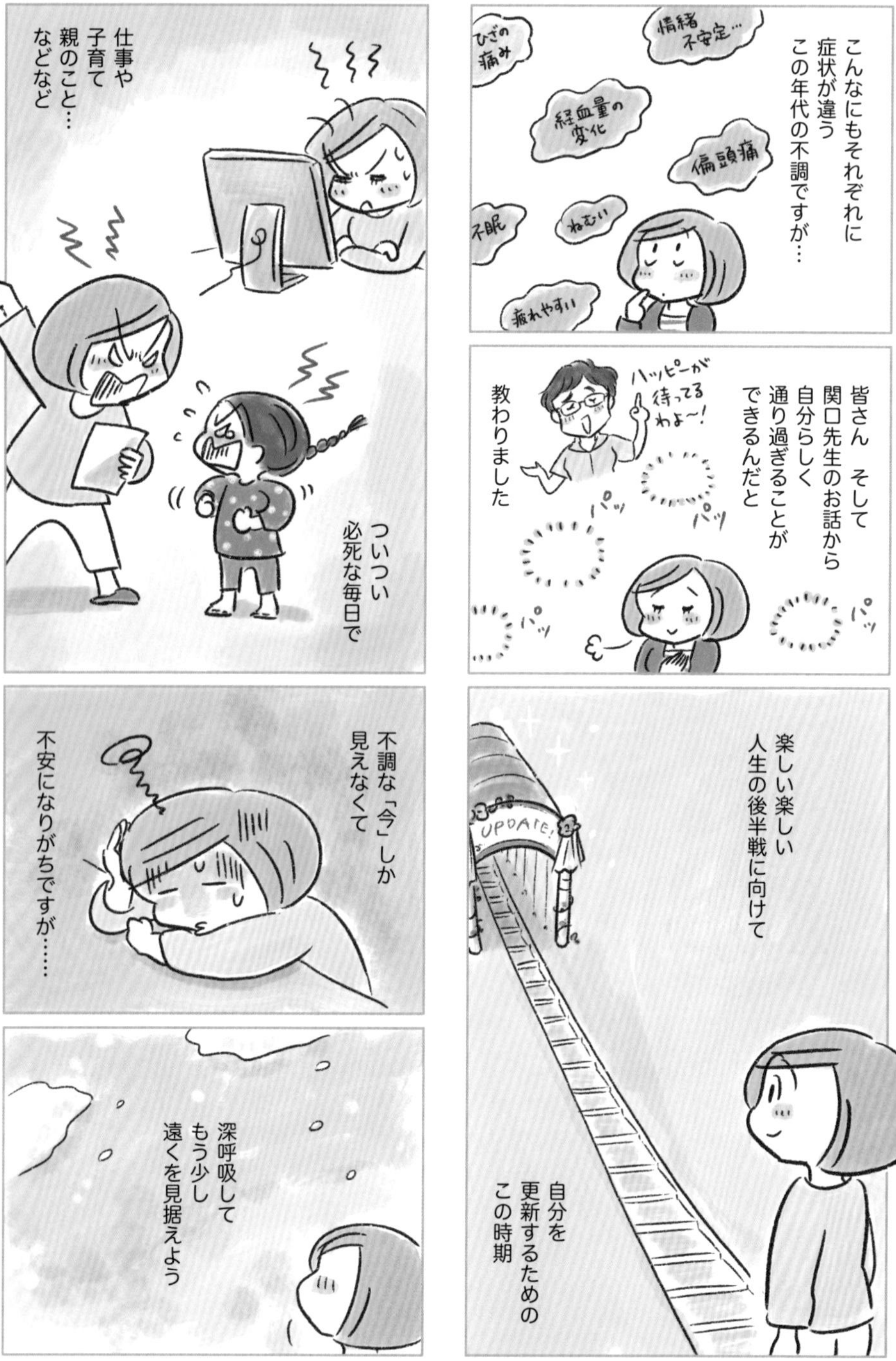

こんなにもそれぞれに
症状が違う
この年代の不調ですが…
情緒不安定…
ひざの痛み
経血量の変化
偏頭痛
ねむい
不眠
疲れやすい
皆さん そして
関口先生のお話から
自分らしく
通り過ぎることが
できるんだと
教わりました
ハッピーが待ってるわよ～！
パッ
パッ
パッ
パッ
楽しい楽しい
人生の後半戦に向けて
UPDATE!
自分を
更新するための
この時期
仕事や
子育て
親のこと…
などなど
ついつい
必死な毎日で
不調な「今」しか
見えなくて
不安になりがちですが……
深呼吸して
もう少し
遠くを見据えよう

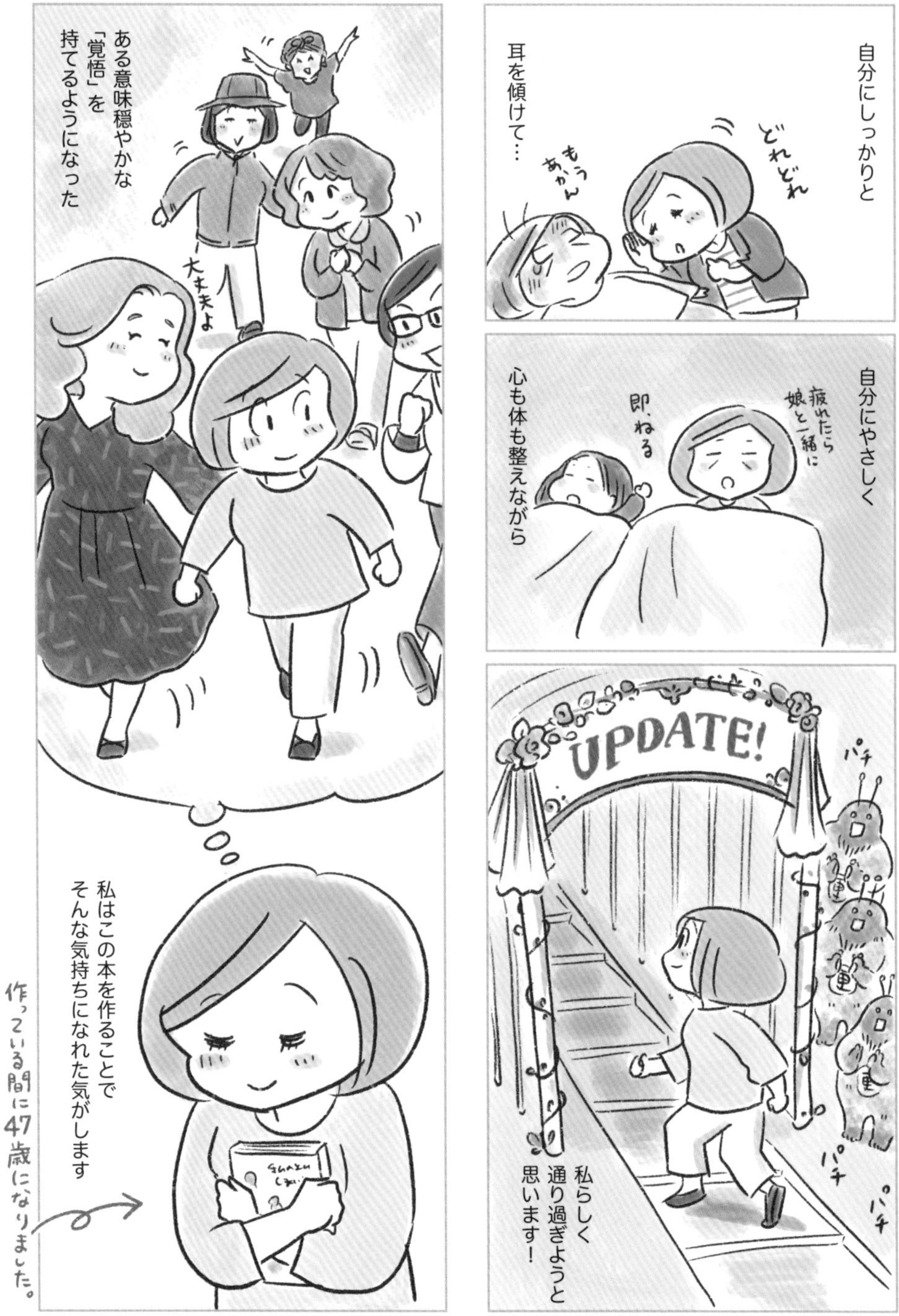
自分にしっかりと
どれどれ
もうあかん
耳を傾けて…
自分にやさしく
疲れたら娘と一緒に
即、ねる
心も体も整えながら
UPDATE!
パチ
パチ
パチ
パチ
私らしく通り過ぎようと思います！
ある意味穏やかな「覚悟」を持てるようになった
大丈夫よ
私はこの本を作ることでそんな気持ちになれた気がします
作っている間に47歳になりました。

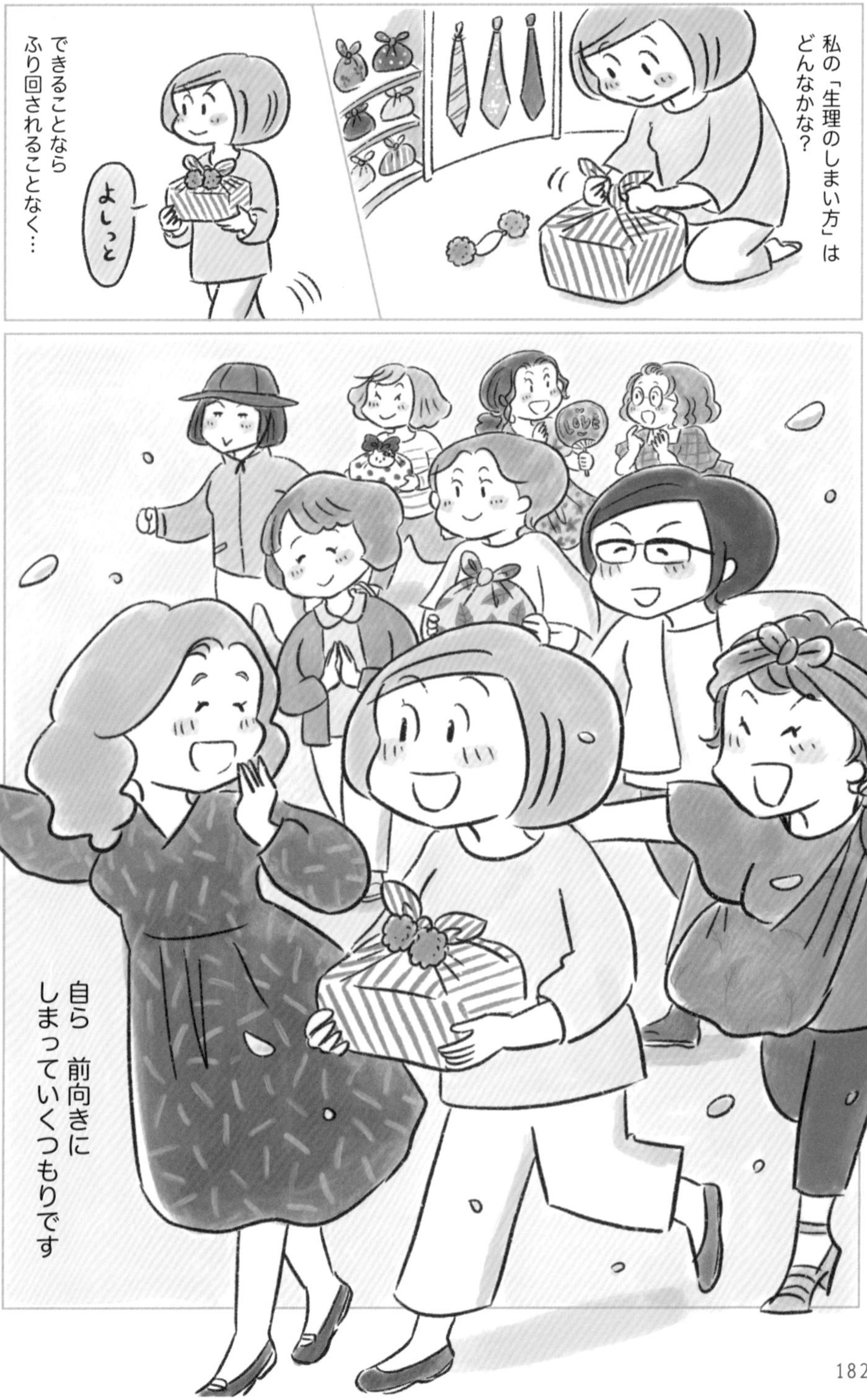
私の「生理のしまい方」は
どんなかな？
できることなら
ふり回されることなく…
よしっと
自ら　前向きに
しまっていくつもりです

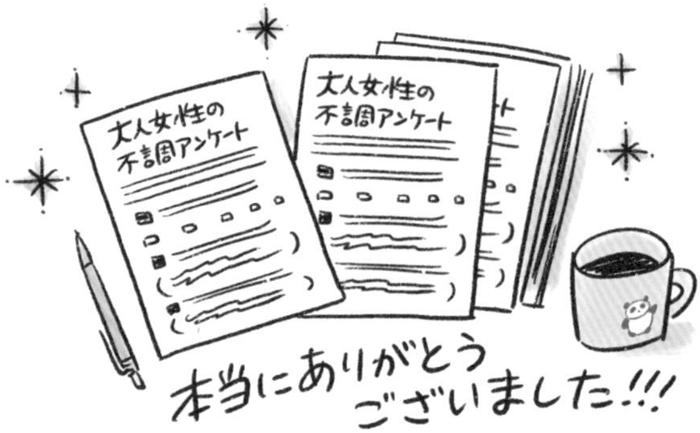

STAFF

ブックデザイン
山田知子＋chichols

DTP
浦辺晴教（ビーワークス）

校正
齋木恵津子

コラム編集
栃木さおり

コラム執筆
瀬戸珠恵

編集長
山﨑旬

編集
因田亜希子

special thanks
アンケートにご協力くださった皆様、
取材にご協力くださった皆様、ありがとうございました。

※本書は、『レタスクラブWEB』にて2023年7月～2023年9月に
連載されたエピソードに、修正、描きおろしを加えたものです。

著者 原あいみ

イラストレーター。キャラクターデザインから絵本まで、難しいことをわかりやすくイラストやマンガで伝える。体験取材・インタビューも自ら行うほか、立体制作、撮影ディレクション、企業や商品のイメージキャラクター制作なども手がける。著書に『おにのこにこちゃん』（ポプラ社）、『うんぴー』『素人ですが、デザインしてみました。』（パイ インターナショナル）など。インスタグラム　@aimihara

監修 関口由紀

『女性医療クリニックLUNAグループ』理事長。（www.luna-clinic.jp）医学博士、経営学修士（MBA）、日本メンズヘルス医学会テストステロン治療認定医、日本泌尿器科学会専門医、日本排尿機能学会専門医、日本性機能学会専門医、日本東洋医学会専門医。人生100歳時代の日本の中高年女性の骨盤底・血管・骨・筋肉の総合的な維持管理を提唱し、生涯にわたるヘルスケアを実践している。横浜市立大学院医学部泌尿器病態学講座客員教授、女性のためのインターネットサイト・フェムゾーンラボ（www.femzonelab.com）社長。

私《わたし》の生理《せいり》のしまい方《かた》

2023年10月26日　初版発行

著者　原《はら》あいみ
監修　関口由紀《せきぐちゆき》
発行者　山下直久
発行　株式会社KADOKAWA
〒102-8177　東京都千代田区富士見2-13-3
電話0570-002-301（ナビダイヤル）
印刷所　図書印刷株式会社

●お問い合わせ
https://www.kadokawa.co.jp/（「お問い合わせ」へお進みください）
※内容によっては、お答えできない場合があります。
※サポートは日本国内のみとさせていただきます。
※Japanese text only

定価はカバーに表示してあります。

ISBN 978-4-04-682915-3 C0077